Akute Nierenschädigung

Michael Haase
Anja Haase-Fielitz
(Hrsg.)

Akute Nierenschädigung

Alarmsystem, Patientenausweis, Behandlungspfade

Mit 24 Abbildungen

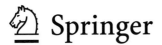

Herausgeber
Michael Haase
Otto-von-Guericke Universität Magdeburg
Universitätsklinik für Nieren-
und Hochdruckkrankheiten
Diabetologie und Endokrinologie
Magdeburg
Deutschland

Anja Haase-Fielitz
Otto-von-Guericke Universität Magdeburg
Universitätsklinik für Nieren-
und Hochdruckkrankheiten
Diabetologie und Endokrinologie
Magdeburg
Deutschland

ISBN 978-3-642-45079-2   ISBN 978-3-642-45080-8 (eBook)
DOI 10.1007/978-3-642-45080-8

Die Deutsche Nationalbibliothek verzeichnet diese Publikation in der Deutschen Nationalbibliografie; detaillierte bibliografische Daten sind im Internet über ▶ http://dnb.d-nb.de abrufbar.

Springer Medizin
© Springer-Verlag Berlin Heidelberg 2015
Das Werk einschließlich aller seiner Teile ist urheberrechtlich geschützt. Jede Verwertung, die nicht ausdrücklich vom Urheberrechtsgesetz zugelassen ist, bedarf der vorherigen Zustimmung des Verlags. Das gilt insbesondere für Vervielfältigungen, Bearbeitungen, Übersetzungen, Mikroverfilmungen und die Einspeicherung und Verarbeitung in elektronischen Systemen.
Die Wiedergabe von Gebrauchsnamen, Handelsnamen, Warenbezeichnungen usw. in diesem Werk berechtigt auch ohne besondere Kennzeichnung nicht zu der Annahme, dass solche Namen im Sinne der Warenzeichen- und Markenschutz-Gesetzgebung als frei zu betrachten wären und daher von jedermann benutzt werden dürften.
Der Verlag, die Autoren und die Herausgeber gehen davon aus, dass die Angaben und Informationen in diesem Werk zum Zeitpunkt der Veröffentlichung vollständig und korrekt sind. Weder der Verlag noch die Autoren oder die Herausgeber übernehmen, ausdrücklich oder implizit, Gewähr für den Inhalt des Werkes, etwaige Fehler oder Äußerungen.

Umschlaggestaltung: deblik Berlin
Fotonachweis Umschlag: © Thinkstock/nmcandre
Satz: Crest Premedia Solutions (P) Ltd., Pune, India

Gedruckt auf säurefreiem und chlorfrei gebleichtem Papier

Springer Verlag ist Teil der Fachverlagsgruppe Springer Science+Business Media
www.springer.com

Vorwort zur 1. Auflage

Die akute Nierenschädigung ist eine systemische und prognostisch auch langfristig relevante Akuterkrankung. Sie erfordert eine rasche Diagnose und Therapie. In den letzten Jahren wurde der akuten Nierenschädigung (*Acute Kidney Injury*, AKI; früher: akutes Nierenversagen, ANV) auf Fachkongressen, in wissenschaftlichen Beiträgen, aber auch in öffentlichkeitswirksamen Aktionen eine gesteigerte interdisziplinäre Aufmerksamkeit gewidmet. Dies umfasst zunehmend klinisch-praktische und versorgungswissenschaftliche Ansätze. Die akute Nierenschädigung gilt, wie in den letzten beiden Jahren in einer Serie von Übersichtsarbeiten eindrucksvoll dargestellt wurde, neben der Sepsis als »*silent killer*«. Dennoch, eine frühzeitige und nachhaltige Behandlung kann eine Progression und ein Wiederauftreten der akuten Nierenschädigung vermeiden und Komplikationen reduzieren.

Mangels kausaler Therapien und aufgrund der zunehmenden epidemiologischen Bedeutung der akuten Nierenschädigung rücken Bemühungen um eine intersektorale und interdisziplinäre Frühbehandlung in den Vordergrund. EDV-gestützte Alarmsysteme auf der Basis verfügbarer Nierenfunktionsmarker haben ein ähnliches Ziel wie die Diagnose eines akuten Tubulusschadens – sie sollen für die akute Nierenschädigung sensibilisieren und eine Frühdiagnose ermöglichen sowie neue Behandlungs- und Kommunikationspfade einleiten.

Dieses Buch enthält konzeptionelle Vorschläge und Übersichten in Bezug auf ein krankenhausweites AKI-Alarmsystem. Es soll Anregungen für eine intensivierte Versorgung und einen intersektoralen Wissenstransfer geben. Gesundheitsökonomische Aspekte werden verdeutlicht und Hinweise zur korrekten und vollständigen Kodierung gegeben. Dies trifft auf eine für die Leistungserbringer zunehmend positive Rechtsprechung der Sozialgerichte für die Abrechnung der akuten Nierenschädigung auch im Stadium 1 und 2.

Die Autoren sind klinisch oder mit klinischem Bezug tätig, sodass der Ansatz »von Praktikern für Praktiker« verfolgt wurde. Die gegebenen Handlungsempfehlungen berücksichtigen die bestverfügbare Evidenz und Konsensusvorschläge; wenn keine Studiendaten vorhanden waren, wurde verfügbare »indirekte« Evidenz gebündelt. Bei auftretenden Wissenslücken wurde der medizinische Sachverstand hinzugezogen und es werden daraus resultierende Lösungsansätze zur Erhebung fehlender Daten aufgezeigt.

Das Buch bietet eine Berufsgruppen-überspannende Betrachtungsweise der akuten Nierenschädigung und krankenhausweiter Alarmsysteme aus ärztlicher, gesundheitsökonomischer, versorgungswissenschaftlicher und informationstechnologischer Perspektive. Es richtet sich an individualmedizinisch verantwortliche Ärzte in ambulanten und stationären Einrichtungen – vom Hausarzt bis zum Nephrologen – sowie an Fachleute mit Systemverantwortung im Gesundheitswesen, darunter ärztliche oder kaufmännische Direktoren, Controller, Sozialmediziner, Informatiker und Apotheker. Das Buch nimmt Kapitel-bezogen eine Wertung der Chancen und möglichen Risiken einer Einführung eines AKI-Alarmsystems vor. Auftretende (kleinere) Redundanzen unterstreichen Probleme bzw. deren Lösungsansätze und erlauben es dem Leser, ohne größeren Informationsverlust nicht notwendigerweise alle Kapitel durchgehen zu müssen.

Zu Beginn eines jeden Kapitels werden Kernaussagen aufgeführt, gefolgt von einer Problemdarstellung, deren Verständlichkeit durch zahlreiche Abbildungen und Tabellen erleichtert wird. Am Ende jedes Kapitels werden in einer Zusammenfassung die wichtigsten inhaltlichen Aspekte noch einmal aufgegriffen.

Nach einer Darstellung der aktuellen Diagnosekriterien und der Versorgungsprobleme von Patienten mit akuter Nierenschädigung (**Kapitel 1**) werden neue Behandlungs- und Kommunikationspfade im Sinne eines Alarmsystems mit angeschlossener intensivierter und nachhaltiger ambulanter Behandlung beschrieben (**Kapitel 2**). Im **3. Kapitel** werden der vergleichsweise fortgeschrittene Stand der klinischen Einführung von AKI-Alarmsystemen im UK und gesundheitspolitische Weichenstellungen auf dem Weg dahin dargelegt. Wegweisende Erkenntnisse zu Abläufen und Befindlichkeiten der Beteiligten, die bei der Etablierung »Medizinischer Notfallteams« (Medical Emergency Team, Rapid Response Team) gewonnen wurden und auch bei der Einrichtung von AKI-Alarmsystemen im Krankenhausbereich beachtet werden sollten, sind in **Kapitel 4** zusammengefasst. Von Labormedizinern wird die Bedeutung der Labordiagnostik für die Früherkennung der akuten Nierenschädigung dargelegt (**Kapitel 5**). Die Einbindung und der Beitrag des Medizinischen Rechenzentrums werden in **Kapitel 6** angesprochen. **Kapitel 7** beleuchtet das Problem aus einer versorgungswissenschaftlichen Perspektive und zeigt Lösungsansätze in der Versorgung betroffener Patienten auf. **Kapitel 8** fasst die Neuerungen auf dem Gebiet der Kodierung der akuten Nierenschädigung (bzw. des akuten Nierenversagens) zusammen. Die Vorgehensweise bei der Kodierung ist hier anschaulich beschrieben und anhand von Sozialgerichtsurteilen illustriert. In den Kapiteln 9–13 werden gesundheitsökonomische Aspekte beim Einsatz von Markern des akuten Tubulusschadens und alternative Auslöser eines »AKI-Alarms« mit besonderem Bezug zu medikamentöser Nephrotoxizität diskutiert. Schließlich wird die Sichtweise ambulant behandelnder Nephrologen auf das AKI-Alarmsystem und Behandlungspfade für den intersektoralen Wissenstransfer dargelegt (**Kapitel 12**). Das Buch schließt mit einem Blick auf zukünftige Entwicklungen im Bereich der AKI-Alarmsysteme (**Kapitel 13**).

Wir freuen uns, meinungsführende Autoren für die Verfassung des Buches gewonnen zu haben, und danken ihnen sehr für ihre Expertise und die unermüdliche Fortentwicklung der Kapitel trotz ihrer knapp bemessenen Zeit!

Michael Haase
Anja Haase-Fielitz
Januar 2015

Geleitwort

Die akute Nierenschädigung ist ein Krankheitsbild mit schlechter Prognose, das Fortschritte anderer Fachdisziplinen schmälert und das sich zu einer ernstzunehmenden Belastung für das Gesundheitssystem entwickelt hat.

Der Grundgedanke des Buches ist die Translation bekannten Wissens in die klinische Anwendung für eine Fachdisziplin-übergreifende Behandlung der akuten Nierenschädigung. Die umfassende Betrachtung der Thematik verdeutlicht, dass die akute Nierenschädigung nicht nur die klinisch tätigen Nephrologen betrifft, sondern Ärzte aller Fachdisziplinen, die diese Patienten ambulant oder stationär behandeln. Es bindet die Sichtweise verschiedener Akteure des Gesundheitswesens ein und verstärkt auf diese Weise den von den Herausgebern verfolgten Ansatz einer »Round-Table-Diskussion«. Auch angehende und bislang weniger stark mit der Diagnostik und Therapie der akuten Nierenschädigung befasste Ärzte werden durch die Präsentation des aktuellsten Wissens, der Funktion und des zu erwartenden Nutzens IT-gestützter oder biomolekularer Frühwarnsysteme mit verknüpften Handlungsempfehlungen zur Frühdiagnose und Einleitung einer konsequenten Nachsorge betroffener Patienten angeregt. Aus bestehenden Praxisleitfäden der Fachgesellschaften werden Empfehlungen für vereinfachte Arbeitsabläufe entwickelt. Über praktische Hinweise hinaus werden Wissenslücken identifiziert und Anregungen zu weiterführenden wissenschaftlichen Untersuchungen gegeben, um die Bedingungen für eine Systemintervention bzw. Leitlinienerstellung zu schaffen.

Dieses praxisnahe Werk erfüllt alle Voraussetzungen, um dem Ziel einer Frühdiagnose, multifaktoriellen Behandlung und Nachsorge von Patienten mit akuter Nierenschädigung bei gleichzeitig möglichst geringem zusätzlichem Aufwand näherzukommen. Dieses Buch sollte zu einer Initialzündung für eine integrierte Versorgung von Patienten mit akuter Nierenschädigung beitragen.

Ich wünsche dem Buch eine breite Leserschaft und viel Erfolg!

Prof. Dr. Jürgen Floege, *Präsident der Deutschen Gesellschaft für Nephrologie (DGfN) e. V.*

Autorenverzeichnis

Herausgeber

Prof. Dr. med. Michael Haase
Universitätsklinik für Nieren- und Hochdruck-
krankheiten, Diabetologie und Endokrinologie
Otto-von-Guericke Universität Magdeburg
Leipziger Str. 44
39120 Magdeburg
E-mail: michael.haase@med.ovgu.de

Dr. med. Anja Haase-Fielitz
Universitätsklinik für Nieren- und Hochdruck-
krankheiten, Diabetologie und Endokrinologie
Otto-von-Guericke Universität Magdeburg
Leipziger Str. 44
39120 Magdeburg
E-mail: anja.haase-fielitz@med.ovgu.de

Autoren

PD Dr. med. David Czock
Klinische Pharmakologie und
Pharmakoepidemiologie
Universitätsklinikum Heidelberg
Im Neuenheimer Feld 672
69120 Heidelberg
E-mail: david.czock@med.uni-heidelberg.de

Prof. Dr. med. Michael Haase
Universitätsklinik für Nieren- und Hochdruck-
krankheiten Diabetologie und Endokrinologie
Otto-von-Guericke Universität Magdeburg
Leipziger Str. 44
39120 Magdeburg
E-mail: michael.haase@med.ovgu.de

Dr. med. Anja Haase-Fielitz
Universitätsklinik für Nieren- und Hochdruck-
krankheiten Diabetologie und Endokrinologie
Otto-von-Guericke Universität Magdeburg
Leipziger Str. 44
39120 Magdeburg
E-mail: anja.haase-fielitz@med.ovgu.de

Dipl.-Phys. Wolf Henkel
Medizinisches Rechenzentrum
Universitätsklinikum Magdeburg
Leipziger Str. 44
39120 Magdeburg
E-mail: wolf.henkel@med.ovgu.de

Dr. med. Juliane Hoffmann
Institut für Klinische Chemie und
Pathobiochemie
Otto-von-Guericke Universität Magdeburg
Leipziger Str. 44
39120 Magdeburg
E-mail: juliane.hoffmann@med.ovgu.de

Prof. Dr. med. Berend Isermann
Institut für Klinische Chemie und
Pathobiochemie
Otto-von-Guericke Universität Magdeburg
Leipziger Str. 44
39120 Magdeburg
E-mail: berend.isermann@med.ovgu.de

Dr. med. Paul Jülicher
Abbott Laboratories
Max-Planck-Ring 2
65205 Wiesbaden
E-mail: paul.juelicher@abbott.com

Prof. Dr. med. Frieder Keller
Universitätsklinik Ulm Innere I
Sektionsleiter Nephrologie
Albert Einstein Allee 23
89070 Ulm
E-mail: frieder.keller@uniklinik-ulm.de

Dr. med. Felix Kork
Klinik für Anästhesiologie mit Schwerpunkt
operative Intensivmedizin der Charité –
Universitätsmedizin Berlin
Campus Virchow Klinikum
Augustenburger Platz 1
13353 Berlin
E-mail: felix.kork@charite.de

Prof. Dr. med. Andreas Kribben
DRG-Geschäftsstelle der Deutschen Gesellschaft
für Nephrologie
Koordinierungsstelle »Nephrologische Leistungs-
vergütung«
Universitätsklinikum Essen, Universität Duisburg-
Essen
Hufelandstr. 55
45127 Essen
E-mail: andreas.kribben@uk-essen.de

Dr. med. Lieselotte Lennartz
Abbott Laboratories
Max-Planck-Ring 2
65205 Wiesbaden
E-Mail: L.Lennartz@abbott.com

Dr. med. Peter Lütkes, MHBA
DRG-Geschäftsstelle der Deutschen Gesellschaft
für Nephrologie
Koordinierungsstelle »Nephrologische Leistungs-
vergütung«
Universitätsklinikum Essen, Universität Duisburg-
Essen
Hufelandstr. 55
45127 Essen
E-mail: peter.luetkes@uk-essen.de

Prof. Dr. med. Bernt-Peter Robra, M.P.H.
Institut für Sozialmedizin und Gesundheitsöko-
nomie
Otto-von-Guericke Universität Magdeburg
Leipziger Str. 44
39120 Magdeburg
E-mail: bernt-peter.robra@med.ovgu.de

Dr. med. Manuela Schütz
Nephrologicum Lausitz
Schwanstr. 10
03046 Cottbus
E-mail: maschue30@icloud.com

Prof. Dr. med. Claudia Spies
Klinik für Anästhesiologie mit Schwer-
punkt operative Intensivmedizin der Charité
Universitätsmedizin Berlin,
Campus Virchow Klinikum
Augustenburger Platz 1
13353 Berlin
E-mail: claudia.spies@charite.de

Dr. med. Elke Wecke
Nephrologicum Lausitz
Schwanstr. 10
03046 Cottbus

Dr. med. Ulrike Wolf
Nephrologicum Lausitz
Schwanstr. 10
03046 Cottbus

Inhaltsverzeichnis

1	**Akute Nierenschädigung – Status Quo**	1
	Michael Haase, Anja Haase-Fielitz	
1.1	Einleitung	2
1.1.1	Terminologie	2
1.2	Phänotypen der akuten Nierenschädigung	4
1.2.1	Ätiologie und epidemiologische Daten	4
1.2.2	Zusammenhang zwischen akutem und chronischem Nierenschaden	5
1.3	KDIGO Praxis-Leitlinien	5
1.4	Möglichkeiten der Risikoeinschätzung	6
1.5	Marker des akuten Tubulusschadens	8
1.6	Aktuelle Versorgungssituation	9
	Literatur	10
2	**Akute Nierenschädigung – Frühwarnsystem und neue Behandlungspfade**	13
	Michael Haase, Anja Haase-Fielitz	
2.1	Klinisch-praktische Probleme	16
2.1.1	Diagnosestellung der akuten Nierenschädigung im klinischen Alltag	16
2.1.2	Diagnosestellung oft nicht zeitnah	16
2.1.3	Erwähnung im Arztbrief und Kodierung	16
2.2	Versorgungssituation in Großbritannien	17
2.3	Kann eine frühzeitige und multimodale Therapieeinleitung eine Progression verhindern bzw. die Prognose verbessern?	17
2.3.1	Datenlage	18
2.4	Wie lässt sich eine frühzeitige Diagnosestellung erreichen?	18
2.5	AKI-Versorgungskonzept und neue Behandlungspfade	19
2.6	Frühdiagnose durch ein EDV-gestütztes Warnsystem basierend auf einem Kreatinin-Anstieg	19
2.6.1	Voraussetzungen	19
2.6.2	AKI-Alarm	20
2.7	Informationskette und Implementierung	21
2.8	Organisation der ambulanten Nachsorge	21
2.8.1	AKI-Patientenausweis (»Nieren-Pass«)	22
2.8.2	Arztbrief	23
2.9	Jedes Stadium der akuten Nierenschädigung ist kodierbar	23
2.10	Erwarteter Nutzen des neuen Versorgungskonzepts	24
2.11	Ausblick	24
	Literatur	24
3	**Elektronische Alarmsysteme für Akute Nierenschädigung – Erfahrungen aus United Kingdom (UK)**	27
	Nicholas M Selby (aus dem Englischen übersetzt)	
3.1	Einleitung	28
3.1.1	Terminologie	28
3.2	Der NCEPOD-Bericht – ein Katalysator für Veränderungen	29

3.3	Datenlage elektronischer Frühwarnsysteme bei akuter Nierenschädigung	30
3.4	Die Entwicklung elektronischer Frühwarnsysteme für akute Nierenschädigung im UK	31
3.5	Flächendeckender Ansatz für krankenhausweite elektronische Alarmsysteme zur Früherkennung der akuten Nierenschädigung	35
3.6	Welcher Kreatinin-Wert ist der Ausgangswert?	37
3.7	Zukünftige Forschungsausrichtung	40
	Literatur	41
4	**Das Medizinische Notfallteam – Beispiel für ein Alarm-basiertes Interventionsteam**	**43**
	Felix Kork, Claudia Spies, Michael Haase	
4.1	Medizinische Notfallteams	44
4.2	Der potentiell vital bedrohte Patient auf der Normalstation	45
4.2.1	Vermeidbarkeit von unerwünschten Ereignissen	45
4.3	Hürden bei der adäquaten Versorgung potentiell vital bedrohter Patienten auf der Normalstation	45
4.3.1	Unterschiedliche Ausstattung von Intensiv- und Normalstationen	45
4.3.2	Unterschiede in der Beurteilung der Schweregrades der Störung	45
4.3.3	Unterschiede in der Organisation	46
4.4	Maßnahmen zur besseren Versorgung potentiell vital bedrohter Patienten auf der Normalstation	47
4.4.1	Präventionskette	47
4.5	Kriterien zur Alarmierung eines Medizinischen Notfallteams	47
4.6	Effektivität medizinischer Notfallteams	48
4.7	Medizinische Notfallteams und die Nierenfunktion	48
4.8	Erfolgreiche Einrichtung eines Medizinischen Notfallteams	49
4.9	Ausblick	50
	Literatur	50
5	**Bedeutung der Labordiagnostik für die Früherkennung der akuten Nierenschädigung**	**53**
	Berend Isermann, Juliane Hoffmann	
5.1	Einleitung	54
5.2	Diagnostische Marker der Niere	55
5.2.1	Kreatinin als Indikator der Nierenfunktion	55
5.2.2	Cystatin C als alternativer Marker der Nierenfunktion	57
5.2.3	Rechenmodelle zur Abschätzung der GFR mittels Kreatinin und Cystatin C	58
5.2.4	Neue Biomarker: Frühe Marker des akuten Tubulusschadens	59
5.3	Labordiagnostik bei akuter Nierenschädigung – AKI-Frühwarnsystem	64
5.3.1	Der hospitalisierte Patient	64
5.3.2	Der Patient in der Notaufnahme	65
	Literatur	66
6	**AKI-Frühwarnsystem: Aus Sicht des Rechenzentrums**	**69**
	Wolf Henkel	
6.1	Grundsatz und Anspruch an ein Krankenhausinformationssystem	70
6.1.1	Konsistenz von Patientendaten	70
6.1.2	Etablierung IT-gestützter Frühwarnsysteme im klinischen Umfeld	71

6.1.3	Technische Voraussetzungen.	71
6.1.4	Patientengut aus IT-technischer Sicht.	72
6.1.5	Stufenweise Umsetzung eines AKI-Alarmsystems	72

7 Akute Nierenschädigung – ein Problem des Gesundheitswesens ... 75
Michael Haase, Anja Haase-Fielitz, Bernt-Peter Robra

7.1	Ausgangslage.	76
7.2	Systementwicklung	77
7.3	Früherkennung und -betreuung der akuten Nierenschädigung (»AKI-Alarm«)	78
7.4	Nachgehende Patientenbetreuung im ambulanten Sektor	80
7.5	Ausblick.	80
	Literatur.	81

8 Gesundheitsökonomische Aspekte der akuten Nierenschädigung – Dokumentation und Abrechnung ... 83
Peter Lütkes, Andreas Kribben

8.1	Ausgangslage.	84
8.1.1	Historie der Definition der akuten Nierenschädigung.	84
8.2	Weiterentwicklungen: RIFLE (2004) und AKIN (2007)	85
8.3	KDIGO-Leitlinien zur akuten Nierenschädigung	86
8.3.1	Schweregradeinteilung der akuten Nierenschädigung.	86
8.4	Nomenklaturen und Klassifikationen – systematische Unterschiede.	87
8.5	Kodierung der akuten Nierenschädigung/des Nierenversagens	87
8.6	Entwicklung der Kodes für akutes und chronisches Nierenversagen	89
	Literatur.	92

9 Gesundheitsökonomische Aspekte zum Einsatz von Biomarkern bei akuter Nierenschädigung. ... 93
Paul Jülicher, Lieselotte Lennartz

9.1	Einleitung.	94
9.2	Was sind die Hauptprobleme bei der akuten Nierenschädigung?	95
9.3	Welche Rolle haben die neuen Biomarker?	95
9.4	Die akute Nierenschädigung – Frühdiagnose mit Biomarkern	96
9.5	Ökonomische Aspekte der Früherkennung der akuten Nierenschädigung.	98
9.5.1	Häufigkeit der akuten Nierenschädigung als Komplikation	98
9.5.2	Allgemeine gesundheitsökonomische Konsequenzen.	98
9.5.3	Verlängerung des postoperativen Intensivaufenthalts und des Krankenhausaufenthalts.	99
9.5.4	Einsatz postoperativer oder dauerhafter Nierenersatztherapie	101
9.5.5	Kosteneffektivität der Prävention.	103
9.6	Wie kann es weitergehen?.	105
	Literatur.	105

10 Alternative Auslöser eines »AKI-Alarms« ... 109
Michael Haase, Anja Haase-Fielitz

10.1	Kreatinin-basierter AKI-Alarm	110
10.1.1	Kreatinin-Abfall-basierter AKI-Alarm.	110
10.1.2	Hoher Kreatinin-Einzelwert	111
10.1.3	Kreatinin-Messung mittels POCT	111

10.2	Diurese-basierter AKI-Alarm	112
10.3	Cystatin-C-basierter AKI-Alarm	113
10.4	Tubulusmarker-basierter AKI-Alarm	113
10.5	Nephrotoxin-basierter AKI-Alarm	113
10.6	Albuminurie-basierter AKI-Alarm	114
10.7	Ausblick	114
	Literatur	114

11 Arzneimittelinduzierte Nephrotoxizität ... 117
David Czock, Frieder Keller

11.1	Einleitung	118
11.2	Systematik	119
11.3	Risikofaktoren	123
11.3.1	Beeinflussbare Faktoren	123
11.3.2	Nicht-beeinflussbare Faktoren	124
11.4	Indikationsstellung	124
11.5	Prophylaktische Maßnahmen	125
11.5.1	Hydrierung	125
11.5.2	Protektive Arzneimittel	126
11.5.3	Urin-pH	126
11.5.4	Therapeutisches Drug Monitoring	126
11.5.5	Monitoring von Nierenfunktion und Nierenschaden	126
11.6	Kausalitätsbeurteilung	127
11.7	Maßnahmen bei arzneimittelinduzierter Nephrotoxizität	127
11.8	Verlauf	128
11.9	Fallbeispiele	128
11.10	Ausblick	128
11.10.1	Biomarker	128
11.10.2	Clinical Decision Support Systems	129
	Literatur	129

12 Nachsorge von Patienten mit stattgehabter akuter Nierenschädigung ... 133
Manuela Schütz, Ulrike Wolf, Elke Wecke

12.1	Einleitung	134
12.2	Aktuelle Datenlage	135
12.3	Fallbeispiele	136
12.4	Aspekte der Nachsorge nach akuter Nierenschädigung	137
12.5	Ausblick	141
	Literatur	142

13 AKI-Frühwarnsystem – Ausblick ... 145
Anja Haase-Fielitz, Bernt-Peter Robra, Michael Haase

Serviceteil

Stichwortverzeichnis ... 150

Akute Nierenschädigung – Status Quo

Michael Haase, Anja Haase-Fielitz

1.1 Einleitung – 2
1.1.1 Terminologie – 2

1.2 Phänotypen der akuten Nierenschädigung – 4
1.2.1 Ätiologie und epidemiologische Daten – 4
1.2.2 Zusammenhang zwischen akutem und chronischem Nierenschaden – 5

1.3 KDIGO Praxis-Leitlinien – 5

1.4 Möglichkeiten der Risikoeinschätzung – 6

1.5 Marker des akuten Tubulusschadens – 8

1.6 Aktuelle Versorgungssituation – 9

Literatur – 10

Kernaussagen

- Die akute Nierenschädigung ist eine systemische und prognostisch auch langfristig relevante Akuterkrankung, die eine rasche Diagnose und Therapie erfordert.
- Der Begriff »Akute Nierenschädigung« (*Acute Kidney Injury*, AKI) kann den vormals gebräuchlichen Term »Akutes Nierenversagen, ANV« (*Acute Renal Failure*) ersetzen und bildet das gesamte Spektrum des Krankheitsbildes ab.
- Aufgrund der prognostischen Relevanz eines Serumkreatinin-Anstiegs, eines Diurese-Rückgangs oder einer Erhöhung von Markern des akuten Tubulusschadens umfassen die neuen Empfehlungen für die Diagnosekriterien der akuten Nierenschädigung gleichermaßen die Berücksichtigung eines akuten Verlusts der glomerulären Filtrationsfunktion und des akuten Tubulusschadens.
- Eine verzögerte und unvollständige Behandlung der akuten Nierenschädigung ist aufgrund vielfältiger Umstände eher die Regel als die Ausnahme.

1.1 Einleitung

In den letzten Jahren gab es auf dem Gebiet der akuten Nierenschädigung eine kontinuierliche Entwicklung im Krankheitsverständnis, den Diagnosekriterien, der Systematisierung von Therapieempfehlungen und der Terminologie.

Als akute Brightsche Krankheit beschrieben, war schon im frühen 19. Jahrhundert bekannt, dass ein akuter Nierenfunktionsverlust mit Schädigung der Nierentubuli häufig zum Tod führt. In der klinischen Literatur wurde ein akuter Nierenfunktionsverlust erstmals im 1. Weltkrieg bei Verschütteten und Schwerverwundeten und bei Bombenopfern des 2. Weltkriegs sowie als »Crush-Syndrom« bei Erdbeben in Messina und Agadir 1960 beschrieben. Gegen Ende des zweiten Weltkriegs wurden die ersten Dialysemaschinen verfügbar (Buchborn, Edel 1968). Während seit längerem unter einem akuten Nierenversagen (bzw. einer akuten Nierenschädigung) eine abrupte und anhaltende, potentiell reversible Verschlechterung der Nierenfunktion mit Rückgang der Urinproduktion bzw. Anstieg der Retentionsparameter im Blutplasma verstanden wird, existierten noch bis vor 10 Jahren keine einheitlichen Diagnosekriterien. Diese liegen als Konsensusvorschlag seit 2004 in Form der **RIFLE-Kriterien** (Bellomo et al. 2004) vor, welche 2007 vom *Acute Kidney Injury Network* (Mehta et al. 2007) und 2012 von der *KDIGO* leicht überarbeitet wurden (◘ Abb. 1.1). Diese Diagnosekriterien haben eine Verbreitung in Klinik und Forschung erfahren. 2013 wurden die bis dahin ausschließlich auf einem Kreatinin-Anstieg bzw. einem Diurese-Rückgang beruhenden Diagnosekriterien aufgrund eines Konsensusvorschlags der *Acute Dialysis Quality Initiative (ADQI)* (McCullough et al. 2013) um das ergänzende Kriterium eines akuten Tubulusschadens (Biomarker-Positivität) erweitert (◘ Abb. 1.2).

1.1.1 Terminologie

Seit einigen Jahren wird im amerikanischen Sprachgebrauch der Begriff *Acute Renal Failure* (akutes Nierenversagen) durch den Begriff *Acute Kidney Injury* ersetzt, wobei in Deutschland noch keine sprachliche Neudefinition erfolgt ist. *Acute Kidney Injury* wird in Standardwerken der Inneren Medizin, wie dem »Harrison«, mit »Akute Nierenschädigung« übersetzt und umfasst das gesamte Spektrum des akuten Nierenversagens, nicht nur seine schwerste Ausprägung. Diese Anpassung der Terminologie trägt der Tatsache Rechnung, dass nicht nur ein »Versagen«, d. h. ein vollständiger Verlust der Nierenfunktion, sondern bereits ein geringgradiger akuter Kreatinin-Anstieg prognostisch relevant ist. Des Weiteren gelingt es mit dem Term »Akute Nierenschädigung« eher, den oftmals zeitlich vor einem Rückgang der Nierenfunktion stattfindenden akuten Tubulusschaden abzubilden und darauf hinzuweisen, dass sich in bei weitem nicht allen Fällen eine vollständige strukturelle Erholung der Niere nach einem Akutereignis einstellt. Noch umfassender wäre der Begriff „akute Nierenstörung", der sprachlich den Funktionsverlust und/oder den Schaden umfasst.

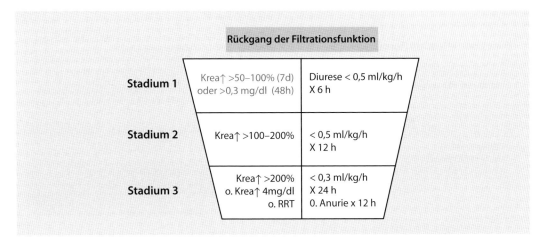

Abb. 1.1 Diagnosekriterien und Stadieneinteilung auf der Basis von Änderungen des Serumkreatinins bzw. der Diurese entsprechend der *Kidney Disease: Improving Global Outcomes* (KDIGO) Initiative. Eine akute Nierenschädigung liegt vor, wenn ein Serumkreatinin-Anstieg um >50% vom Ausgangswert innerhalb von max. 7 Tagen bzw. um >0,3 mg/dl (>26,4 μmol/l) innerhalb von max. 48 Stunden oder ein Rückgang der Diurese auf <0,5 ml/h/kg Körpergewicht über einen zusammenhängenden Zeitraum von mindestens 6 Stunden vorliegt. Das schlechtere vorliegende Kriterium (Kreatinin oder Diurese) wird für die Diagnose herangezogen. RRT = *renal replacement therapy* (Nierenersatztherapie)

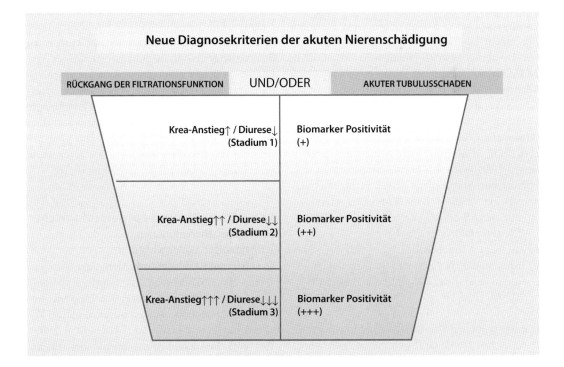

Abb. 1.2 Neue Diagnosekriterien entsprechend der Empfehlungen der *Acute Dialysis Quality Initiative* (ADQI) erweitert um den Nachweis eines akuten Tubulusschadens (Biomarker-Positivität). Das schlechtere vorliegende Kriterium (Filtrationsfunktion oder akuter Tubulusschaden) wird für die Diagnose herangezogen

Keine akute Nierenschädigung	Akuter Tubulusschaden ohne akuten Nierenfunktionsverlust
– kein akuter Funktionsverlust (RIFLE/AKIN/KDIGO) – Biomarker für akuten Tubulusschaden negativ	– kein akuter Funktionsverlust (RIFLE/AKIN/KDIGO) – Biomarker für akuten Tubulusschaden positiv
Akuter Nierenfunktionsverlust ohne akutem Tubulusschaden – akuter Funktionsverlust (RIFLE/AKIN/KDIGO) – Biomarker für akuten Tubulusschaden negativ	**Akuter Nierenfunktionsverlust und akuter Tubulusschaden** – Funktionsverlust (RIFLE/AKIN/KDIGO) – Biomarker für akuten Tubulusschaden positiv

Abb. 1.3 Phänotypen der akuten Nierenschädigung

1.2 Phänotypen der akuten Nierenschädigung

Seit langem ist bekannt, dass ein akuter Verlust der glomerulären Filtrationsfunktion prognostisch ungünstig ist. Neuere Daten zeigen, dass Patienten mit einem laborchemisch nachgewiesenen akuten Tubulusschaden (Biomarker-Positivität, z. B. NGAL, KIM-1, TIMP-2/IGFB7) – unabhängig vom Vorliegen eines Kreatinin-Anstiegs – eine deutlich schlechtere renale und Gesamtprognose haben im Vergleich zu Tubulusmarker-negativen Patienten (Haase et al. 2011; Nickolas et al. 2012; Di Somma et al. 2013). Die akute Nierenschädigung präsentiert sich demnach in **3 Erscheinungsformen** bzw. **Phänotypen** entsprechend derzeit verfügbarer diagnostischer Möglichkeiten (Abb. 1.3):
— nur akuter Rückgang der glomerulären Filtrationsfunktion,
— nur akuter Tubulusschaden,
— Kombination aus akutem Rückgang der glomerulären Filtrationsfunktion und akutem Tubulusschaden.

In einer gepoolten Datenanalyse und in einer multizentrischen Studie fand sich die beste Prognose für Patienten, welche sowohl negativ für den Tubulusmarker und Serumkreatinin waren und damit keinen Hinweis auf einen akuten Tubuluszellschaden bzw. renalen Funktionsverlust aufwiesen (Haase et al. 2011; Nickolas et al. 2012). Patienten mit einem positiven Tubulusmarkerbefund, aber ohne Serumkreatinin-Anstieg (ca. 15–20% aller Patienten) wiesen einen klinisch bzw. mit herkömmlichen Markern der Nierenfunktion nicht detektierbaren akuten Tubuluszellschaden auf. Dies war mit einem mehrfach erhöhten Risiko für die Einleitung einer akuten Nierenersatztherapie und einer deutlich verlängerten Krankenhausverweildauer verbunden verglichen mit Tubulusmarker-negativen und Kreatinin-Anstieg-negativen Patienten (Haase et al. 2011; Nikolas et al. 2012). Das kombinierte Vorliegen eines akuten Tubulusschadens und eines Rückgangs der glomerulären Filtration ging mit der schlechtesten Prognose für eine rasche und vollständige Nierenfunktionserholung einher.

1.2.1 Ätiologie und epidemiologische Daten

Die häufigsten Auslöser bzw. Akutereignisse einer akuten Nierenschädigung sind Sepsis, Hypotonie bzw. Schock, größere chirurgische Eingriffe, nephrotoxische Medikamente, intravaskulärer Volumenmangel und Harnstau (Uchino et al. 2005). Während eines Krankenhausaufenthaltes tritt bei ca. 5–15% der Patienten, in Risikopopulationen wie bei kritisch Kranken oder onkologischen Patienten bei bis zu 60% eine akute Nierenschädigung auf (Porter et al. 2014; Uchino et al. 2006; Selby et al. 2012). Möglicherweise auch als Ausdruck einer zunehmenden Risikobereitschaft für immer invasivere Eingriffe im höheren Lebensalter beobachtet man seit einigen Jahren eine um **jährlich 10–20% ansteigende Inzidenz** (Statistisches Bundesamt 2014). Aktuelle Daten des Statistischen Bundesamtes belegen, dass in 2012 ca. 60.000 Patienten eine akute Nierenschädigung entwickelt haben, wobei diese Angaben die tatsächlichen Zahlen deutlich unterschätzen dürften, da in dieser Statistik nur die schwersten Fälle abgebildet werden. In unterschiedlichen Patientenkollektiven steigt das Mortalitätsrisiko mit zunehmendem Schweregrad der akuten Nierenschädigung nahezu linear an. Aktuelle Studien zeigen für Patienten mit akuter Nierenschädigung – im Vergleich zu Patienten mit akutem Myokardinfarkt – eine höhere Rate an Komplikationen einschließlich des Risikos im Krankenhaus zu versterben (Chawla et al. 2014). Patienten mit akuter Nierenschädigung weisen eine verlängerte Verweildauer und eine erhöhte Rate an Krankenhauswiederaufnahmen auf. Die kumulative Last von Komplikationen nach akuter Nierenschädigung ist höher als die von Prostata-, Darm- und Lungenkarzinomen zusammengenommen (Stewart 2009). Auf der Basis einer aktuellen Kostenerhebung aus England (Kerr et al. 2014) werden hochgerechnet auf Deutschland jährlich mindestens 1,5 Mrd. Euro zur Behandlung der akuten Nierenschädigung und ihrer Komplikationen aufgewendet.

1.2.2 Zusammenhang zwischen akutem und chronischem Nierenschaden

Daten aus experimentellen Studien, Beobachtungsstudien und Metaanalysen belegen, dass multiple und sogar subklinische Episoden einer akuten Nierenschädigung direkt und kausal an der Entstehung einer chronischen Niereninsuffizienz beteiligt zu sein scheinen (Basile et al. 2001; Bucaloiu et al. 2012; Coca et al. 2012). Bereits ein isoliertes Ereignis einer akuten Nierenschädigung führte im Tiermodell nach initial vollständiger Nierenfunktionserholung zu einem **chronischen Nierenschaden mit Funktionseinschränkung** belegt durch biochemische und histologische Parameter (Basile et al. 2001). Als zentrale Mechanismen der Chronifizierung werden die Unterbrechung der Regenerationsphase von geschädigten Tubulusepithelzellen durch eine anhaltende Aktivierung von Fibroblasten, ein vorzeitiger Zellzyklusarrest und eine Rarifizierung von Mikrogefäßen diskutiert (Chawla et al. 2014). Die lange Zeit gängige Lehrmeinung einer per se vollständigen Reversibilität einer akuten Nierenschädigung scheint überholt zu sein.

Neben dem erhöhten Risiko für die Entwicklung einer chronischen Niereninsuffizienz, selbst nach Jahren und bei initial scheinbar vollständiger Nierenfunktionserholung, erleiden Patienten mit akuter Nierenschädigung häufiger **Sekundärereignisse**, wie die Entwicklung eines Lungenödems, einer Sepsis oder kardialer Komplikationen. Die akute Nierenschädigung bewirkt und unterhält durch multiple Mechanismen einschließlich Apoptose, Initiierung und Unterhaltung inflammatorischer Kaskaden und Freisetzung von vasoaktiven Substanzen aus geschädigten Endothelzellen eine Schädigung von **nicht-renalen** Organen (Liu et al. 2008; Feltes et al. 2008) und trägt auf diese Weise zur hohen Mortalität bei multiplem Organdysfunktionssyndrom bei.

1.3 KDIGO Praxis-Leitlinien

Empfehlungen zur Therapie von Patienten mit akuter Nierenschädigung wurden durch die *Kidney Disease: Improving Global Outcome* (KDIGO) Initiative (KDIGO 2012) zusammengefasst und in aktuelle Empfehlungen der Deutschen Gesellschaft für Nephrologie aufgenommen.

Unabhängig von der auslösenden Ursache werden in den Praxisleitlinien entsprechend des Schweregrads der akuten Nierenschädigung differenzierte diagnostische und therapeutische Empfehlungen einschließlich der Herz-Kreislauf-Überwachung, der Erfassung der Urinausscheidung der Häufigkeit der Kreatinin-Bestimmung sowie der Vermeidung von Nephrotoxinen gegeben (◘ Abb. 1.4).

In diesen 2012 als Konsensuspapier veröffentlichten internationalen klinischen Praxisleitlinien

Klinische Maßnahmen	Akute Nierenschädigung		
	Stadium 1	Stadium 2	Stadium 3
Absetzen/ Pausieren nephrotoxischer Medikamente, wenn möglich			
Serumkreatinin-Messungen:	Täglich	Alle 12 h	Alle 6–12 h
Diurese-Bestimmung:	Ein-/Ausfuhr alle 12 h	Ein-/Ausfuhr alle 6 h	Ein-/Ausfuhr alle 1 h
Optimierter Volumenstatus + Hämodynamik: i.v. Flüss.substitut. Zielwerte (z.B. zentralen Venendruck beachten)			
Engmaschiges hämodynamisches Monitoring (Hypotension vermeiden, rechtzeitige Vasopressorgabe)			
Alternativen zu Kontrastmittelgabe/kardiochirurgische Eingriffe verschieben, Hyperglykämie vermeiden			
	Medikamenten-Check (Dosisanpassung/Austauschpräparat)		
	Erwägen einer engmaschigen stationären Überwachung		
		Intensivtherapie erwägen	
		Nierenersarztherapie erwägen	
			Keine Subclavia-Katheter, falls möglich

Abb. 1.4 Stadien-bezogene Empfehlungen der KDIGO zum Monitoring und zur Therapie von Patienten mit akuter Nierenschädigung. KDIGO = *Kidney Disease: Improving Global Outcomes* (KDIGO 2012)

für akute Nierenschädigung werden die folgenden Bewertungen vorgenommen (KDIGO 2012):
- Der **Stellenwert der ärztlichen Risikoeinschätzung** für einen drohenden akuten Nierenfunktionsverlust ist hoch, auch um frühzeitig klinische Entscheidungen in Bezug auf einen Nierenfunktionserhalt treffen zu können.
- Eine akute Nierenschädigung sollte **frühestmöglich erkannt und behandelt** werden, um eine Progression zu verhindern.
- **Serumkreatinin und Diurese** sind jedoch **keine idealen Marker** zur Frühdiagnose einer akuten Nierenschädigung.
- Marker des **akuten Tubulusschadens** werden hier erstmals als erweiterte Diagnosemöglichkeit für den Nachweis einer akuten Nierenschädigung genannt.

1.4 Möglichkeiten der Risikoeinschätzung

Die akute Nierenschädigung ist ein komplikationsreiches, prognostisch auch langfristig relevantes und häufiges Problem. Sie tritt insbesondere bei Patienten mit kardiovaskulären Grunderkrankungen und gleichzeitigem Vorliegen eines oder mehrerer renaler akuter Stressoren auf (Tab. 1.1). Da die Kenntnis

Tab. 1.1 Risiko für die Entwicklung einer akuten Nierenschädigung: Renales (Grund-)Risiko x Risiko durch Akutereignis

Renale Risikofaktoren	Renales Akutereignis/ Stressoren
– Alter >65 Jahre – Chronische Niereninsuffizienz – Herzinsuffizienz – Kardiovaskuläre Erkrankungen (pAVK, früherer Schlaganfall bzw. Myokardinfarkt) – Diabetes mellitus – Aktuelle Einnahme von Nephrotoxinen (u. a. NSAR, ACE-Hemmer, AT$_1$-Blocker, Gentamicin, Vancomycin, Gifte, Drogen)	– Schock/Hypotonie (septisch, hämorrhagisch, kardiogen) – Hypovolämie – Nephrotoxine (u. a. Kontrastmittel, Aminoglykoside, Cisplatin) – Infektion/ Immunreaktion – Harnstau – Ischämie-bezogene Schäden (u. a. NTX)

1.4 · Möglichkeiten der Risikoeinschätzung

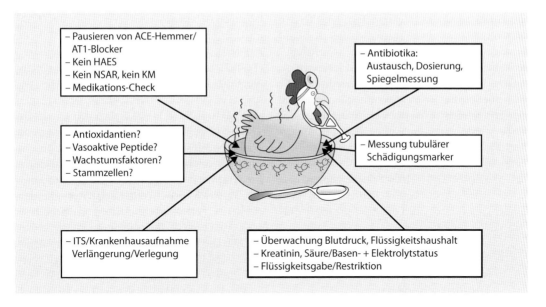

Abb. 1.5 Die Summe aller Maßnahmen kann die (renale) Prognose verbessern

von kardiovaskulären Grunderkrankungen eines Patienten schon aufgrund ihrer Häufigkeit in den meisten Patientenkollektiven nur einen vagen Anhalt für die Einschätzung des renalen Risikos am Patientenbett ergibt, sollten weitere zumeist modifizierbare Faktoren gesucht bzw. ausgeschlossen werden, die frühzeitig auf die Entstehung oder Progression eines akuten Nierenfunktionsverlusts und den damit verbundenen akuten oder chronischen Komplikationen hinweisen.

> **Das Risiko für die Entwicklung einer akuten Nierenschädigung potenziert sich mit steigender Anzahl allgemeiner renaler Risikofaktoren und Stressoren.**

Analog zu Myokardinfarkt und Schlaganfall sind Ischämie sowie Inflammation die Hauptpathomechanismen der akuten Nierenschädigung. Eine **rasche multimodale** Therapieeinleitung ist daher indiziert (◘ Abb. 1.5), wobei viele Faktoren das Gelingen des Therapieerfolgs beeinflussen können. Von besonderer Wichtigkeit ist es, Akutereignisse, wie z. B. postoperative Hypotonie insbesondere bei vorbestehender arterieller Hypertonie, oder deren Folgen aktiv zu suchen und frühzeitig zu behandeln. Ein großer Risikofaktor ist das Fortwirken der schädigenden Noxen und die fehlende Schaffung von nephroprotektiven Umständen, die zu einer Nierenerholung beitragen können. In der klinischen Praxis liegen häufig mehrere akute renale Stressoren gleichzeitig vor. In den seltensten Fällen ist es möglich, den einen bzw. wichtigsten Stressor zu identifizieren und isoliert abzustellen. Daher ist es das gängige klinische Vorgehen, möglichst alle Stressoren, soweit vor dem Hintergrund der Behandlung anderer Erkrankungen vertretbar, auszuschalten und eine stabile und gesicherte hämodynamische Situation herzustellen.

Für einige Patientengruppen sind Risiko-Scores für die Vorhersage einer akuten Nierenersatztherapiepflichtigkeit beschrieben, welche chronische Erkrankungen, die im Zusammenhang mit Nierenschäden stehen und Stressoren berücksichtigen (Thakar et al. 2005). Auch wenn die prädiktiven Werte solcher Scores für eine schwere akute Nierenschädigung relativ hoch sind (z. T. AUC >0.80), scheinen diese das individuelle Risiko oft zu unterschätzen und in der klinischen Praxis recht selten zur Anwendung zu kommen.

In der Behandlung einer im Rahmen einer akuten Nierenschädigung auftretenden Hypervolämie wird oftmals eine unzureichende Diurese nach Gabe eines Schleifendiuretikums beobachtet, was häufig mit einem zumindest mehrere Tage anhaltenden Nierenfunktionsverlust vergesellschaftet ist. Somit kann eine Oligurie nach Gabe eines Schleifendiuretikums bei ausreichend hydrierten Patienten als Ausdruck einer Tubulusdysfunktion mit dem Risiko einer protrahierten Nierenfunktionserholung gewertet werden (Chawla et al. 2013). In diesem Sinne wurde eine Umdeutung des historischen Begriffes »Nierenstarter« (Furosemid i. v.) hin zu Furosemid-Funktionstest vorgenommen. Klar ist, dass durch die Gabe eines Schleifendiuretikums keine Heilung bzw. keine Zellprotektion gelingt, sondern am ehesten noch die Abschätzung der tubulären Restfunktion.

1.5 Marker des akuten Tubulusschadens

Ein akuter Tubuluszellschaden stellt oftmals das pathophysiologische Primärereignis für einen sich entwickelnden akuten Nierenfunktionsverlust dar. Unterstützt wird dies durch histologische Befunde von nur einige Stunden vor Biopsie verstorbener septischer Patienten, bei denen ein zunehmender Schweregrad des akuten Tubulusschadens mit einem höheren Risiko für die Einleitung einer extrakorporalen Nierenersatztherapie verbunden war (Takasu et al. 2013). Bei prärenaler Genese kann jedoch der Rückgang der glomerulären Filtrationsrate bei erhaltener Tubulusintegrität dominieren. Mittels des laborchemischen Nachweises von nichtinvasiven Markern des akuten Tubuluszellschadens in Blut oder Urin können über einen akuten Nierenfunktionsverlust hinaus, wie er derzeit mithilfe von Serumkreatinin und Diurese-Monitoring diagnostiziert wird, ergänzende Informationen zur Nierenschädigung erlangt werden. Die Limitation von Serumkreatinin als führendem diagnostischen Marker für die Abschätzung der GFR trägt zu einer erheblichen Verzögerung der Diagnosestellung vor allem einer renalen Akuterkrankung bei. Dieses Zeitfenster kann momentan nicht für nephroprotektive Maßnahmen genutzt werden. Der Nachweis von Markern des akuten Tubulusschadens ist mit einer erhöhten Mortalität und einem erhöhten Dialyserisiko verbunden. Zu diesen Markern zählen **Neutrophilen Gelatinase-assoziiertes Lipocalin (NGAL im Urin und im Plasma),** *Kidney Injury Molecule 1* **(KIM-1),** *Tissue Inhibitor of Metalloproteinase 2* **(TIMP-2)** und *Insulin-like Growth-Factor Binding Protein 7* **(IGFBP-7)** und einige andere mehr (Wasung et al. 2014; Haase-Fielitz et al. 2014; Kashani et al. 2013), wobei die FDA kürzlich den Einsatz der TIMP-2/IGFBP7 Ratio zur Risikovorhersage der akuten Nierenschädigung zugelassen hat. In umfangreichen klinischen Studien erhobene Befunde zur Sensitivität und Spezifität dieser Marker sowie der Vergleich ihres Vorhersagewertes mit dem etablierter Retentionswerte haben maßgeblich zu einer Änderung der Empfehlungen für die Risikoabschätzung, Diagnose und Therapie einer akuten Nierenschädigung beigetragen (McCullough, Shaw et al. 2013; McCullough, Bouchard et al. 2013). Auch im Vergleich mit klassischen tubulären Indizes, wie der fraktionellen Natrium- und Harnstoffexkretion, haben sich Vorteile für die neuen Marker in Bezug auf die Unterscheidung einer prärenalen von einer intrinsisch-renalen Ursache der akuten Nierenschädigung ergeben (Nickolas et al. 2008).

Während die klinische Risikoeinschätzung eine Bewertung auf der Basis von Wahrscheinlichkeiten darstellt, kann der laborchemische Nachweis von Markern des akuten Tubulusschadens wertvolle Hinweise auf die Funktionsfähigkeit bzw. auf eine Schädigung renaler Tubulusepithelzellen eines Patienten geben. In einem Patientenkollektiv nach herzchirurgischem Eingriff verbesserte sich die Treffsicherheit der ärztlichen Risikoeinschätzung für ein renales Akutereignis bzw. für eine postoperative Hypervolämie in den kommenden Tagen von 75–80% auf 85–90%, wenn dem behandelnden Arzt die Information über das Testergebnis eines tubulären Markers zum Zeitpunkt der postoperativen Aufnahme auf die Intensivstation vorlag (Haase-Fielitz et al. 2014). Bei Patienten, die in der Notaufnahme aufgenommen wurden, erwies sich das Biomarker-Testergebnis ebenfalls als nützlich in Bezug auf die Beurteilung des tubulären Status und der Prognose (Di Somma et al. 2013).

Eine Arbeitsgruppe der ADQI schlägt vor, dass unten aufgeführte diagnostische und therapeutische Maßnahmen im klinischen Kontext bei Patienten mit akuter Nierenschädigung – sei es ba-

sierend auf Kreatinin-Anstieg, Diurese-Rückgang oder Positivität eines Markers des akuten Tubulusschadens, wie z. B. NGAL, KIM-1, IL-18, TIMP-2/IGFBP7 Ratio oder andere – vorgenommen werden können (Cruz et al. 2013):
- zusätzliche Information zur Triage bzw. zur Einleitung eines zusätzlichen Diurese- oder hämodynamischen Monitorings in der in Notaufnahme,
- potentieller Trigger für ein nephrologisches Konsil,
- Ausgangspunkt zur Festlegung weiterer Maßnahmen:
  - Suche nach AKI-Ursache (inkl. Harnstau, Sepsis, Antihypertensiva etc.),
  - Elimination möglicher AKI-Auslöser (inkl. Nephrotoxine, Flüssigkeitsmanagement),
  - Vermeidung von AKI-Komplikationen: Azidose, Hypervolämie, Hyperkaliämie,
  - Planung des zentralvenösen Gefäßzugangs.

Auch wenn derzeit noch keine Abrechenbarkeit für diese Marker erreicht ist, so kann sich ihr Einsatz ggf. auch über eine verkürzte Verweildauer durch eine Früherkennung- und -behandlung als ökonomisch sinnvoll erweisen.

1.6 Aktuelle Versorgungssituation

Die große Mehrheit (>95%) stationärer Patienten mit einer akuten Nierenschädigung wird in nicht-nephrologischen Fachabteilungen behandelt. Wann immer für notwendig erachtet, wird für einen Patienten mit einem akuten Nierenproblem ein nephrologisches Konsil angefordert. Typische Empfehlungen eines solchen Konsils zielen auf eine individualisierte **Ursachensuche** (prä-, intra- oder postrenale Ätiologie) sowie Behandlung der akuten Nierenschädigung und ihrer Komplikationen ab und umfassen (◘ Abb. 1.5):
- das **Absetzen, Umsetzen, Dosieren bzw. Pausieren von Medikamenten** (z. B. NSAID, Vancomycin, Gentamicin, Cisplatin, Cyclosporin A/Tacrolimus ACE-Hemmer, AT2-Rezeptor1-Antagonisten, antihypertensive Medikation bei Hypotonie),
- das **Aufschieben bzw. das Weglassen von Kontrastmittelgaben bzw. Operationen**,
- den **Ausschluss** bzw. die **Behandlung**:
  - eines Harnstaus und einer Nierenperfusionsstörung,
  - einer Hypovolämie und einer Sepsis/SIRS,
  - einer metabolischen Azidose und Elektrolytstörungen,
  - seltenerer Ursachen der akuten Nierenschädigung wie eines hepatorenalen Syndroms, einer Rhabdomyolyse, einer Hämolyse, eines HUS/TTP, einer Vaskulitis, eines Multiplen Myeloms sowie einer Uratnephropathie,
- **Erhebung des Kreatinin-Vorwertes** (z. B. beim Hausarzt oder bei vorherigen Krankenhausaufenthalten).
  - Kontrolle der Nierenfunktion

In einem Fallbeispiel soll der Behandlungspfad für Patienten mit akuter Nierenschädigung an einem Krankenhaus mit einer Nephrologischen Klinik skizziert werden.

Fallbeispiel
Für eine 73jährige Patientin auf einer chirurgischen Normalstation wurde ca. 10 Tage nach einem elektiven größeren Eingriff ein nephrologisches Konsil angefordert, weil das Serumkreatinin sehr deutlich angestiegen war und Dyspnoe vorlag. Zum Zeitpunkt der Krankenhausaufnahme lag das Serumkreatinin bei 83 µmol/l, was einer eGFR von 57 ml/min entsprach. Der Kreatinin-Verlauf war wie folgt:
- Tag 1 post-OP: 152 µmol/l,
- Tag 5 post-OP: 506 µmol/l,
- Tag 10 post-OP: 978 µmol/l.

Bis zum Vortag war die Patientin asymptomatisch. Während der letzten Tage wurden keine Vitalparameter erhoben, die Ein- und Ausfuhr waren nicht dokumentiert. Die Patientin erhielt mehrere antihypertensive Medikamente inkl. eines ACE-Hemmers sowie nicht-steroidale Schmerzmedikamente. Im Laufe der letzten Tage hatten sich ausgeprägte periphere Ödeme entwickelt. Auch Dyspnoe bestünde seit dem Vortag. Die im Konsil empfohlene Ursachenabklärung der vorliegenden akuten Nierenschädigung Stadium 3 und eine weitere Diagnostik potentiell vorliegender Komplikationen ergab eine hypotone Kreislaufsituation bei kardialer Dekompensation und Stauungspneumonie sowie Medikamententoxizität. Nach Pausieren der antihypertensiven Medikation, Durchführung einer Infekttherapie und einer notfallmäßig eingeleiteten mehrtägigen Dialysebehandlung mit Flüssigkeitsentzug und Ausgleich der renalen Azidose erholte sich die Nierenfunktion in den nicht-dialysepflichtigen Bereich. Die Wiedervorstellung in der nephrologischen Ambulanz wurde im Konsil empfohlen.

Dieser Fall ist sicherlich in mehrfacher Hinsicht außerordentlich, verdeutlicht jedoch beispielhaft die Probleme der derzeitigen Versorgungssituation bei Patienten mit akuter Nierenschädigung. Ein Großteil dieser Probleme kann mit der Einrichtung von Frühwarnsystemen und Behandlungspfaden für eine integrierte Patientenversorgung adressiert werden, welche in den folgenden Kapiteln näher beschrieben werden.

Zusammenfassung

- Die akute Nierenschädigung kann auch bei scheinbar vollständiger Nierenfunktionserholung ursächlich für die Entwicklung einer chronischen Niereninsuffizienz sein und trägt zu einer Auslösung bzw. Aggravierung nicht-renaler Organschäden bei.
- Es herrscht Einigkeit darüber, dass der Anstieg des Serumkreatinins und eine rückläufige Diurese sehr aussagekräftige Marker für die Charakterisierung eines akuten Rückgangs der glomerulären Filtrationsrate sind, weshalb auch neuere Empfehlungen für die Diagnosekriterien der akuten Nierenschädigung diese Nierenfunktionsparameter weiterhin uneingeschränkt berücksichtigen. Jedoch weisen Kreatinin und Diurese als funktionelle Marker inhärente Limitationen auf, d. h. sie können die akute renale Schädigung oft nicht frühzeitig und nicht vollumfänglich abbilden. Marker des akuten Tubulusschadens geben direkte Informationen über den tubulären Status, dies oftmals erheblich vor einem Anstieg der klassischen Nierenfunktionsparameter. Eine Aussage bezüglich der Reversibilität des akuten Nierenfunktionsverlusts kann mithilfe solcher Marker erleichtert werden.
- Fachspezifische Empfehlungen zielen auf eine individualisierte Ursachensuche sowie frühzeitige und multimodale Behandlung der akuten Nierenschädigung ab und umfassen das Vermeiden von Nephronoxen bzw. den Ausschluss oder die Behandlung eines Harnstaus, einer Sepsis und der Komplikationen einer akuten Nierenschädigung.
- Aufgrund vielfältiger Umstände, wie des initial zumeist asymptomatischen Krankheitsgeschehens und eines erwarteten zumeist vollständig spontan reversiblen Verlaufs, ist eine verzögerte und unvollständige Behandlung der akuten Nierenschädigung eher die Regel als die Ausnahme. Eine Verbesserung der Prognose betroffener Patienten könnte sich durch optimierte Behandlungspfade, z. B. mittels eines EDV-gestützten Frühwarnsystems, erreichen lassen.

Literatur

Basile DP, Donohoe D, Roethe K, Osborn JL. Renal ischemic injury results in permanent damage to peritubular capillaries and influences long-term function. Am J Physiol Renal Physiol. 2001;281:F887–99

Bellomo R, Ronco C, Kellum JA, Mehta RL, Palevsky P; Acute Dialysis Quality Initiative workgroup. Acute renal failure - definition, outcome measures, animal models, fluid therapy and information technology needs: the Second International Consensus Conference of the Acute Dialysis Quality Initiative (ADQI) Group. Crit Care. 2004 Aug;8(4):R204–12

Bucaloiu ID, Kirchner HL, Norfolk ER, Hartle JE 2nd, Perkins RM. Increased risk of death and de novo chronic kidney disease following reversible acute kidney injury. Kidney Int. 2012;81: 477–485

Buchborn E, Edel H. »Akutes Nierenversagen« in Schwiegk H. et al. (eds.) »Nierenkrankheiten«, Springer Verlag 1968

Chawla LS, Davison DL, Brasha-Mitchell E, Koyner JL, Arthur JM, Shaw AD, Tumlin JA, Trevino SA, Kimmel PL, Seneff MG. Development and standardization of a furosemide stress test to predict the severity of acute kidney injury. Crit Care. 2013;17:R207

Chawla LS, Eggers PW, Star RA, Kimmel PL. Acute kidney injury and chronic kidney disease as interconnected syndromes. N Engl J Med. 2014;371:58–66

Chawla LS, Amdur RL, Shaw AD, Faselis C, Palant CE, Kimmel PL. Association between Acute Kidney Injury and Long-Term Renal and Cardiovascular Outcomes in US Veterans. CJASN. 2014;9:448–56

Coca SG, Singanamala S, Parikh CR. Chronic kidney disease after acute kidney injury: a systematic review and meta-analysis. Kidney Int. 2012;81:442–8

Literatur

Cruz DN, Bagshaw SM, Maisel A, Lewington A, Thadhani R, Chakravarthi R, Murray PT, Mehta RL, Chawla LS. Use of biomarkers to assess prognosis and guide management of patients with acute kidney injury. Contrib Nephrol. 2013;182:45–64

Di Somma S, Magrini L, De Berardinis B, Marino R, Ferri E, Moscatelli P, Ballarino P, Carpinteri G, Noto P, Gliozzo B, Paladino L, Di Stasio E. Additive value of blood neutrophil gelatinase-associated lipocalin to clinical judgement in acute kidney injury diagnosis and mortality prediction in patients hospitalized from the emergency department. Crit Care. 2013;17:R29

Feltes CM, Van Eyk J, Rabb H. Distant-organ changes after acute kidney injury. Nephron Physiol 2008;109:80–4

Haase M, Devarajan P, Haase-Fielitz A, Bellomo R, Cruz DN, Wagener G, Krawczeski CD, Koyner JL, Murray P, Zappitelli M, Goldstein SL, Makris K, Ronco C, Martensson J, Martling CR, Venge P, Siew E, Ware LB, Ikizler TA, Mertens PR. The outcome of neutrophil gelatinase-associated lipocalin-positive subclinical acute kidney injury: a multicenter pooled analysis of prospective studies. J Am Coll Cardiol. 2011;57:1752–1761

Haase-Fielitz A, Haase M, Devarajan P. Neutrophil gelatinase-associated lipocalin as a biomarker of acute kidney injury: a critical evaluation of current status. Ann Clin Biochem. 2014;51:335–51

Haase-Fielitz A, Albert C, Westphal S, Hoffmann J, Mertens PR, Plass M, Westerman M, Bellomo R, Maisel A, Ronco C, Haase M. Tubular damage markers linked to iron metabolism or inflammation may improve classical clinical and routine biological risk assessment for major adverse kidney events. ERA-EDTA 2014; [SP111]

Kashani K, Al-Khafaji A, Ardiles T, Artigas A, Bagshaw SM, Bell M, Bihorac A, Birkhahn R, Cely CM, Chawla LS, Davison DL, Feldkamp T, Forni LG, Gong MN, Gunnerson KJ, Haase M, Hackett J, Honore PM, Hoste EA, Joannes-Boyau O, Joannidis M, Kim P, Koyner JL, Laskowitz DT, Lissauer ME, Marx G, McCullough PA, Mullaney S, Ostermann M, Rimmelé T, Shapiro NI, Shaw AD, Shi J, Sprague AM, Vincent JL, Vinsonneau C, Wagner L, Walker MG, Wilkerson RG, Zacharowski K, Kellum JA. Discovery and validation of cell cycle arrest biomarkers in human acute kidney injury. Crit Care. 2013;17:R25

KDIGO Clinical Practice Guideline for Acute Kidney Injury. Kidney Int Suppl. 2012 doi:10.1038/kisup.2012

Kerr M, Bedford M, Matthews B, O'Donoghue D. The economic impact of acute kidney injury in England. Nephrol Dial Transplant. 2014;29:1362–8

Liu M, Liang Y, Chigurupati S, Lathia JD, Pletnikov M, Sun Z, Crow M, Ross CA, Mattson MP, Rabb H. Acute kidney injury leads to inflammation and functional changes in the brain. J Am Soc Nephrol. 2008;19:1360-1370McCullough PA, Shaw AD, Haase M, Bouchard J, Waikar SS, Siew ED, Murray PT, Mehta RL, Ronco C. Diagnosis of acute kidney injury using functional and injury biomarkers: workgroup statements from the tenth Acute Dialysis Quality Initiative Consensus Conference. Contrib Nephrol. 2013;182:13–29

McCullough PA, Bouchard J, Waikar SS, Siew ED, Endre ZH, Goldstein SL, Koyner JL, Macedo E, Doi K, Di Somma S, Lewington A, Thadhani R, Chakravarthi R, Ice C, Okusa MD, Duranteau J, Doran P, Yang L, Jaber BL, Meehan S, Kellum JA, Haase M, Murray PT, Cruz D, Maisel A, Bagshaw SM, Chawla LS, Mehta RL, Shaw AD, Ronco C. Implementation of Novel Biomarkers in the Diagnosis, Prognosis, and Management of Acute Kidney Injury: Executive Summary from the Tenth Consensus Conference of the Acute Dialysis Quality Initiative (ADQI). Contrib Nephrol. 2013;182:5–12

Mehta RL, Kellum JA, Shah SV, Molitoris BA, Ronco C, Warnock DG, Levin A; Acute Kidney Injury Network. Acute Kidney Injury Network: report of an initiative to improve outcomes in acute kidney injury. Crit Care. 2007;11(2):R31

Nickolas TL, O'Rourke MJ, Yang J, Sise ME, Canetta PA, Barasch N, Buchen C, Khan F, Mori K, Giglio J, Devarajan P, Barasch J. Sensitivity and specificity of a single emergency department measurement of urinary neutrophil gelatinase-associated lipocalin for diagnosing acute kidney injury. Ann Intern Med. 2008;148:810–819

Nickolas TL, Schmidt-Ott KM, Canetta P, Forster C, Singer E, Sise M, Elger A, Maarouf O, Sola-Del Valle DA, O'Rourke M, Sherman E, Lee P, Geara A, Imus P, Guddati A, Polland A, Rahman W, Elitok S, Malik N, Giglio J, El-Sayegh S, Devarajan P, Hebbar S, Saggi SJ, Hahn B, Kettritz R, Luft FC, Barasch J. Diagnostic and prognostic stratification in the emergency department using urinary biomarkers of nephron damage: a multicenter prospective cohort study. J Am Coll Cardiol. 2012;59:246–255

Porter CJ, Juurlink I, Bisset LH, Bavakunji R, Mehta RL, Devonald MA. A real-time electronic alert to improve detection of acute kidney injury in a large teaching hospital. Nephrol Dial Transplant. 2014;29:1888–93

Uchino S, Kellum JA, Bellomo R, Doig GS, Morimatsu H, Morgera S, Schetz M, Tan I, Bouman C, Macedo E, Gibney N, Tolwani A, Ronco C; Beginning and Ending Supportive Therapy for the Kidney (BEST Kidney) Investigators. Acute renal failure in critically ill patients: a multinational, multicenter study. JAMA. 2005;294:813–8

Uchino S, Bellomo R, Goldsmith D, Bates S, Ronco C. An assessment of the RIFLE criteria for acute renal failure in hospitalized patients. Crit Care Med. 2006;34:1913–7

Selby NM, Crowley L, Fluck RJ, et al. Use of electronic results reporting to diagnose and monitor AKI in hospitalized patients. Clin J Am Soc Nephrol. 2012;7:533–40

Statistisches Bundesamt, Gesundheitsberichterstattung des Bundes vom 16.05.2014 (▶ www.gbe-bund.de)

Stewart J, National Confidential Enquiry into Patient Outcome and Death. Adding insult to injury: a review of the care of patients who died in hospital with a primary diagnosis of acute kidney injury (acute renal failure): a report of the National Confidential Enquiry into Patient Outcome and Death (2009). London: National Confidential Enquiry into Patient Outcome and Death; 2009, available from: ► http://www.ncepod.org.uk/2009report1/Downloads/AKI_report.pdf

Takasu O, Gaut JP, Watanabe E, To K, Fagley RE, Sato B, Jarman S, Efimov IR, Janks DL, Srivastava A, Bhayani SB, Drewry A, Swanson PE, Hotchkiss RS. Mechanisms of cardiac and renal dysfunction in patients dying of sepsis. Am J Respir Crit Care Med. 2013;187:509–17

Thakar CV, Arrigain S, Worley S, Yared JP, Paganini EP. A clinical score to predict acute renal failure after cardiac surgery. J Am Soc Nephrol. 2005;16:162–8

Wasung ME, Chawla LS, Madero M. Biomarkers of renal function, which and when? Clin Chim Acta. 2014;438C:350–357

Akute Nierenschädigung – Frühwarnsystem und neue Behandlungspfade

Michael Haase, Anja Haase-Fielitz

2.1	Klinisch-praktische Probleme – 16	
2.1.1	Diagnosestellung der akuten Nierenschädigung im klinischen Alltag – 16	
2.1.2	Diagnosestellung oft nicht zeitnah – 16	
2.1.3	Erwähnung im Arztbrief und Kodierung – 16	
2.2	Versorgungssituation in Großbritannien – 17	
2.3	Kann eine frühzeitige und multimodale Therapieeinleitung eine Progression verhindern bzw. die Prognose verbessern? – 17	
2.3.1	Datenlage – 18	
2.4	Wie lässt sich eine frühzeitige Diagnosestellung erreichen? – 18	
2.5	AKI-Versorgungskonzept und neue Behandlungspfade – 19	
2.6	Frühdiagnose durch ein EDV-gestütztes Warnsystem basierend auf einem Kreatinin-Anstieg – 19	
2.6.1	Voraussetzungen – 19	
2.6.2	AKI-Alarm – 20	
2.7	Informationskette und Implementierung – 21	
2.8	Organisation der ambulanten Nachsorge – 21	
2.8.1	AKI-Patientenausweis (»Nieren-Pass«) – 22	
2.8.2	Arztbrief – 23	

M. Haase, A. Haase-Fielitz (Hrsg.), *Akute Nierenschädigung*,
DOI 10.1007/978-3-642-45080-8_2, © Springer-Verlag Berlin Heidelberg 2015

2.9	Jedes Stadium der akuten Nierenschädigung ist kodierbar	– 23
2.10	Erwarteter Nutzen des neuen Versorgungskonzepts – 24	
2.11	Ausblick – 24	
	Literatur – 24	

Kernaussagen

- Die meisten Patienten mit akuter Nierenschädigung (*Acute Kidney Injury*, AKI) werden nicht fachspezifisch versorgt.
- Eine frühzeitige Behandlung kann eine Progression der akuten Nierenschädigung vermeiden und Komplikationen reduzieren.
- Alarmsysteme, Patientenausweis und eine ambulante (fachspezifische) Anbindung von Patienten mit bzw. nach stattgehabter akuter Nierenschädigung können zu einer Nierenfunktionserholung beitragen.
- Erste Testläufe von Kreatinin-Anstiegs-basierten AKI-Alarmsystemen erreichen eine hohe Treffsicherheit für die Diagnose akute Nierenschädigung.
- Mögliche Ansatzpunkte für eine frühe und intensivierte Versorgung dieser Patienten mit dem Ziel der Prognoseverbesserung sind:
    1. Etablierung eines **Frühwarnsystems** für akute Nierenschädigung (»AKI-Alarm«) unter Nutzung renaler Funktionsparameter (Serumkreatinin und ggf. Diurese) mit dem Ziel einer Behandlung betroffener Patienten noch am Tag der Diagnosestellung.
    2. Verwendung von **Markern des akuten Tubulusschadens**, um die Früherkennung eines sich entwickelnden akuten Nierenfunktionsverlusts zu ermöglichen.
    3. Interdisziplinäre, multimodale Behandlung und intersektoraler Wissenstransfer, z. B. unter Nutzung eines **Patientenausweises** (»Nieren-Pass«) und ambulanter Nachkontrolle der Nierenfunktion.

In den letzten Jahren wurde der akuten Nierenschädigung (*Acute Kidney Injury*, AKI; früher: akutes Nierenversagen, ANV) auf Fachkongressen und in wissenschaftlichen Beiträgen eine gesteigerte interdisziplinäre Aufmerksamkeit gewidmet. Dies umfasst zunehmend klinisch-praktische bzw. versorgungswissenschaftliche Ansätze. Auch das Motto des durch Internationale Nephrologische Fachgesellschaften ins Leben gerufenen »World Kidney Day« 2013 lautete »Kidneys for Life - Stop Acute Kidney Injury«. Die Begriffe »*Kidney Attack*« bzw. »*Renal Angina*« machen auf die Bedeutsamkeit des Problems aufmerksam.

Die *Kidney Disease: Improving Global Outcomes* (KDIGO) Initiative hat aktuelle Empfehlungen zur Behandlung der akuten Nierenschädigung in einem Praxisleitfaden gebündelt (KDIGO 2012). In diesem wird ein besonderes Augenmerk auf die in der Box aufgeführten Punkte gelegt.

> **Empfehlungen für die Akutbehandlung**
> - Frühdiagnose
> - Risikoeinschätzung für das Auftreten oder Voranschreiten der akuten Nierenschädigung
> - Spezifische Versorgung in der Akutsituation:
>   - Herz-Kreislauf-Überwachung, ggf. Verlegung auf IMC/ITS
>   - Optimierung des Volumen-, Säure-Basen- und Elektrolytstatus
>   - Frühzeitige Sepsis-Behandlung
>   - Erfassung der (stündlichen) Urinausscheidung
>   - Häufigkeit der Kreatinin-Bestimmung
> - Nephrotoxin-Vermeidung
> - Überprüfung der Medikation (Dosisanpassung, Absetzen z. B. antihypertensiver Medikamente in hypotensiver Phase, therapeutisches Drug Monitoring)
> - Ambulante Nachsorge

In diesem Kapitel soll nach einer kurzen Darstellung der Versorgungssituation auf praktikable Behandlungspfade zur Frühdiagnose, Risikoeinschätzung und ambulanten Nachsorge von Patienten mit akuter Nierenschädigung eingegangen werden. Weiterhin werden Vorschläge zur optimalen Kodierung der akuten Nierenschädigung unterbreitet, um Mindererlöse zu vermeiden.

2.1 Klinisch-praktische Probleme

2.1.1 Diagnosestellung der akuten Nierenschädigung im klinischen Alltag

Die konsentierten Diagnosekriterien umfassen:
- einen Serumkreatinin-Anstieg von >50% vom Ausgangswert innerhalb von maximal 7 Tagen bzw.
- einen Anstieg >26,4 µmol/l (>0,3 mg/dl) innerhalb von maximal 48 Stunden oder
- bei nicht dehydrierten Patienten einen Rückgang der Urinausscheidung auf <0,5 ml/kgKG/h über mehr als 6 aufeinander folgende Stunden (KDIGO 2012).

Diese gesetzten Grenzwerte erfordern die regelmäßige Berechnung und Einordnung des Kreatinin-Anstiegs bzw. des Diurese-Rückgangs unter Beachtung der genauen Abnahmezeitpunkte. In der klinischen Praxis gestaltet sich die Diagnosestellung daher unhandlich. Insbesondere das Diurese-Kriterium wird auf der Normalstation auch aus Praktikabilitätsgründen selten für die Diagnosestellung zu Hilfe genommen. Zum einen ist das Monitoring der Diurese bei auf einer Normalstation behandelten Patienten kein Screeningparameter, da die Risiken eines Blasenkatheters dem entgegenstehen. Zum anderen ist die im Sinne der Diagnosekriterien erforderliche manuelle stündliche Dokumentation der Diurese mit Ausnahme der Behandlung auf einer Intensivstation nicht zu gewährleisten.

Die große Mehrheit der Patienten mit akuter Nierenschädigung (>95%) wird in nicht-nephrologischen Fachabteilungen behandelt. Dies ist vor allem Ausdruck der nicht-primär renalen akuten oder chronischen Grunderkrankungen der betroffenen Patienten. Bei nur einem kleinen Anteil der Patienten (ca. 10%) erfolgt eine nephrologisch-konsiliarische Mitbetreuung (Haase et al. 2014), obwohl hierfür durchaus Empfehlungen vorliegen (KDIGO 2012; Stewart et al. 2009; Balasubramanian et al. 2011; Bray et al. 2011).

2.1.2 Diagnosestellung oft nicht zeitnah

Der Verlauf der akuten Nierenschädigung ist initial meist asymptomatisch, auch wenn zu diesem Zeitpunkt bereits ein schwerwiegender akuter Nierenfunktionsverlust vorliegen kann. Symptome entstehen oft erst als Ausdruck von Komplikationen, wie Dyspnoe bei renaler Azidose und pulmonaler Stauung oder muskuläre Schwäche bei Hyperkaliämie.

Aus Deutschland liegen bislang nur vereinzelte Untersuchungen zur Versorgungssituation und Anwendung der Leitlinienempfehlungen vor. Wohl auch aufgrund der nicht trivialen Diagnosestellung der akuten Nierenschädigung und der verbreiteten Ansicht für eine spontane Reversibilität erfolgt eine Therapieeinleitung oft erst mit Verzögerung nach einem Diagnose-definierenden Kreatinin-Anstieg (Haase et al. 2014). Ein nephrologisches Konsil wird selten und oft erst mehrere Tage nach Diagnosestellung angefordert. Diese Beobachtungen befinden sich im Einklang mit denen des *National Confidential Enquiry into Patient Outcome and Death* (NCEPOD) *Reports*, in welchem Krankenhausroutinedaten verstorbener Patienten mit der Diagnose »akute Nierenschädigung« analysiert wurden (Stewart et al. 2009).

2.1.3 Erwähnung im Arztbrief und Kodierung

Auch wenn die Analyse von Krankenhausroutinedaten mit einer Vielzahl methodologischer Probleme behaftet ist, so weist die in einer britischen Studie erhobene Kodierung der akuten Nierenschädigung von nur jedem 6. tatsächlich auftretendem Fall (Kerr et al. 2014) auf eine Unterdiagnose und damit vermutlich auf Unterversorgung hin. In einem Universitätsklinikum wurde die Diagnose »akute Nierenschädigung« (N17.9) in 2 aufeinanderfolgenden Jahren bei 35–40% der anhand des Serumkreatinin-Anstiegs ermittelten Fälle nicht kodiert (Haase et al. 2014). Dies geht mit einer Mindererlössituation einher. Gründe für eine

Unterkodierung der akuten Nierenschädigung sind neben der rechnerisch z. T. aufwändigen Bestimmung des Kreatinin-Anstiegs und der zu seltenen Einbeziehung des Diurese-Kriteriums zur Diagnosestellung auch die Ansicht des MDK, dass nur eine schwere akute Nierenschädigung (Stadium 3) vergütungsfähig ist.

Obgleich systematische versorgungswissenschaftliche Untersuchungen zur Rolle des Arztbriefs bzw. der Erwähnung der Diagnose »Akute Nierenschädigung« derzeit noch fehlen, kann davon ausgegangen werden, dass bei einem substantiellen Anteil von Patienten die Diagnose im Arztbrief fehlt und somit die Informationsweitergabe an die Patienten und an Ärzte in der ambulanten Nachsorge beeinträchtigt ist. Studien belegen, dass ein sehr geringer Anteil der betroffenen Patienten (ca. 10%) fachspezifisch ambulant nachbetreut wird (Bray et al. 2011; Harel et al. 2013; Siew et al. 2012).

2.2 Versorgungssituation in Großbritannien

Im NCEPOD-Report (Stewart et al. 2009), einer durch eine britische Gesundheitsbehörde in Auftrag gegebenen Untersuchung von Krankenhausroutinedaten, wurde die Versorgungsqualität von Patienten mit akuter Nierenschädigung untersucht. In diese retrospektive Aktenanalyse wurden Daten von ca. 900 verstorbenen Patienten mit akuter Nierenschädigung gemäß ICD-10 eingeschlossen. Ausschlusskriterien waren chronische Dialyse und eine palliative Behandlungssituation. In weniger als 50% der Fälle fand sich hier eine, durch Experten beurteilte, gute Versorgungsqualität bezüglich Labor- und bildgebender Untersuchungen zur Differentialdiagnose und Diagnose sowie zur Therapie. 35% der behandelnden Krankenhäuser verfügten über eine nephrologische Abteilung. 40% der Patienten wurden nicht zeitnah behandelt, ca. 20% der Fälle wurden unter Beachtung renaler Risikofaktoren als vermeidbar gewertet und 5% erhielten ein nephrologisches Konsil. 8% der Patienten mit stattgehabter akuter Nierenschädigung wurden durch ambulante Nephrologen weiterbetreut. Lediglich in 87 von insgesamt 234 untersuchten britischen Kliniken lagen für die akute Nierenschädigung fest etablierte Behandlungspfade, inkl. Entscheidungskriterien für eine Intensivverlegung vor.

Die im Report ausgesprochenen Empfehlungen beinhalten, dass alle Patienten mit akuter Nierenschädigung innerhalb von 12 h fachärztlich untersucht werden und die Notfalldisziplinen (inkl. Notaufnahme) in die Behandlung mit einbezogen werden sollten. Weitere Details zum NCEPOD-Report werden in diesem Band in ▶ Kap. 3 dargestellt.

> Eine optimale Versorgung kann nach dem *National Confidential Enquiry into Patient Outcome and Death* (NCEPOD) Report ca. 20% der Fälle bzw. der mit der akuten Nierenschädigung einhergehenden Komplikationen vermeiden. Hochgerechnet auf Deutschland würden laut diesem Report ca. 15.000 Leben pro Jahr gerettet werden können.

Werden die Ursachen für einen akuten Nierenfunktionsverlust nicht (rechtzeitig) erkannt und behandelt, beobachtet man häufig einen nachteiligen Verlauf. Fehlende Frühwarnsysteme erschweren die optimale Behandlung und damit eine Prävention der chronischen Niereninsuffizienz. In Großbritannien hat dies dazu geführt, dass unterstützt durch einen breiten gesundheitspolitischen Konsens ca. jedes dritte Krankenhaus ein AKI-Frühwarnsystem in den klinischen Alltag integriert hat; die Mehrzahl der verbleibenden Häuser strebt eine baldige Implementierung an.

2.3 Kann eine frühzeitige und multimodale Therapieeinleitung eine Progression verhindern bzw. die Prognose verbessern?

Mit jedem Tag ohne Diagnosestellung und adäquate Intervention schreiten der renale Schaden und die Nierenfunktionsverschlechterung voran, in einigen Fällen bis hin zur Dialysepflichtigkeit. Trotz wachsender Einblicke in die komplexe Pathophysiologie der akuten Nierenschädigung und mit ihr der Identifizierung möglicher Angriffspunkte neuer pharmakologischer Substanzen wie Wachstumsfaktoren, vasoaktive Peptide oder Adhäsionsmoleküle, haben neuartige hochspezifische Therapien bislang keinen entscheidenden Fortschritt in der Behandlung bewirkt. In der klinischen Situation spielen oftmals mehrere Auslöser – gleichzeitig oder in beliebiger Kombination nacheinander auftretend – eine wichtige Rolle in der Ausbildung oder Unterhaltung einer akuten Nierenschädigung.

Es stellt sich die Frage, inwieweit neben der Suche nach neuen molekularbiologischen Targets der akuten Nierenschädigung eine zeitnahe und multimodale Therapieeinleitung zu einer Nephroprotektion bzw. Verhinderung eines fortschreitenden Nierenfunktionsverlusts beitragen kann.

2.3.1 Datenlage

Ein Beispiel für die Prognoseverbesserung von Akuterkrankungen durch eine Verkürzung der Zeitspanne bis zur Therapieeinleitung ist – neben dem Myokardinfarkt und dem Schlaganfall – die Behandlung von Patienten mit **kritischer Vitalparameterabweichung auf Normalstation** durch die Etablierung von krankenhausweiten Medizinischen Notfallteams. Ein frühes Intervenieren durch Medizinische Notfallteams trug in Krankenhäusern unterschiedlichen Versorgungstyps zu einer erheblichen Reduktion der kardiovaskulären Mortalität bei (ANZICS-CORE MET 2013; Winters et al. 2013).

Nach Induktion einer akuten Nierenschädigung im Tierexperiment führte eine frühzeitige Therapieeinleitung zu einer histologisch und biochemisch nachweisbaren Minderung des Nierenschadens (Mishra et al. 2004; Wang et al. 2013). Zunächst in retrospektiven Analysen, aber auch in prospektiven Beobachtungsstudien und in kontrollierten klinischen Studien trug eine frühe Diagnosestellung und multimodale Behandlung der akuten Nierenschädigung zu einer Verbesserung des klinischen Verlaufs von Patienten mit akuter Nierenschädigung einschließlich Verweildauer und Mortalität bei (Ponce et al. 2011; Balasubramanian et al. 2011; Colpaert et al. 2012; Costa et al. 2013; Mehta et al. 2002). So führten eine frühzeitige Flüssigkeitsgabe bzw. Blutdruckstabilisierung, die Diagnose und Behandlung einer Infektion sowie das Absetzen bzw. Vermeiden von potentiell nephrotoxischen Medikamenten zu einem geringeren akuten Nierenfunktionsverlust im Vergleich zur »üblichen Versorgung« in einer Kohorte mit späterer Einleitung dieser Maßnahmen (Balasubramanian et al. 2011; Colpaert et al. 2012). Diese Beobachtungen werden gestützt durch eine niedrigere Dialyse- und Mortalitätsrate bei Krankenhauspatienten mit frühzeitiger im Vergleich zu später nephrologischer Mitbetreuung (Ponce et al. 2011; Mehta et al. 2002). Eine **frühzeitige nephrologische Mitbetreuung** wurde in den meisten Studien als innerhalb von **48 Stunden zwischen Diagnose und Intervention** definiert. Ebenso konnte durch eine ambulante nephrologische Nachbetreuung eine reduzierte Sterblichkeit nach akuter Nierenschädigung im Vergleich zu einer für demographische Daten, Begleiterkrankungen sowie Art und Dauer der letzten Krankenhausaufnahmen gematchten Kohorte gezeigt werden (Harel et al. 2013).

2.4 Wie lässt sich eine frühzeitige Diagnosestellung erreichen?

Eine frühere Diagnose der akuten Nierenschädigung kann mittels Frühwarnsystemen, z. B. unter Nutzung etablierter renaler Funktionsparameter (Serumkreatinin, Diurese), erreicht werden. Das Ziel ist die interdisziplinäre Einleitung entsprechender Therapiemaßnahmen noch am Tag der Diagnosestellung. Eine weitere Möglichkeit für eine individuell frühere Diagnose eines akuten Nierenfunktionsverlusts bei Patienten mit Verdacht auf falsch niedrige Kreatinin- bzw. Harnstoffkonzentration ist die Bestimmung des Serum Cystatin C. Unmittelbar nach renal schädigenden Ereignissen und zumeist einige Tage vor einem Anstieg des Serumkreatinins können aber auch Marker des akuten Tubulusschadens (z. B. NGAL, KIM-1, TIMP-2/IGFBP7) eine Frühdiagnose erleichtern und je nach Ausprägung der Erhöhung helfen, Therapieentscheidungen zu treffen (McCullough et al. 2013; Cruz et al. 2013).

> **Möglichkeiten für eine Frühdiagnose:**
> – Verwendung eines Frühwarnsystems unter Nutzung etablierter Nierenfunktionsmarker,
> – gezielte Verwendung von Serum Cystatin C,
> – gezielte Verwendung von Markern des akuten Tubulusschadens.

2.5 AKI-Versorgungskonzept und neue Behandlungspfade

Um die bestehende Versorgung von Patienten mit akuter Nierenschädigung zu verbessern, ist die Einrichtung neuer Versorgungselemente verknüpft mit neuen Behandlungspfaden notwendig. Ziele eines Versorgungsprogramms für Patienten mit akuter Nierenschädigung sind die erhöhte Wahrnehmung der Erkrankung, Früherkennung und Behandlung, die Vermeidung von Komplikationen und Langzeitfolgen, die Verkürzung der Verweildauer im Krankenhaus und die vollständige Kodierung.

Kernpunkte eines solchen Programms werden hier kurz genannt und im Folgenden näher beschrieben:
- EDV-gestütztes Frühwarnsystem (»AKI-Alarm«),
- bidisziplinäre Akutbehandlung (Stationsarzt/Nephrologe),
- Patientenausweis (»Nieren-Pass«),
- Arztbrief,
- Kodieren,
- ambulante Nachsorge und intersektoraler Wissensaustausch.

Diese Maßnahmen sollten nach Möglichkeit wissenschaftlich begleitevaluiert werden.

2.6 Frühdiagnose durch ein EDV-gestütztes Warnsystem basierend auf einem Kreatinin-Anstieg

2.6.1 Voraussetzungen

Um der Forderung einer frühzeitigen Diagnosestellung der akuten Nierenschädigung ohne größeren personellen, finanziellen oder logistischen zusätzlichen Aufwand gerecht zu werden, bietet sich die Nutzung EDV-gestützter Frühwarnsysteme an. Eine wichtige Voraussetzung für die Implementierung eines solchen Alarmsystems ist es, die Vor- und Nachteile für jede Struktureinheit argumentativ abzuwägen. Die Implementierung und Aufrechterhaltung eines Frühwarnsystems erfordert die interdisziplinäre Zusammenarbeit vieler Struktureinheiten eines Krankenhauses, aber auch einen intersektoralen Wissensaustausch, d. h. eine intensivierte Kommunikation zwischen Krankenhausärzten und ambulant tätigen Ärzten.

Eine konkrete Voraussetzung ist die Festlegung, welcher **Kreatinin-Vorwert** als Ausgangswert – für die Berechnung des Kreatinin-Anstiegs und die Prüfung der Frage, ob eine akute Nierenschädigung vorliegt – berücksichtigt werden soll.

Folgende Möglichkeiten bieten sich an:
- Eine simple Lösung stellt die Verwendung der **ersten während des Krankenhausaufenthaltes gemessenen Kreatinin-Konzentration** dar.
  - **Vorteile:** verfügbar und zuverlässig
  - **Nachteile:** Diagnose einer zum Aufnahmezeitpunkt möglicherweise bereits vorliegenden akuten Nierenschädigung (ambulant erworben) ist mittels eines erhöhten Kreatinin-Einzelwertes ohne Kenntnis des Kreatinin-Vorwertes vor diesem Krankenhausaufenthalt nicht möglich
- Verwendung eines **bekannten** oder **ärztlich erfragten Kreatinin-Vorwerts**, welcher **vor dem Krankenhausaufenthalt** erhoben wurde
  - Eingabe des Kreatinin-Vorwertes im Laborauftrag (idealerweise bei Anforderung der ersten Kreatinin-Bestimmung während dieses Krankenhausaufenthaltes)
  - Bildung des Medians aus den Vorwerten der letzten 12 Monate, die beispielsweise im Laborprogramm des Krankenhauses hinterlegt sind
  - **Vorteile:** genauere Erfassung des *steady state* der Filtrationsfunktion
  - **Nachteile:** meist hoher Arbeitsaufwand

Zur Reduktion falsch-positiver Alarme sollte die ICD-Kodierung einer chronischen Dialysepflichtigkeit, welche zu intermitterenden Kreatinin-Schwankungen führt, die Auslösung eines Alarms unterdrücken.

2.6.2 AKI-Alarm

Bei Krankenhauspatienten erfolgt vielfach ein Screening der Nierenfunktion mittels wiederholter Bestimmung der Serumkreatinin-Konzentration.

Das Intervall dieser Laborkontrollen wird an die klinische Situation angepasst, wobei die Kreatinin-Bestimmung bei Risikopatienten z. T. täglich erforderlich ist, während bei anderen die wöchentliche Bestimmung als ausreichend erscheint. Diese im Laborprogramm mit Datum hinterlegten Kreatinin-Werte lassen sich in Absprache mit dem jeweiligen Medizinischen Rechenzentrum vor Ort durch einen EDV-gestützten Algorithmus, idealerweise basierend auf den KDIGO-Kriterien (KDIGO 2012), für die laborchemisch gestellte Diagnose einer akuten Nierenschädigung nutzen. Alternative, Kreatinin-Anstiegs-unabhängige Auslöser für einen AKI-Alarm einschließlich eines hohen Kreatinin-Einzelwertes, eines Diurese-Rückgangs, einer Positivität bzw. eines Anstiegs von Markern des akuten Tubulusschadens oder des Cystatin C werden gesondert in ▸ Kap. 9 dargestellt.

Sobald dieser Algorithmus einen Diagnose-relevanten Kreatinin-Anstieg detektiert, wird der AKI-Alarm ausgelöst. Dies kann in Form einer Textmitteilung im Laborprogramm, z. B. mit dem Wortlaut »(Verdacht auf) Akute Nierenschädigung«, erfolgen. Elektronische Frühwarnsystem scheinen angesichts einer falsch positiven bzw. falsch negativen Rate von unter 3% eine hohe diagnostische Treffsicherheit aufzuweisen (Selby et al. 2012, Wallace et al. 2014). Eine Verknüpfung dieser Textmitteilung mit einem im Laborprogramm hinterlegten Link für Behandlungsempfehlungen als »Hilfe-zur-Selbsthilfe«-Paket bietet sich an. Alternativ kann die aktive Informationsweitergabe auf den Pieper bzw. das DECT-Telefon des behandelnden Stationsarztes vorgenommen werden (◘ Abb. 2.1). Übertragene Informationen beinhalten die Patientenidentität, Station und den Schweregrad der akuten Nierenschädigung. Die gleichzeitige Einbeziehung des – soweit am Krankenhaus vorhanden – Nephrologen kann als mit den Fachabteilungen abgestimmte Qualitätssicherungsmaßnahme erwogen werden.

> Das AKI-Alarmsystem gewährleistet somit eine Laborwert-basierte und EDV-gestützte Information des Stationsarztes und ggf. eines Nephrologen über die aktuelle Verdachtsdiagnose einer akuten Nierenschädigung bei einem individuellen Patienten.

Dennoch kann ein Kreatinin-Anstieg basiertes Alarmsystem nicht dafür sorgen, dass jeder akute Nierenfunktionsverlust registriert wird, denn insbesondere durch Verdünnungseffekte und/oder Rückgang der Muskelmasse (z. B. längere Immobilisierung) werden falsch niedrige Kreatinin-Werte hervorgerufen.

In jedem Fall sollte nach Auslösung des AKI-Alarms zeitnah (<24 h) ein fachspezifisches Konsil erfolgen. Der Nephrologe gibt mit dem Stationsarzt abgestimmte Behandlungsempfehlungen (**bidisziplinäre Akutbehandlung**) unter Berücksichtigung der KDIGO-Praxisleitlinie [KDIGO 2012, ▸ Box]. Die primäre Patientenversorgung liegt in der Verantwortlichkeit der behandelnden Fachabteilung. Sofern Erfahrungen im Umgang und der Interpretation des Testergebnisses von Markern des akuten Tubulusschadens vorliegen, können diese zusätzlich zur klinischen Abschätzung des Risikos für einen anhaltenden oder voranschreitenden akuten Nierenfunktionsverlust bestimmt werden (◘ Abb. 2.1). Die Notwendigkeit für die Verlegung auf eine Überwachungs- oder Intensivstation sollte überprüft werden. Die Patienten werden soweit möglich über die Diagnose und deren Bedeutsamkeit informiert und erhalten einen Patientenausweis (»**Nieren-Pass**«). Ein Eintrag im Arztbrief wird vorbereitet und enthält die Diagnose, einen kurzen Paragraphen zur akuten Nierenschädigung und die Empfehlung für eine ambulante Nachkontrolle der Nierenfunktion. Schließlich werden die Diagnose und ggf. vorliegende Komplikationen kodiert.

Empfehlungen für die Akutbehandlung
- Frühdiagnose
- Ursachensuche
- Risikoeinschätzung für das Auftreten oder Voranschreiten der akuten Nierenschädigung
- Spezifische Versorgung in der Akutsituation
- Herz-Kreislauf-Überwachung, ggf. Verlegung auf IMC/ITS
- Optimierung des Volumen- Säure-Basen- und Elektrolytstatus
- Erfassung der Urinausscheidung (stündlich bei AKI Stadium 3)

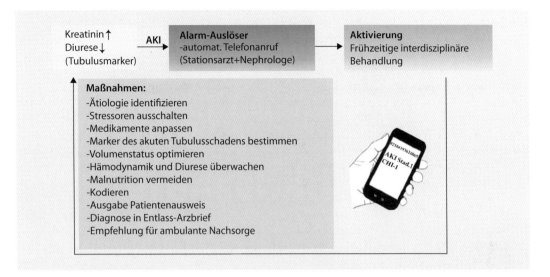

Abb. 2.1 Frühdiagnose und Akutbehandlung in einem AKI-Alarmsystem

- Häufigkeit der Kreatinin-Bestimmung
- Nephrotoxin-Vermeidung
- Überprüfung der Medikation (Dosisanpassung, Absetzen z.B. antihypertensiver Medikamente in hypotensiver Phase, therapeutisches drug monitoring)
- Dokumentation im Arztbrief
- Ambulante Nachsorge

Eine Vorreiterrolle für AKI-Alarmsysteme hat Großbritannien inne (Flynn et al. 2014; Selby et al. 2012; Porter et al. 2014; Wallace et al. 2014). Dort liegen eine Reihe positiver Erfahrungen vor. Für britische Krankenhäuser ist es verpflichtend, bis März 2015 einen AKI-Alarm und standardisierte Behandlungspfade für diese Patienten einzurichten (▶ Kap. 3).

2.7 Informationskette und Implementierung

Die Diagnose, Therapie und Nachsorge von Patienten mit akuter Nierenschädigung erfordert die interdisziplinäre Zusammenarbeit von Krankenhausärzten aller Disziplinen, IT-Technikern, Labormedizinern, Medizinischen Controllern und ambulanten Versorgern insbesondere Hausärzten und Nephrologen aber auch weiterversorgenden Ärzten und Patienten (◘ Abb. 2.2). Zwei Bindeglieder zwischen stationärer und ambulanter Behandlung stellen den intersektoralen Wissensaustausch sicher: zum einen der **Arztbrief**, zum anderen der **Nieren-Pass**. Die ambulanten Versorger geben auch unter Nutzung des Nieren-Passes die Information über eine AKI-Episode und den Verlauf der Nierenfunktion an andere ambulante Fachärzte bzw. für den Fall einer erneuten stationären Behandlung an Krankenhausärzte weiter. Ein Vorschlag für die sektorübergreifende Implementierung eines AKI-Frühwarnsystems ist in ◘ Abb. 2.3 beschrieben.

2.8 Organisation der ambulanten Nachsorge

Die Rolle der ambulanten Nachsorge von Patienten nach stattgehabter akuter Nierenschädigung wurde bisher nicht hoch genug eingeschätzt. Die Datenlage unterstützt den Nutzen der weiteren Überwachung und ggf. fachspezifischen Behandlung, auch in Bezug auf die Absenkung der Inzidenz einer wiederholten AKI-Episode (Xie et al. 2014).

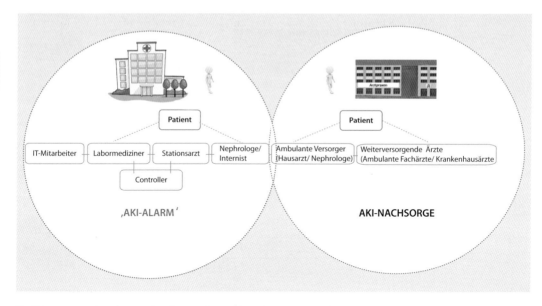

Abb. 2.2 Interdisziplinäre Behandlung und intersektoraler Wissenstransfer

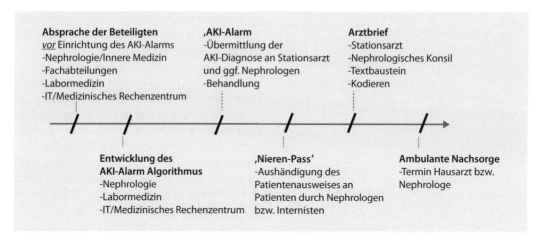

Abb. 2.3 Frühwarnsystem für akute Nierenschädigung: Implementierung und Aktionen

2.8.1 AKI-Patientenausweis (»Nieren-Pass«)

Der Patientenausweis sollte in Zusammenarbeit von Krankenhausärzten, ambulanten Ärzten und Patienten entworfen werden und sollte durchaus lokale Gegebenheiten berücksichtigen. Der Ausweis stärkt die Eigenverantwortung des Patienten und dient dem intersektoralen Informationsaustausch zwischen Krankenhausärzten und ambulanten Versorgern. Im Detail liefert der Ausweis dem Patienten und den behandelnden Ärzten Informationen über Zeitpunkt, Ursache, Schweregrad und Dauer der akuten Nierenschädigung, eine möglichst lückenlose Dokumentation der Nierenfunktion (Kreatinin, eGFR, ggf. Proteinurie) und gibt soweit möglich Handlungsempfehlungen in Bezug auf die Medikamentenauswahl und Dosierung. Ein Ansprechpartner für Nieren- bzw. Medikations-bezogene Rückfragen sollte mit Kontaktdaten benannt sein. Der Patientenausweis ermöglicht den Eintrag des Gewichtsverlaufs, aber auch den Eintrag von zukünftigen ambulanten Behandlungs- bzw. Kontrollterminen.

Allgemeine Hinweise, die im Nieren-Pass aufgeführt sein können, sind:
- Informieren Sie Ihren Arzt über Ihre stattgehabte akute Nierenschädigung bzw. eine vorliegende Nierenfunktionsfunktionseinschränkung.
- Lassen Sie (neue) Medikamente auf Nierenverträglichkeit und Nierenfunktions-angepasste Dosierung überprüfen.
- Vermeiden Sie Kontrastmittelgaben, soweit möglich.
- Vermeiden Sie entzündungshemmende Schmerzmittel, fragen Sie nach Alternativen.
- Lassen Sie Ihren Serumkreatinin-Wert regelmäßig eintragen.

2.8.2 Arztbrief

Die klassische Informationsweitergabe über stationär behandelte Patienten an den weiterbehandelnden Arzt erfolgt mittels Entlass- bzw. Verlegungs-Arztbrief. Der Arztbrief sollte bei allen Patienten mit akuter Nierenschädigung, d. h. nicht nur bei Patienten mit Stadium 3, Informationen über den bzw. die Auslöser und den Verlauf einer akuten Nierenschädigung, enthalten. Zur Arbeitserleichterung könnte ein Textbaustein »Akute Nierenschädigung« verwendet werden, welcher konkret die folgenden Informationen enthält:
- Erwähnung der (wahrscheinlichsten) Ätiologie und des Schweregrads (z. B. »Akute Nierenschädigung Grad 2 [nach KDIGO Kriterien] bei Infekt«),
- Diagnostik, Behandlung, Verlauf und ggf. Komplikationen (z. B. Säure-Basen-, Elektrolytstörungen oder/und Hypervolämie),
- falls möglich, Empfehlungen für Vermeidung einer wiederholten AKI-Episode,
- letzte Kreatinin-Konzentration mit Datum bzw. eGFR,
- Empfehlung über Zeitrahmen einer Kontrolle der Nierenfunktion (Kreatinin, Proteinurie),
- Zeitpunkt der Nachsorge bzw. bei Einverständnis des Patienten, einen Termin zur ambulanten Nachsorge.

2.9 Jedes Stadium der akuten Nierenschädigung ist kodierbar

Mittlerweile kommen Sozialgerichte anhand von Präzedenzfällen (z. B. Freiburg: S 5 KR 6370/11 und Mainz: S 14 KR 443/11) zu dem Schluss, dass **jedes Stadium der akuten Nierenschädigung kodiert werden kann** und eine Vergütung erfolgen müsste (▶ https://www.medcontroller.de/judgements/sozialgericht-freiburg-s-5-kr-637011/ und ▶ https://www.medcontroller.de/judgements/sozialgericht-mainz-s-14-kr-44311/). Für die Kodierung der akuten Nierenschädigung gelten entsprechend ▶ www.medcontroller.de die folgenden Ratschläge:
- Wenn ein Kreatinin-Anstieg um mindestens 50% oder höher nachgewiesen wird, besteht eine akute Nierenschädigung im Sinne der ICD. Gleiches gilt bei einem absoluten Anstieg des Kreatinins um mindestens 0,3 mg/dl.
- Wenn die akute Nierenschädigung (und das erhöhte Kreatinin) bei Aufnahme schon vorlag, kann auch der beste Wert nach Besserung der Nierenfunktion als Kreatinin-Ausgangswert genommen werden: Wenn das Kreatinin bei Aufnahme 2,5 mg/dl betrug und im Laufe der Behandlung auf minimal 1,6 mg/dl sinkt, hat vorher auch ein Anstieg um 0,9 mg/dl (=Anstieg um mind. 50%) vorgelegen.
- Auch wenn die Nierenschädigung durch Volumenmangel hervorgerufen wurde (prärenale Ätiologie der Nierenschädigung), besteht grundsätzlich eine kodierfähige Nierenschädigung.
- Typischer Aufwand für die Kodierung der akuten Nierenschädigung als Nebendiagnose i. S. der Kodierrichtlinien ist zum Beispiel: Einfuhr/Ausfuhr Bilanzierung, Volumengabe, Diuretikagabe, intensivmedizinische Überwachung usw.

- Falls die Kostenträgerseite auf die Forderung »mindestens dreifacher Kreatinin-Anstieg« besteht, ist eine Klage zu empfehlen.

Im Zusammenhang mit akuter Nierenschädigung auftretende Komplikationen sollten ebenfalls kodiert werden (Säure-Basen-, Elektrolytstörungen oder/und Hypervolämie).

2.10 Erwarteter Nutzen des neuen Versorgungskonzepts

Eine integrierte Versorgung von Patienten mit akuter Nierenschädigung kann dazu beitragen, die Patientensicherheit zu erhöhen und einen erheblichen Anteil auftretender Komplikationen zu vermeiden. Bei schnellerer Nierenfunktionserholung ließe sich die Verweildauer im Krankenhaus verkürzen und die Wirtschaftlichkeit der Versorgung verbessern. Ein weiterer unmittelbarer Nutzen kann sich durch die Vermeidung von Notfällen im Krankenhaus ergeben. Mehrerlöse sind auch durch die vollständige Kodierung der mittels AKI-Alarm neu entdeckten Patienten zu erwarten.

2.11 Ausblick

Eine weitere Optimierung des AKI-Frühwarnsystems ließe sich durch die Integration der Diurese in den Alarm-Algorithmus erreichen. Technische Möglichkeiten für eine nicht-manuelle und damit präzise Erfassung des Urinvolumens sind seit längerem beschrieben (z. B. UroSense System oder Urinfo 2000). Auch der Arbeitsaufwand für die Dokumentation der Diurese wäre mittels solcher Systeme vermindert. Pflegekräfte auf den Intensivstationen benötigen pro Schicht je nach Anzahl des Personals pro Patient zwischen 30-45 min. für die Dokumentation der Diurese (Menachem et al. 2008). Die Integration von Markern des akuten Tubulusschadens in den Alarm-Algorithmus zur frühestmöglichen Diagnose einer akuten Nierenschädigung ist aufgrund des Vorliegens von klinischen Laborplattformen unter Mitteilung des Biomarker-Testergebnisses innerhalb von ca. 30 min. möglich. Das Kreatinin-basierte AKI-Alarmsystem kann eine Vorbildfunktion für Laborwert-basierte Alarme zur Frühdiagnose von anderen Organschäden einnehmen. Letztlich sollte eine versorgungswissenschaftliche Aufarbeitung solcher Alarmsysteme einschließlich Kosten-Nutzen-Analyse erfolgen. Das Warten auf diese wissenschaftlichen Daten muss nicht zu einer Verzögerung der Implementierung des AKI-Alarmsystems führen.

Zusammenfassung
Das Risiko der Bagatellisierung eines akuten Nierenfunktionsverlusts ist insgesamt hoch. Im klinischen Alltag erfolgt die Erkennung und Behandlung einer akuten Nierenschädigung zumeist zeitverzögert und nur in 10–40% der Fälle durch eine spezialisierte Disziplin. Die Frühdiagnose und individualisierte Ursachensuche sowie Behandlung der akuten Nierenschädigung stehen im Vordergrund. Klinische Akutmaßnahmen umfassen das Vermeiden von Nephronoxen bzw. den Ausschluss oder die Behandlung eines Harnstaus, einer Sepsis und der Komplikationen einer akuten Nierenschädigung. In der Literatur liegen ausreichende Hinweise für den klinischen Nutzen einer frühzeitigen und multimodalen Behandlung der akuten Nierenschädigung vor. Eine Verbesserung der Prognose betroffener Patienten wird durch optimierte Behandlungspfade wie einer verbesserten Nutzung etablierter Marker mittels EDV-gestützter Frühwarnsysteme (»AKI-Alarm«) und der Ausgabe eines Patientenausweises (»Nieren-Pass«) angestrebt.

Literatur

Ali T, Tachibana A, Khan I, Townend J, Prescott GJ, Smith WC, Simpson W, Macleod A. The changing pattern of referral in acute kidney injury. QJM. 2011;104:497–503

ANZICS-CORE MET dose investigators Mortality of rapid response team patients in Australia: a multicentre study. Crit Care Resusc. 2013;15:273–8

Balasubramanian G, Al-Aly Z, Moiz A, Rauchman M, Zhang Z, Gopalakrishnan R, Balasubramanian S, El-Achkar TM. Early nephrologist involvement in hospital-acquired acute kidney injury: a pilot study. Am J Kidney Dis. 2011;57:228–34

Bray B, Matthews B, O'Donoghue D. The Capacity of Nephrology and Critical Care Services in England and Wales to Manage Acute Kidney Injury. ASN Kidney Week 2011, THPO097

Literatur

Colpaert K, Hoste EA, Steurbaut K, Benoit D, Van Hoecke S, De Turck F, Decruyenaere J. Impact of real-time electronic alerting of acute kidney injury on therapeutic intervention and progression of RIFLE class. Crit Care Med. 2012;40:1164–70

Costa e Silva VT, Liaño F, Muriel A, Díez R, de Castro I, Yu L. Nephrology referral and outcomes in critically ill acute kidney injury patients. PLoS One. 2013;8:e70482

Cruz DN, Bagshaw SM, Maisel A, Lewington A, Thadhani R, Chakravarthi R, Murray PT, Mehta RL, Chawla LS. Use of biomarkers to assess prognosis and guide management of patients with acute kidney injury. Contrib Nephrol. 2013;182:45–64

Flynn N, Dawnay A. A simple electronic alert for acute kidney injury. Ann Clin Biochem. 2014 Apr 24. pii: 0004563214534832. [Epub ahead of print]

Haase M, Robra BP, Hoffmann J, Isermann B, Henkel W, Bellomo R, Ronco C, Haase-Fielitz A. Management of Acute Kidney Injury – Is there an unmet medical need? [MP090] Poster ERA-EDTA Amsterdam 2014

Harel Z, Wald R, Bargman JM, Mamdani M, Etchells E, Garg AX, Ray JG, Luo J, Li P, Quinn RR, Forster A, Perl J, Bell CM. Nephrologist follow-up improves all-cause mortality of severe acute kidney injury survivors. Kidney Int. 2013;83:901–8

KDIGO Clinical Practice Guideline for Acute Kidney Injury. Kidney Int Suppl. 2012 doi:10.1038/kisup.2012

Kerr M, Bedford M, Matthews B, O'Donoghue D. The economic impact of acute kidney injury in England. Nephrol Dial Transplant. 2014;29:1362–8

McCullough PA, Shaw AD, Haase M, Bouchard J, Waikar SS, Siew ED, Murray PT, Mehta RL, Ronco C. Diagnosis of acute kidney injury using functional and injury biomarkers: workgroup statements from the tenth Acute Dialysis Quality Initiative Consensus Conference. Contrib Nephrol. 2013;182:13–29

Mehta RL, McDonald B, Gabbai F, Pahl M, Farkas A, Pascual MT, Zhuang S, Kaplan RM, Chertow GM. Nephrology consultation in acute renal failure: does timing matter? Am J Med. 2002;113:456–461

Menachem I, Ami M, Barlavie Y. Electronic urine output monitoring – a novel approach for patient care improvement. Connect: The World of Critical Care Nursing 2008, connectpublishing.org/assets/journals/6_4_4.pdf

Mishra J, Mori K, Ma Q, Kelly C, Yang J, Mitsnefes M, Barasch J, Devarajan P. Amelioration of ischemic acute renal injury by neutrophil gelatinase-associated lipocalin. J Am Soc Nephrol. 2004;15:3073–82

Ponce D, Zorzenon Cde P, dos Santos NY, Balbi AL. Early nephrology consultation can have an impact on outcome of acute kidney injury patients. Nephrol Dial Transplant. 2011;26:3202–6

Porter CJ, Juurlink I, Bisset LH, Bavakunji R, Mehta RL, Devonald MA. A real-time electronic alert to improve detection of acute kidney injury in a large teaching hospital. Nephrol Dial Transplant. 2014;29:1888–93

Selby NM, Crowley L, Fluck RJ, McIntyre CW, Monaghan J, Lawson N, Kolhe NV. Use of electronic results reporting to diagnose and monitor AKI in hospitalized patients. Clin J Am Soc Nephrol. 2012;7:533–40

Siew ED, Peterson JF, Eden SK, Hung AM, Speroff T, Ikizler TA, Matheny ME. Outpatient nephrology referral rates after acute kidney injury. J Am Soc Nephrol. 2012;23:305–312

Stewart J, National Confidential Enquiry into Patient Outcome and Death. Adding insult to injury: a review of the care of patients who died in hospital with a primary diagnosis of acute kidney injury (acute renal failure): a report of the National Confidential Enquiry into Patient Outcome and Death (2009). London: National Confidential Enquiry into Patient Outcome and Death; 2009, available from: ▶ http://www.ncepod.org.uk/2009report1/Downloads/AKI_report.pdf

Wallace K, Mallard AS, Stratton JD, Johnston PA, Dickinson S, Parry RG. Use of an electronic alert to identify patients with acute kidney injury. Clin Med. 2014;14:22–6

Wang Z, Liu Y, Han Y, Guan W, Kou X, Fu J, Yang D, Ren H, He D, Zhou L, Zeng C. Protective effects of aliskiren on ischemia-reperfusion-induced renal injury in rats. Eur J Pharmacol. 2013;718:160–6

Winters BD, Weaver SJ, Pfoh ER, Yang T, Pham JC, Dy SM. Rapid-response systems as a patient safety strategy: a systematic review. Ann Intern Med. 2013;158:417–25

Xie M, Iqbal S. Predictors for nephrology outpatient care and recurrence of acute kidney injury (AKI) after an in-hospital AKI episode. Hemodial Int. 2014;Suppl 1:1S7–S12

Elektronische Alarmsysteme für Akute Nierenschädigung – Erfahrungen aus United Kingdom (UK)

Nicholas M Selby (aus dem Englischen übersetzt)

3.1 Einleitung – 28
3.1.1 Terminologie – 28

3.2 Der NCEPOD-Bericht – ein Katalysator für Veränderungen – 29

3.3 Datenlage elektronischer Frühwarnsysteme bei akuter Nierenschädigung – 30

3.4 Die Entwicklung elektronischer Frühwarnsysteme für akute Nierenschädigung im UK – 31

3.5 Flächendeckender Ansatz für krankenhausweite elektronische Alarmsysteme zur Früherkennung der akuten Nierenschädigung – 35

3.6 Welcher Kreatinin-Wert ist der Ausgangswert? – 37

3.7 Zukünftige Forschungsausrichtung – 40

Literatur – 41

Kernaussagen

- Der Therapiestandard für Patienten mit akuter Nierenschädigung variiert; die Nichterkennung einer akuten Nierenschädigung führt zu komplikationsreichen Krankenhausverläufen.
- Krankenhausweite elektronische Alarmsysteme haben das Potential, diesen Zustand zu verbessern.
- Das Programmieren von Krankenhaus-IT-Systemen (insbesondere Laborinformationssysteme) bezüglich der Anwendung von Algorithmen zur Früherkennung einer »Akuten Nierenschädigung« kann sich aufwändig gestalten. Insbesondere die Wahl des Kreatinin-Ausgangswertes ist oft problematisch. Die Überwindung dieser Barrieren stellt die Grundlage für die Entwicklung automatisierter Frühwarnsysteme dar.
- Elektronische Frühwarnsysteme können im klinischen Alltag den Verdacht auf eine akute Nierenschädigung melden, welcher der ärztlichen Verifikation bedarf.
- Mit der Maßgabe, die Qualität der Versorgung von Patienten mit akuter Nierenschädigung zu verbessern, wurde im UK ein nationales und richtungsweisendes Versorgungsprogramm initiiert und elektronische Frühwarnsysteme eingeführt.
- Die stufenweise Einführung dieser elektronischen Frühwarnsysteme in den klinischen Alltag ermöglicht den Vergleich einer intensivierten mit einer üblichen Versorgung von Patienten mit akuter Nierenschädigung und damit eine Effektivitätsabschätzung.

3.1 Einleitung

Die akute Nierenschädigung (AKI) ist häufig, komplikationsträchtig und von potentiell beeinflussbarem Verlauf. Bis zu 22% aller hospitalisierten Patienten entwickeln eine akute Nierenschädigung (Wang et al. 2012) mit stark erhöhten Mortalitätsraten (Bagshaw et al. 2007; Uchino et al. 2006). Die Krankenhausverweildauer für diese Patienten ist oft deutlich verlängert und die Krankheitskosten sind immens (Kerr et al. 2014). Es wird zunehmend deutlich, dass sich die Nierenfunktion nicht immer und nicht immer vollständig nach einer akuten Nierenschädigung erholt. Eine akute Schädigung kann direkt und kausal die Entwicklung oder Progression einer chronischen Niereninsuffizienz bedingen (Coca et al. 2009). Zahlreiche Studien aus unterschiedlichen Gesundheitssystemen haben gezeigt, dass eine mangelhafte medizinische Versorgung zu nachteiligen Krankheitsverläufen führen kann (NCEPOD 2009; James et al. 2010; Mehta et al. 2002; Stevens et al. 2001; Cox et al. 2013). Oft ist eine verspätete Diagnosestellung und Therapieeinleitung mitursächlich. Auf der anderen Seite gibt es zunehmend Hinweise, dass eine gute medizinische Versorgung bei akuter Nierenschädigung, inkl. Flüssigkeitsbilanz, hämodynamisches Monitoring, Medikationscheck und Einleitung entsprechender weiterführender (differentialdiagnostischer) Untersuchungen den Verlauf betroffener Patienten verbessern kann (Balasubramanian et al. 2011). Vor diesem Hintergrund lassen sich positive Effekte durch die Früherkennung der akuten Nierenschädigung mithilfe von elektronischen Warnsystemen erwarten.

Dieses Kapitel beschreibt die Entwicklung elektronischer Frühwarnsysteme für akute Nierenschädigung im UK über die letzten 5 Jahre und diskutiert zukünftige Entwicklungen.

3.1.1 Terminologie

Die Terme »elektronisches Alarmsystem«, »elektronisches Frühwarnsystem« oder »e-Alarm« verweisen im Zusammenhang mit akuter Nierenschädigung auf automatisierte und halb-automatisierte Systeme, die durch Meldung von Patienten mit definierten Änderungen im Serumkreatinin-Wert eine Frühdiagnose einer akuten Nierenschädigung ermöglichen. Das wachsende Interesse auf diesem Gebiet hat zu einer raschen Entwicklung von Ad-hoc Systemen geführt, die hinsichtlich Methodologie und Struktur mittlerweile eine große Vielfalt aufweisen. Die beiden essentiellen Bestandteile, die ein Alarmsystem ausmachen, sind das Erfassungselement und der Alarmierungsprozess:

1. Zum einen besteht ein elektronisches Alarmsystem aus einem **Erfassungselement**, im Wesentlichen ein programmierter Algorithmus, mit dessen Hilfe Serumkreatinin-Werte mit Ausgangswerten oder Referenzwerten in Relation gesetzt werden können und die eine akute Nierenschädigung in Anlehnung an aktuelle Empfehlungen definieren (KDIGO 2012; Mehta et al. 2007; Bellomo et al. 2004). Trotz der verbreiteten Akzeptanz der RIFLE-, AKIN- und KDIGO-Definitionen, besteht eine erhebliche Variation in der Verwendung und Interpretation dieser Kriterien in der klinischen Praxis, was eine verbindliche Algorithmusprogrammierung erschwert.
2. Zum anderen besteht ein elektronisches Alarmsystem aus dem eigentlichen **Prozess des »Alarmierens«** und beschreibt die Art und Weise, mit der behandelnde Ärzte über die Laborwertabweichungen informiert werden sollen. Diesbezüglich wurden vielfältige Möglichkeiten beschrieben, angefangen vom einfachen Generieren einer Liste von Patienten mit akuter Nierenschädigung über eine passive Mitteilung der Patienten zusammen mit den Laborergebnissen bis hin zu technisch ausgefeilten, die Routine des behandelnden Arztes kurzfristig unterbrechenden, Alarmsystemen.

3.2 Der NCEPOD-Bericht – ein Katalysator für Veränderungen

Im Jahr 2009 verfasste der »*National Confidential Enquiry into Patient Outcome and Death* (NCEPOD)« einen Bericht zur akuten Nierenschädigung mit dem Titel: *Adding Insult to Injury* (NCEPOD 2009). NCEPOD ist eine unabhängig arbeitende Organisation, die die medizinische und chirurgische klinische Praxis im UK untersucht und Empfehlungen zur Qualitätsverbesserung gibt. Die Ergebnisse dieses Berichts waren ein wichtiger Katalysator für Veränderungen im UK, insbesondere für die Entwicklung elektronischer Frühwarnsysteme.

Zugrunde gelegt wurden Fragebögen zur klinischen Versorgungspraxis und Organisationsstruktur verbunden mit Einzelfallbesprechungen durch Gutachtergruppen. Wie genau sich die einzelnen Gutachtergruppen zusammengesetzt haben, wurde nicht spezifiziert, obwohl alle als aktiv tätige Ärzte in ihrer Fachdisziplin beschäftigt waren.

Für diese Untersuchung wurden Krankenakten von Patienten ausgewählt, die zwischen dem 01.01.2007 und dem 31.03.2007 im Krankenhaus verstarben und als Hauptdiagnose (entsprechend ICD-10) eine akute Nierenschädigung aufwiesen. Dialysepatienten und Patienten mit Palliativversorgung wurden ausgeschlossen. Als Schwerpunkt der Gutachtertätigkeit wurden 7 vorher festgelegte thematische Gebiete ausgewählt. Diese umfassten unter anderem Risikofaktoren sowie Diagnose und Erkennung der akuten Nierenschädigung. Nach Berücksichtigung der Ausschlusskriterien wurden 976 Patienten eingeschlossen, von denen 16% eine akute Nierenschädigung im Stadium 1, 24% im Stadium 2 und 60% im Stadium 3 hatten. Die Mehrzahl der Patienten war älter (Median 83 Jahre) und 90% der Patienten wurden ungeplant stationär aufgenommen.

Der Bericht zeigt regelmäßige und systematische Versäumnisse in der Behandlung von Patienten mit akuter Nierenschädigung in den Krankenhäusern UK's auf. In weniger als 50% der begutachteten Fälle betrachtete man die erhaltene Versorgungsqualität als gut, wobei diese als Therapiestandard definiert wurde, die die externen Gutachter von sich selbst, ihrem Auszubildenden bzw. der Institution erwartet hätten. Bei im Krankenhaus erworbenen Fällen von akuter Nierenschädigung waren es sogar nur 33% mit guter Versorgungsqualität. Verzögerungen oder das Nicht-Erkennen der in diesen Fällen schweren akuten Nierenschädigung waren häufig; in 12% der Gesamtkohorte und in 43% der Patienten mit im Krankenhaus erworbener akuten Nierenschädigung. Damit verbunden war in 33% der Patienten eine unzureichende Diagnostik, was gleichermaßen bedeutet, dass bei einem Drittel der Patienten keine diagnostischen Maßnahmen durchgeführt wurden, um die Ursache einer akuten Nierenschädigung zu klären. Nur 29% der Patienten erhielten eine adäquate Therapie und 24% der Patienten mit akuter Nierenschädigung wurden von erfahrenen Ärzten gesehen und nephrologisch betreut. Bei Patienten mit einer Behandlung durch erfahrene Ärzte war der Versorgungsstandard deutlich besser. Hier wurde eine gute Versorgungsqualität in 69% der Fälle bescheinigt im Vergleich zu 9% bei Patienten ohne Behandlung durch erfahrene Ärzte.

Nur 5% der Patienten wurden direkt durch Nephrologen betreut und lediglich 35% aller eingeschlossenen Krankenhäuser im UK hatten einen Nephrologen vor Ort 79% der Patienten mit zeitnaher fachspezifisch nephrologischer Vorstellung wiesen eine gute Versorgungsqualität auf.

Die Stärken des NCEPOD-Berichts umfassen neben den repräsentativen demographischen Grunddaten der untersuchten Patientenpopulation die sorgfältige Fallprüfung durch die Gutachter. Es wurden jedoch nur verstorbene Patienten eingeschlossen und es kann nicht ausgeschlossen werden, dass sich die Ergebnisse ändern würden, wenn auch überlebende Patienten mit akuter Nierenschädigung in die Fallprüfung einbezogen worden wären. Es wurden jedoch ähnliche Schwächen in der Versorgungsqualität bei anderen Patientenkohorten berichtet, bei denen auch überlebende Patienten mit eingeschlossen waren (James et al. 2010; Stevens et al. 2001).

Die Identifizierung der Patienten erfolgte mittels ICD-10-Klassifikation, eine Methode mit gutem positiven prädiktiven Wert für die klinische Diagnose »Akute Nierenschädigung«, jedoch mit niedriger Sensitivität und der Neigung, Patienten mit geringgradiger akuter Nierenschädigung unter zu repräsentieren (Tomlinson et al. 2013).

Es ist nicht bekannt, inwieweit sich die Versorgung von Patienten mit geringgradiger akuter Nierenschädigung von der von Patienten mit schwerer akuter Nierenschädigung unterscheidet. Das größte Problem stellt jedoch **das Übersehen der Diagnose** dar. Die Schlussfolgerungen des NCEPOD-Berichtes waren eindeutig:

- Die medizinische **Grundversorgung ist oft mangelhaft** bei Patienten mit akuter Nierenschädigung.
- Lösungsansätze sollten **interdisziplinär** erarbeitet werden.
- Eine **Früherkennung** betroffener Patienten sollte nicht davon abhängen, ob vor Ort nephrologische Expertise verfügbar ist.
- **Elektronische Frühwarnsysteme** wurden **als geeignete Maßnahme** angesehen, die Frühdiagnose zu verbessern.

Diese Aussagen waren die treibende Kraft für die Einleitung von Maßnahmen, um, die Versorgung von Patienten mit akuter Nierenschädigung im UK essentiell zu verbessern. Das Ziel von elektronischen Frühwarnsystemen ist es, automatisiert und systematisch Episoden einer akuten Nierenschädigung auf einer Krankenhaus-weiten Basis zu identifizieren und den behandelnden Arzt zu benachrichtigen, um zeitnah weiterführende diagnostischen und therapeutische Maßnahmen einzuleiten.

3.3 Datenlage elektronischer Frühwarnsysteme bei akuter Nierenschädigung

Zum Zeitpunkt der Veröffentlichung des NCEPOD-Berichts gab es nur vereinzelte Arbeiten zu elektronischen Frühwarnsystemen. Eine der ersten Veröffentlichungen fokussiert auf das Arzneimittelmanagement bei Patienten mit akuten Änderungen der Nierenfunktion. Rind et al. entwickelten ein Alarmsystem für Patienten, die nephrotoxische oder renal zu eliminierende Medikamente verordnet bekamen und eine akute Nierenschädigung (definiert als akuter Anstieg im Serumkreatinin von >44 µmol/l für nephrotoxische Medikamente bzw. >50% Anstieg im Serumkreatinin für renal zu eliminierende Medikamente) aufwiesen (Rind et al. 1994). Das Alarmsystem wurde bei 922 Patienten unter Zuhilfenahme eines Zeitreihenstudiendesign bewertet. Es zeigte sich eine signifikante Reduktion der bis zur Medikamentenanpassung benötigten Zeitspanne von 97,5 Stunden auf 75,9 Stunden während der Interventionsphase. Trotz dieser Verbesserungen vergingen selbst nach Einführung dieses Alarmsystems mehr als 3 Tage bis zum Austausch eines nephrotoxischen Medikaments bzw. bis zur nierenfunktionsangepassten Dosierung. Das Risiko, eine schwere akute Nierenschädigung zu entwickeln (definiert als Verdopplung im Serumkreatinin auf mind. >177 µmol/l), wurde während der Interventionsphase halbiert, obwohl die Ereignisrate niedrig war (22 Ereignisse in der Kontrollgruppe versus 9 in der Interventionsgruppe). Ein Einfluss auf die Mortalität oder Krankenhausverweildauer wurde nicht beobachtet.

McCoy et al. berichteten ebenfalls von einem Computer-basierten Warnsystem, welches bei Patienten mit ansteigenden Serumkreatinin-Werten bei gleichzeitiger Anforderung von potentiell nephrotoxischen oder renal zu eliminierenden Medikamenten zunächst eine passive Warnung in Form einer Textmitteilung herausgab. Bei unveränderter Weiterverordnung oder fehlender Dosisanpassung reagierte das System in Form eines zweiten oder dritten Alarms, der eine Reaktion des behandelnden Arztes erforderlich machte (McCoy et al. 2010). Die Autoren verwendeten einen Anstieg im Serumkreatinin um >44 µmol/l innerhalb von 48 Stunden (McCoy et al. 2010). Die Arbeit demonstrierte das Potential von elektronischen Warnsystemen, das **Verhalten der behandelnden Ärzte zu verändern**; reflektiert durch einen beobachteten **Anstieg der Medikamentenanpassung** innerhalb von 24 Stunden nach der Diagnose »Akute Nierenschädigung« von ehemals 33,9% auf nun 59,5% sowie eine **signifikante Reduktion in der Reaktionszeit** der Ärzte. Die Effektivität des Alarmsystems wurde in verschiedenen Subgruppenanalysen bestätigt und ermöglichte damit eine breite Empfehlung für elektronische Alarmsysteme (McCoy et al. 2011). Interessanterweise wurden die Verschreibungen in über 80% der Fälle angepasst.

Colpaert et al. beschrieben das erste elektronische Frühwarnsystem für akute Nierenschädigung, welches auf den gängigen Diagnosekriterien (RIFLE) beruht, wenngleich dieses System auf ein Zentrum mit einer 56 Betten umfassenden Intensivstation beschränkt war (Colpaert et al. 2007). Einschränkend im klinischen Alltag waren dabei jedoch die Notwendigkeit der manuellen Eingabe des individuellen Serumkreatinin-Ausgangswertes sowie die alle 2 Stunden zu erfolgende Eingabe der Diurese durch die Pflegekräfte. Verschlechterungen im Serumkreatinin-Wert bzw. der Diurese triggerten unabhängig voneinander einen elektronischen Alarm, der zu einem schnurlosen Telefon des behandelnden Arztes übermittelt wurde.

Der Effekt der Einführung eines solchen Frühwarnsystems wurde an einer Intensivstation unter Einschluss von 951 Patienten (im Vorher–Nachher Studiendesign) untersucht (Colpaert et al. 2012). 90% der generierten Alarme basierten auf einem Rückgang der Diurese, was zu einem unterschiedlichen interventionellen Ansatz sowie Zeitpunkt der Intervention im Vergleich zu den berichteten Alarmsystemen mit Kreatin-basierten Triggern geführt haben kann. Der Anteil der Patienten, bei denen innerhalb von 60 Minuten therapeutisch interveniert wurde, stieg von 7,9% vor der Interventionsphase auf nun 28,7%, wobei insbesondere Flüssigkeiten, Diuretika oder Vasopressoren verabreicht wurden. In der Interventionsgruppe verbesserten mehr Patienten mit RIFLE-R ihre Nierenfunktion, d. h. der Serumkeatinin-Wert fiel innerhalb von 8 Stunden nach Alarmauslösung wieder auf das Ausgangsniveau ab (65,9% in der Interventionsgruppe versus 61% in der Kontrollgruppe bzw. 63,1% nach Beendigung der Studie, p=0,048). Diese Effekte lassen sich insbesondere auf eine Verbesserung der Diurese zurückführen. Kein diesbezüglicher Nutzen wurde bei Patienten mit schweren Ausprägungen der akuten Nierenschädigung (RIFLE-I oder RIFLE-F) beobachtet. Es zeigte sich kein positiver Effekt auf Mortalität, Intensivstations- oder Krankenhausverweildauer, Häufigkeit einer extrakorporalen Nierenersatztherapie oder Schweregrad der akuten Nierenschädigung.

In der Zusammenschau der Studienergebnisse von Rind, McCoy und Colpaert zeigt sich, dass elektronische Frühwarnsysteme effektiv das Verhalten der Ärzte beeinflussen können, obgleich klare Daten bezüglich des Effekts dieser Alarmsysteme auf »harte« Patienten-bezogene Endpunkte schwer zu ermitteln sind und daher noch fehlen. Keines dieser Systeme zielte auf eine krankenhausweite Frühdiagnose aller betroffenen Patienten, unabhängig von der Ursache der akuten Nierenschädigung, ab.

3.4 Die Entwicklung elektronischer Frühwarnsysteme für akute Nierenschädigung im UK

Das Ergebnis des NCEPOD-Berichts, dass Patienten mit akuter Nierenschädigung über alle medizinischen und chirurgischen Fachdisziplinen verteilt sind, führte im UK zur Entscheidung, Krankenhausweite e-Alarme einzuführen. Das erste krankenhausweite elektronische Frühwarnsystem wurde im UK entwickelt, obschon dieses nicht die heute verwendeten Diagnosekriterien für eine akute Nierenschädigung nutzte. Ein simpler »Delta Check« (Anstieg um ≥75% im Vergleich zum Vorwert) wurde programmiert und in der Krankenhausinformationssoftware hinterlegt. Eine Alarmauslösung wurde durch die Verknüpfung aller administrativen Systeme, Laborwert- und Radiologie-Informationssysteme ermöglicht (Colpaert et al. 2012).

Die Programmierung der Alarm-auslösenden Algorithmen kann sich zum Teil als anspruchsvoll herausstellen. Die meisten Systeme sind in der Lage, einen »Delta-Check« durchzuführen oder aber einen Testwert mit einem berechneten Wert zu vergleichen. Sie können aber oft nicht ohne entsprechenden Aufwand so programmiert werden, dass sie eine definierte Zeitspanne für die Wahl des Kreatinin-Ausgangswerts erkennen.

Dies war eine der großen Hürden in der prospektiven Anwendung entsprechender diagnostischer Kriterien für eine akute Nierenschädigung wie RIFLE, AKIN sowie KDIGO. Gleichermaßen erscheint die Anwendung von Alarmsystemen, die nicht diese akzeptierten Konsensuskriterien verwenden, keine zufriedenstellende Lösung zu sein. Das Absenken des Grenzwertes, ab welchem mittels »Delta-Check« ein Alarm ausgelöst wird, erhöht bei gleichzeitigem Versuch, die Sensitivität zu steigern, exponentiell die Anzahl der ausgelösten Alarme (Thomas et al. 2011). Diese Beobachtung wird gestützt von einer retrospektiven Studie, die zwei unterschiedliche Grenzwerte einer Alarmauslösung miteinander verglich: die ‚Delta-Check' Methode unter Verwendung eines Anstiegs im Serumkreatinin um >26 μmol/l mit den gängigen Diagnosekriterien (RIFLE und AKIN) (Garner et al. 2012). Ein sehr niedrig angesetzter Grenzwert generierte eine niedrige falsch negative Rate (2%), aber verglichen mit z. B. den AKIN-Kriterien eine relativ hohe Rate falsch positiver Ereignisse (16%). Diese Arbeit zeigte, dass bis zur Entwicklung ausgefeilterer Algorithmen aktuelle Systeme – entsprechend des niedrigen Grenzwertes – durch eine **hohe Sensitivität** bei **gleichzeitiger reduzierter Spezifität** charakterisiert sind.

Der nächste Schritt lag in der Entwicklung von krankenhausweiten elektronischen Frühwarnsystemen, die die gängigen Diagnosekriterien für eine akute Nierenschädigung anwendeten (Selby et al. 2012). Dieses System verwendete die Serumkreatinin-Anstiegs-Komponente der AKIN-Definition. Im Januar 2013 wurde es an die aktuelle KDIGO-Definition der akuten Nierenschädigung angepasst.

Um Schwächen der Laborwert-Informationssystem-Software zu minimieren, arbeitet das System in **2 Stufen**:
- Die **erste Stufe** ist vollautomatisch und detektiert alle erhöhten Serumkreatinin-Werte (akute Nierenschädigung und chronische Niereninsuffizienz).
- Die **zweite Stufe** erfordert die Überprüfung und Anwendung der Diagnosekriterien durch einen Labormediziner.

Der initiale automatisierte und im Laborwert-Informationssystem programmierte Schritt vergleicht alle stationär erhobenen Serumkreatinin-Messungen (mit Ausnahme der nephrologischen Station) mit einem »idealen« geschätzten Ausgangswert, der mithilfe der MDRD-Formel unter der Annahme einer eGFR von 75 ml/min/1,73m^2 zurückberechnet wurde. Ein Kreatinin-Wert, der 50% über dem individuell berechneten Ausgangswert liegt, wird intern im Laborwertprogramm markiert. Der Labormediziner überprüft im Anschluss die Ergebnisse und wählt unter Zuhilfenahme des letzten tatsächlich gemessenen Kreatinin-Wertes (oder der rückberechneten eGFR) den für die Berechnung des Kreatinin-Anstiegs zu verwendenden Ausgangswert für jeden Patienten aus.

Ein vor Ort entwickeltes Rechenprogramm wendet im Anschluss einen Algorithmus unter Nutzung der aktuellen Diagnosekriterien an. Das Ergebnis wird einschließlich des Schweregrads der akuten Nierenschädigung (Stadium 1 bis 3) in einem Textfeld im Laborinformationssystem angezeigt und kann im Anschluss zu anderen IT-Systemen weitergeleitet werden. Ursprünglich wurde der Alarm zusammen mit dem Kreatinin-Wert und der eGFR im Krankenhausinformationssystem wie in ◘ Abb. 3.1 angezeigt. In der Weiterentwicklung wurde ein aktiver, die klinische Routine unterbrechender Alarm, zusammen mit einem im Laborwertprogramm hinterlegten Maßnahmenbündel entwickelt. Die diagnostische Treffsicherheit dieses Systems ist mit einer falsch negativen

3.4 · Die Entwicklung elektronischer Frühwarnsysteme für akute Nierenschädigung im UK

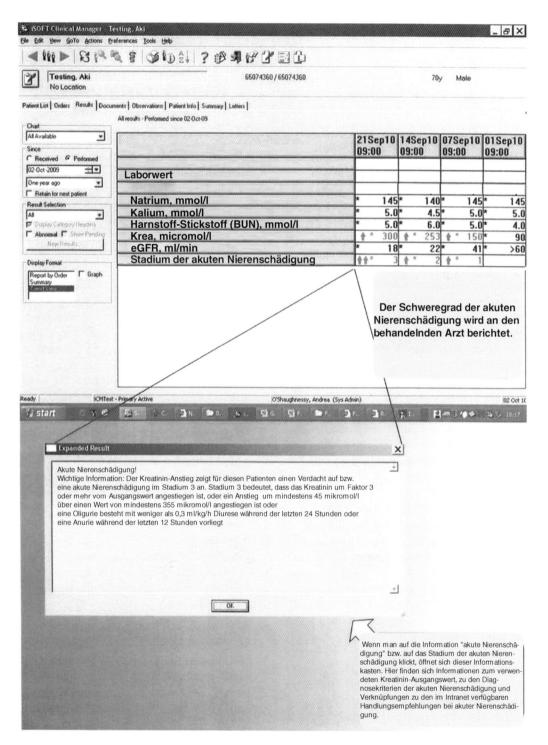

◘ Abb. 3.1 Beispiel eines »Screen Shot« eines Alarms für akute Nierenschädigung. (Mit freundlicher Genehmigung vom Royal Derby Hospital, UK).

Rate von 0,2% und einer falsch positiven Rate von 1,7% gut. Bei gleichzeitiger Ausweitung auf 12 Monate bei der Wahl des Kreatinin-Ausgangswertes musste nur bei 7,1% aller Patienten ein Ausgangswert geschätzt werden. Nach Einführung dieses aktiven Alarmsystems erhöhte sich im Zeitverlauf die Nutzung des mit der Alarmanzeige verlinkten Maßnahmenbündels (Kolhe et al. 2014). Mittels Alarmsystem wurden darüber hinaus neue epidemiologische Daten zur Inzidenz und dem Verlauf der akuten Nierenschädigung (Selby et al. 2012), aber auch von speziellen Patientengruppen (Scott et al. 2013; Selby et al. 2012) gewonnen. Innerhalb UK's wurde das neu eingeführte elektronische Frühwarnsystem von Krankenhäusern unterschiedlichen Versorgungstyps repliziert; mit ähnlichen Ergebnissen insbesondere hinsichtlich der diagnostischen Treffsicherheit (falsch positive Rate 0%, falsch negative Rate 2,8%) (Wallace et al. 2014). Eine Nachhaltigkeit wird durch eine dauerhafte Anwendung dieser Systeme im klinischen Alltag erreicht.

Nach Veröffentlichung dieser ersten Berichte begannen auch andere Zentren im UK mit der Arbeit an eigenen elektronischen Frühwarnsystemen. So stieg die Zahl der während der letzten 4 Jahre auf lokaler Ebene entwickelten und eingeführten Frühwarnsysteme kontinuierlich an. Einige Zentren haben, aus Mangel an Softwareentwicklern, auf »Delta-Checks« beruhende Alarmsysteme eingeführt, während andere automatisierte elektronische Algorithmen entwickelten, die unter Anwendung der Konsensusdefinition für eine akute Nierenschädigung in Echtzeit und ohne Verifikation durch den Labormediziner einen Alarm – entweder über das Laborinformationssystem (Ahmed et al. 2013; Mulgrew et al. 2013) oder über das Krankenhausinformationssystem (Porter et al. 2014) – triggern.

Es wird zunehmend deutlich, dass die Kombination aus lokal unterschiedlichen Möglichkeiten der Softwareprogramme sowie unterschiedlicher Herangehensweisen an die Implementierung und Interpretation der aktuellen Diagnosekriterien zu einer großen Variation von Alarmsystemformaten geführt hat. Gegenwärtig gibt es noch viele Zentren im UK, die ohne solche Alarmsysteme arbeiten bzw. arbeiten müssen, wie Daten des NHS-England belegen. Unlängst wurde vom NHS-England ein nationaler Wissenschaftstag mit dem Thema »Elektronische Alarmsysteme zur Früherkennung einer akuten Nierenschädigung« organisiert. Adressaten waren Zentren mit und ohne im klinischen Alltag etablierten Alarmsystemen. Mitarbeiter von 26 der 167 befragten Akutkrankenhäuser nahmen teil und stellten Details und Besonderheiten ihrer lokalen Alarmsysteme vor. Eine vollständige Beschreibung der Alarmsysteme jedes individuellen Zentrums, welches an dem Treffen teilnahm, findet sich online unter ▶ http://www.england.nhs.uk/wp-content/uploads/2014/07/aki-sci-day-poster.pdf.

22 von 26 Zentren hatten den Algorithmus ins Laborinformationssystem integriert. 6 Systeme markierten lediglich das Vorhandensein einer akuten Nierenschädigung, während die übrigen 20 den Schweregrad der akuten Nierenschädigung (Grad 1 bis 3) mit angaben. 8 Zentren verwendeten einfache »Delta-Checks«, 16 technisch ausgefeiltere Lösungen unter Zuhilfenahme gängiger Diagnosekriterien. Bei 2 Zentren war die exakte Methode unklar.

Die überwiegende Zahl der Systeme zeigte den behandelnden Ärzten das Vorliegen einer akuten Nierenschädigung durch das Senden des Testergebnisses in das Krankenhausinformationssystem an.

Eines der interessantesten Ergebnisse ist jedoch, dass unter den 24 beschriebenen Methoden 17 verschiedene Interpretationen bezüglich der Wahl des Kreatinin-Ausgangswertes und der entsprechenden Zeitspanne, in welcher dieser ausgewählt sein sollte, existierten. Diese Variationsbreite ist nicht wünschenswert.

Eine von fünf Empfehlungen bezüglich elektronischer Alarmsysteme der UK-Acute-Kidney-Injury-Konsensuskonferenz in Edinburgh im Jahr 2012 war (Feehally et al. 2013).

> At present systems are being developed ad hoc. A national group should be established to develop agreed standards for e-alert systems recognising the need for some system-dependent local flexibility. Components of the system should include an agreed definition of AKI based on the KDIGO classification and a standardised methodology for derivation of baseline serum creatinine.

Eine umfassende Stellungnahme ist unter ▶ http://www.rcpe.ac.uk/policy-standards/rcpe-consensus-statements verfügbar.

3.5 Flächendeckender Ansatz für krankenhausweite elektronische Alarmsysteme zur Früherkennung der akuten Nierenschädigung

Trotz großer Anerkennung lokaler Bemühungen betonte die Konsensuskonferenz auch, dass zukünftig eine nationale Koordinierung bezüglich der Weiterentwicklung eines harmonisierten e-Alarmsystems notwendig ist. Als ersten Schritt in diese Richtung führte die *Association of Clinical Biochemists* im Juni 2013 ein Symposium durch. Unter den Teilnehmern befanden sich Labormediziner und Nephrologen mit Erfahrung auf diesem Gebiet und darüber hinaus Repräsentanten der wichtigsten kommerziellen Anbieter von Laborinformationssystemen. Eine vollständige Niederschrift der Empfehlungen dieses Symposiums kann online unter dem folgenden Link abgerufen werden: ▶ http://www.acb.org.uk/docs/E-Alerts_for_AKI_meeting_statement. Im Wesentlichen wurde der Bedarf für die Entwicklung eines Kreatinin-Anstiegs-basierten und vereinheitlichten Algorithmus zur Detektion einer akuten Nierenschädigung formuliert. Dieser Algorithmus sollte sich so nah wie möglich an den KDIGO-Diagnosekriterien orientieren und Angaben zum Stadium der akuten Nierenschädigung machen können. Der Algorithmus wurde von einem Komitee bestehend aus Vertretern der *UK Renal Association* und der *British Association of Paediatric Nephrologists* verabschiedet, wobei eine leichte Modifikation des Algorithmus zur Detektion einer akuten Nierenschädigung bei Kindern erforderlich wurde. Kürzlich wurde der Algorithmus vom *NHS England* befürwortet und in dessen Empfehlungen aufgenommen (◘ Abb. 3.2). Er kann online auf der NHS-Webseite unter dem folgenden Link eingesehen werden: ▶ http://www.england.nhs.uk/ourwork/patientsafety/akiprogramme/aki-algorithm/.

Empfehlungen zu inhaltlichen Punkten der Agenda des Symposiums, welche Interpretationsspielraum aufwiesen, wurden per Konsens entschieden. Dies betraf vor allem Empfehlungen zur Auswahl des Kreatinin-Ausgangswertes (▶ Abschn. 3.6).

Die Vertreter der Laborinformationssystem-Anbieter bestätigten die technische Machbarkeit der Programmierung des vorgeschlagenen Algorithmus in den derzeit im UK verwendeten Informationssystemen und boten sich an, diese Entwicklung selbst voranzutreiben. Eine diesbezügliche verpflichtende Erklärung der Anbieter konnte zu diesem Zeitpunkt nicht erwirkt werden.

Der zentrumsspezifische, isolierte Aufbau von Alarmsystemen wird aber zu keiner flächendeckenden Lösung der Versorgungsprobleme von Patienten mit akuter Nierenschädigung führen. Neben zentralisierten Ansätzen ist daher die Etablierung von AKI-Alarm-begleitenden Maßnahmen essentiell. In der Folge eines AKI-Alarms können Behandlungsempfehlungen für die Erstbehandlung der akuten Nierenschädigung unter Beachtung lokaler Voraussetzungen und ggf. für die Anforderung eines nephrologischen Konsils gegeben werden. Diese Bemühungen können durch Fortbildungsprogramme, die sich an Ärzte und Pflegepersonal unterschiedlichen Ausbildungsstandes und unterschiedlicher Fachdisziplinen sowie an Apotheker richten, intensiviert werden. Der *NHS England* hat die akute Nierenschädigung als ein wichtiges Qualitätsmerkmal für die Patientensicherheit priorisiert und hat die Aufsichtspflicht zur Überwachung der Problematik übernommen. Kürzlich würde das *NHS England AKI Programme* als Kooperationsprojekt zwischen dem *NHS England* und dem *UK Renal Registry* aufgelegt. Das erklärte Ziel des Programms ist es, das Risiko und die Krankheitslast der akuten Nierenschädigung zu reduzieren und innerhalb einer gesetzten 3-Jahresfrist vermeidbare Schäden durch akute Nierenschädigung zu eliminieren (NHS England 2014). Das Programm berücksichtigt alle Aspekte der Qualitätssicherung.

Trotz zentralisierter organisatorischer Bemühungen erscheint eine exakt vorgeschriebene

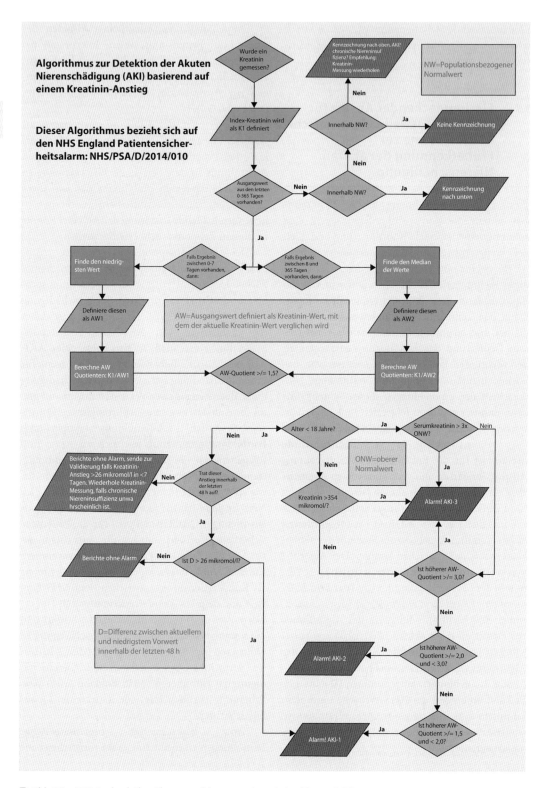

Abb. 3.2 NHS-England-Algorithmus zur Erkennung einer akuten Nierenschädigung

medizinische Vorgehensweise als Antwort auf einen Alarm nicht erreichbar zu sein. Eher werden sich lokale Lösungen herausbilden, welche Ressourcen und Rahmenbedingungen des nationalen Programms für akute Nierenschädigung für sich nutzen können.

Nach Entwicklung und zentraler Vorgabe des vereinheitlichten Algorithmus als Basis für Alarmsysteme ist es eine weitere Errungenschaft des ‚AKI-Programms', im Juni 2014 den ‚NHS England' zum Erlass eines Level 3 Patientensicherheits-Alarms mit dem Titel *Standardising the Early Identification of AKI* zu bewegen. Ein sog. Level-3-Alarm verpflichtet in England alle Krankenhäuser, die Notwendigkeit zur Einführung eines AKI-Alarmsystems anzuerkennen und eine Implementierung durchzuführen. Somit müssen alle Krankenhäuser bis März 2015 den national vereinheitlichen Algorithmus für die Detektion der akuten Nierenschädigung im jeweiligen Laborinformationssystem installiert haben. Die Entscheidung für die Hinterlegung des Alarmalgorithmus im Laborinformationssystem, und nicht in Zwischensoftwareprogrammen, ergab sich aus mehreren über die reine Standardisierung hinausgehenden Gründen:

- im UK schien es ein realistischer Weg zu sein, e-Alarme für die akute Nierenschädigung direkt in zukünftige IT-Systeme der ärztlichen Grundversorgung einzuspeisen und
- eine zuverlässige Übertragung von Daten bezüglich akuter Nierenschädigung in das *UK Renal Registry* zu erwirken.

Letztere Maßnahme zielt auf die flächendeckende prospektive Erhebung der Inzidenz und Outcomes der akuten Nierenschädigung ab. Die Leistungsfähigkeit des vereinheitlichten und im Laborinformationssystem hinterlegten Algorithmus soll evaluiert werden. Zukünftig benötigte Modifikationen oder Updates können somit ebenso zentralisiert vorgenommen werden. Aus den genannten Gründen ist es wichtig darauf zu achten, dass eine standardisierte Implementierung eines die akute Nierenschädigung identifizierenden Algorithmus erfolgt. Alternative Softwarelösungen außerhalb des Laborinformationssystem müssen jedoch in anderen Gesundheitssystemen nicht notwendigerweise ungeeignet sein.

3.6 Welcher Kreatinin-Wert ist der Ausgangswert?

Die Bestimmung des Kreatinin-Ausgangswerts ist von besonderer Wichtigkeit für die Entwicklung eines Frühwarnsystems für akute Nierenschädigung. In diesem Zusammenhang werden bei der Anwendung der konsentierten Diagnosekriterien in der klinischen Praxis Kompromisse gemacht werden müssen. Vorweg: eine ideale Lösung wird nicht gefunden werden können. Dieser Umstand muss bei der Interpretation der Ergebnisse, die von e-Alarmen generiert werden, berücksichtigt werden. Probleme, die sich aus der prospektiven Anwendung der vorgegebenen Diagnosekriterien in der klinischen Praxis ergeben, wurden erstmals im KDIGO-Praxisleitfaden aufgegriffen und diskutiert (KDIGO 2012).

Die Diagnosekriterien der akuten Nierenschädigung beruhen auf einem Serumkreatinin-Anstieg in Bezug auf einen individuellen Ausgangswert. Die Bestimmung des Kreatinin-Ausgangswerts ist oft schwierig und das Vorgehen hierbei ist in den diagnostischen Kriterien nicht eindeutig definiert. Die Bestimmung des »korrekten« Kreatinin-Ausgangswerts ist für die Genauigkeit der e-Alarme von besonderer Relevanz, weil diese nicht für inkorrekte Ausgangswerte korrigieren können. In der Literatur gibt es eine Reihe von Vorschlägen, wie man mit dieser Situation am besten umgehen kann, keiner jedoch hat Konsensusstatus erreicht. Verschiedene Definitionen des Ausgangswertes können zu erheblichen Abweichungen in der Erkennung von Patienten mit akuter Nierenschädigung führen (Lafrance et al. 2010; Siew et al. 2012; Zavada et al. 2010). Aus klinisch-praktischen Gründen lässt sich die Situation mit bekanntem Kreatinin-Ausgangswert von der mit fehlendem Wert unterscheiden, wobei in letzterer verschiedene Improvisationsmöglichkeiten genutzt werden können. Die Konsensusvorschläge für die Diagnosekriterien der akuten Nierenschädigung (RIFLE, AKIN, KDIGO) beinhalten verschiedene Zeiträume, innerhalb welcher der Kreatinin-Ausgangswert erhoben werden sollte. Diese Zeiträume sind insgesamt recht kurz gehalten, um mit möglichst hoher Sicherheit einen akuten Kreatinin-Anstieg erkennen zu können (KDIGO 2012; Bellomo et al. 2004). Dies funktioniert am besten bei im Krankenhaus erworbener akuter Nierenschädigung mit verfügbaren Kreatinin-Ausgangswerten, z. T. sogar mit Werten, bei denen sich mit Sicherheit sagen lässt, dass eine stabile Situation vorlag, z. B. durch präoperativ im Krankenhaus erhobene Kreatinin-Werte. Die Lage verkompliziert sich, wenn die vorliegenden Vorwerte auf Abnahmezeitpunkte zurückgehen, die länger als 48 Stunden bzw. 7 Tage zurückliegen. Diese Konstellation ist zum Zeitpunkt der Krankenhausaufnahme von Patienten mit ambulant erworbener akuter Nierenschädigung eher die Regel als die Ausnahme. Die ambulant erworbene akute Nierenschädigung macht wiederum die Hälfte aller Fälle der akuten Nierenschädigung aus, weshalb der korrekte Umgang mit dieser Konstellation wichtig ist (Selby et al. 2012; Wonnacott et al. 2014). Bei Verwendung des Kreatinin-Wertes als Ausgangswert, der zum Zeitpunkt der Krankenhausaufnahme erhoben wurde, wird eine bereits ambulant erworbene akute Nierenschädigung in vielen Fällen nicht diagnostiziert (Siew et al. 2010). In einer US-amerikanischen Studie mit 4863 Patienten wurde der Einfluss verschiedener bekannter Kreatinin-Werte (Krankenhausaufnahme-Kreatinin, niedrigster Kreatinin-Wert während des Krankenhausaufenthaltes, zurückgerechnetes Kreatinin mit zugrunde gelegter eGFR von 75 ml/min/1,73m^2, wie in den RIFLE-Kriterien vorgeschlagen) als Ausgangswert zur Bestimmung, ob eine akute Nierenschädigung vorliegt, untersucht (Siew et al. 2010). Während der Nadir und der rückgerechnete Kreatinin-Ausgangswert zu einer signifikanten Überdiagnose führten, wurde die Hälfte aller AKI-Episoden unter Nutzung des Kreatinin-Aufnahmewertes verpasst. Die Verwendung eines in den Tagen vor Krankenhausaufnahme erhobenen Kreatinin-Wertes verbesserte das Ergebnis nicht. Diese Werte können bereits durch eine ambulant beginnende akute Nierenschädigung als Ausdruck einer Akuterkrankung erhöht sein. Deshalb ist die Verwendung solcher Kreatinin-Ausgangswerte für ein e-Alarmsystem kritisch zu sehen. Trotz der bekannten Nachteile empfiehlt die *European Renal Best Practice* (ERBP) AKI-Leitlinien die Verwendung des Krankenhausaufnahme-Kreatinins als Ausgangswert (Fliser et al. 2012).

Auch der Zeitrahmen, aus welchem Kreatinin-Ausgangswerte stammen, hat einen signifikanten Einfluss auf die Treffsicherheit der Diagnose »akute Nierenschädigung«. Durch die Erweiterung dieses Zeitrahmens über den Krankenhausaufenthalt hinaus auf 3, 6 oder 12 Monate vor dem Krankenhausaufnahme wurde ein Zuwachs an AKI-Diagnosen von 12,5% (Kreatinin zum Zeitpunkt der Krankenhausaufnahme) auf 18,3% (12-Monats-Wert vor Krankenhausaufnahme) beobachtet (Lafrance et al. 2010). Gleichzeitig nahm bei einem auf 3 Monate vor Krankenhausaufnahme erweitertem Zeitfenster die Assoziation zwischen AKI-Diagnose und Mortalität zu. Dieses Vorgehen wird auch durch die Empfehlungen des KDIGO-Praxisleitfadens gestützt. Wurde das Zeitfenster noch weiter vorverlegt, nahm die mit auf diese Weise diagnostizierter akuter Nierenschädigung assoziierte Mortalität wieder ab, obwohl sie weiterhin höher blieb als die von Patienten ohne akute Nierenschädigung. Dieses Beispiel illustriert das bestehende Dilemma: erweitert man den Zeitrahmen für den Kreatinin-Ausgangswert, wird dies zu mehr AKI-Diagnosen führen, von denen bei manchen Patienten größere Abstände zwischen dem Ausgangswert und dem Maximalwert bestehen als bei anderen, wobei ersteres mit einer geringeren Sicherheit bezüglich der Akuität des aufgetretenen Nierenfunktionsverlust assoziiert ist. Verkürzt man das Zeitfenster, riskiert man eine Über- oder Unterdiagnose der akuten Nierenschädigung innerhalb eines Alarmsystems, je nachdem, welche der oben beschriebenen Methoden gewählt wird, um fehlende Kreatinin-Ausgangswerte zu extrapolieren. In einer Arbeit von Siew und Kollegen werden Hinweise gegeben, wie in dieser Situation am besten verfahren werden kann (Siew et al. 2012). Verglichen wurde die Qualität der klinischen Einschätzung bei der Auswahl des Kreatinin-Ausgangswertes aus einer Reihe vorliegender Kreatinin-Werte durch zertifizierte Nephrologen (»Goldstandard«) mit der Qualität mehrerer Berechnungsmethoden. Die Berechnungsmethoden nutzten aus ambulant verfügbaren Kreatinin-Werten
- den Mittelwert,
- den letzten Wert oder
- den niedrigsten Wert.

3.6 • Welcher Kreatinin-Wert ist der Ausgangswert?

Bei mehr als 97% der Patienten lag aus den letzten 2 Jahren mindestens ein Kreatinin-Wert vor. Andere Studien zeigten eine 91%ige Verfügbarkeit aus den 12 Monaten vor akuter Nierenschädigung (Selby et al. 2012). Jedoch sollte beachtet werden, dass dieser hohe Anteil von Patienten mit regelmäßigen Kreatinin-Bestimmungen zwischen verschiedenen Gesundheitssystemen variieren kann. Die Methode, die die größte Übereinstimmung mit der Goldstandard-Methode hatte, war die Berechnung des Mittelwertes aller ambulant verfügbaren Vorkreatinin-Werte zwischen den Tagen 7 und 365 vor Krankenhausaufnahme. Die Ausweitung des Zeitraumes auf 7 Tage vor Krankenhausaufnahme oder gar eine Erhöhung auf 730 Tage reduzierte die Performance dieses Models. Die Verwendung des niedrigsten außerhalb des Krankenhauses bestimmten Kreatinin-Wertes führte erneut zu einer signifikanten Überdiagnose. Wie die Frage nach dem idealen Kreatinin-Vorwert auch beantwortet werden mag, wichtig erscheint, dass für die IT-Systeme eine machbare und relativ einfache Lösung gefunden werden sollte. Ein zweiter wichtiger Punkt ist die Frage, wie man mit Patienten verfahren sollte, die einen erhöhten Kreatinin-Wert, aber keine weiteren Vorwerte haben. Die Anzahl dieser Patienten hängt auch vom Zeitraum, der für die Auswahl des Kreatinin-Ausgangswertes verwendet wurde, ab. Im UK existiert innerhalb eines Einzugsgebietes ein Zentrallabor, welches sowohl Krankenhäuser als auch die große Mehrzahl ambulanter Praxen versorgt. Dies trifft indes für Gebiete wie London – wo auf einer kleineren geographischen Fläche eine höhere Anzahl von Krankenhäusern existiert – in geringerem Ausmaß zu. Auch in anderen Gesundheitssystemen mag die Organisation dieser Zusammenarbeit davon abweichend sein. So gibt es Gesundheitssysteme, in denen einzelne Labore die Blutuntersuchungen ambulant betreuter Patienten vornehmen. Im Anschluss stehen diese Werte aber nicht für Krankenhäuser zur Verfügung, die die Patienten wieder aufnehmen, sondern müssen erst angefordert werden. Hinzu kommen in einigen Krankenhäusern Probleme der Datenerfassung, sobald für ein und denselben Patienten unterschiedliche Patientenakten existieren und vorbestehende Kreatinin-Werte nicht ersichtlich sind.

Die Verwendung eines einzelnen Kreatinin-Wertes erlaubt keine Unterscheidung, ob der Patient eine vorbestehende stabile chronische Niereninsuffizienz oder aber eine akute Nierenschädigung hat. Diese Entscheidung kann nur in der Zusammenschau von Laborbefunden und klinischer Einschätzung gemacht werden, wobei wiederholte Bestimmungen des Kreatinin-Wertes zur Erfassung der Akuität notwendig sein können. In einigen Studien und Leitlinien wurde die Verwendung eines berechneten Kreatinin-Wertes anstatt eines gemessenen empfohlen (Rückberechnung aus der MDRD-Formel unter der Annahme einer eGFR von 75 ml/min/1.73m^2). Es ist jedoch klar, dass dieser Ansatz einen signifikanten Anteil von Patienten mit chronischer Niereninsuffizienz als Patienten mit akuter Nierenschädigung fehlerhaft klassifiziert (Bagshaw et al. 2009). Die Forschergruppe der *BEST-Kidney-Studie* zeigte in einer Kohorte von intensivpflichtigen Patienten mit akuter Nierenschädigung, dass die Verwendung eines berechneten Kreatinin-Ausgangswertes eine fast 20%ige Überdiagnose einer akuten Nierenschädigung bedeuten würde. Dieser Effekt wurde hauptsächlich auf den Einschluss von Patienten mit vorbestehender chronischer Niereninsuffizienz zurückgeführt. Obwohl weitere Verbesserungen durch noch ausgefeiltere Ansätze vorstellbar sind, wie die Verwendung Populations-basierter Referenz-Kreatinin-Werte, die von einer Alters- und Geschlechts-gematchten Bevölkerung stammen (Ahmed et al. 2014), löst dies nicht das Hauptproblem der Erkennung und damit Abgrenzung von Patienten mit vorbestehender chronischer Niereninsuffizienz.

Entwickler von elektronischen Alarmsystemen haben, wenn kein Kreatinin-Ausgangswert existiert, zwischen zwei Möglichkeiten auszuwählen:
- einen Ausgangswert zu berechnen wohlwissend, dass ein gewisser Grad an Ungenauigkeit besteht, wobei die Möglichkeit der Unschärfe dem anfordernden Arzt mitgeteilt werden sollte, sowie
- alternativ keinen Alarm auszulösen.

Der zweite Ansatz relativiert sich, wenn statt eines Kreatinin-Anstiegs auch ein erhöhter Kreatinin-Einzelwert, der entweder eine akute Nierenschädigung oder aber eine chronische Niereninsuffizienz widerspiegelt, genutzt wird, um einen Alarm auszulösen und den behandelnden Arzt zu einer zusätzlichen (engmaschigen) Überwachung des Patienten einschließlich seiner Laborwerte zu animieren. Dieser Ansatz spiegelt sich im vom NHS England entwickelten Algorithmus wieder.

3.7 Zukünftige Forschungsausrichtung

Während bereits gezeigt wurde, dass e-Alarme eine effektive Methode sind, um das Verhalten der behandelnden Ärzte zu ändern, ist die Datenlage hinsichtlich des Einflusses dieser Alarmsysteme auf den klinischen Verlauf der Patienten noch begrenzt (Selby et al. 2012). Gerade in dieser Fragestellung sollten mehr Daten generiert werden. Zentren, die eine klinische Implementierung von elektronischen Alarmsystemen planen, ist ein »Vorher-Nachher-Vergleich« in Bezug auf geeignete Endpunkte (Behandlungsstandard, Patientenverlauf) anzuraten. Datenströme sollen gebündelt in ein nationales Register (z. B. *UK Renal Registry*) eingepflegt werden. Elektronische Alarmsysteme sollten so konzipiert sein, dass sie sich den ständig ändernden Bedingungen relativ leicht anpassen können. In weniger als 10 Jahren wurde die ursprüngliche RIFLE-Definition bereits zweimal verändert.

Eine enorme klinische Datenmenge existiert bezüglich der Biomarker des akuten Tubulusschadens, sodass aktuellste Diagnosekriterien der akuten Nierenschädigung neben den klassischen Markern der Nierenfunktion komplementär auch den Verweis auf Marker des akuten Tubulusschadens enthalten (KDIGO 2012).

Bis zum heutigen Zeitpunkt wurde insbesondere der Entwicklung des »Erfassungselements« des Alarmsystems eine enorme Bedeutung beigemessen; das eigentliche »Alarmierungselement« arbeitet zumeist in einem »passiven« Modus. Im Laborinformationssystem werden der Schweregrad der akuten Nierenschädigung bzw. entsprechende Warnhinweise als Textmitteilung hinterlegt. Es ist jedoch davon auszugehen, dass mit der steigenden technologischen Entwicklung im Gesundheitswesen anspruchsvollere Alarmsysteme zur Anwendung kommen werden. Eine erste Weiterentwicklung sind sog. »interruptive« Alarmsysteme, d. h. solche, die den behandelnden Arzt in seiner klinischen Routine kurzzeitig unterbrechen (McCoy et al. 2010; Kolhe et al. 2014). Eine Verknüpfung zum krankenhausweiten Patienten-Administrationssystem erlaubt die Etablierung von Alarmsystemen für akute Nierenschädigung auch in anderen IT-Systemen, z. B. in elektronischen *whiteboards* (große, interaktive Bildschirme, die dazu verwendet werden, den stationären Verlauf eines Patienten anzuzeigen, zu verfolgen und Informationen zu kommunizieren) oder *track-and-trigger-systems* (elektronische Systeme für Vitalparameter bzw. Frühwarnscores). Komplexere Meldungssysteme erlauben die Konfiguration maßgeschneiderter Alarmsysteme.

Mehr als 60% aller Patienten mit akuter Nierenschädigung entwickeln diese ambulant, sodass zukünftige Anstrengungen auch auf die Prävention und Früherkennung in dieser großen Patientenkohorte gerichtet sein sollten (Blakeman et al. 2013; Schissler et al. 2013). Die Rolle einer zentralen Erfassung auch ambulant bestimmter Kreatinin-Werte sollte in zukünftigen Studien überprüft werden. Für die Unterscheidung einer langfristigen Nierenfunktionsverschlechterung von einer akuten Nierenschädigung ist es wichtig, den genauen Zeitpunkt der Probenentnahme zu kennen.

Zusammenfassung

Die akute Nierenschädigung und ihre Versorgung ist ein für Patienten und Gesundheitsdienstleister sehr relevantes Problem. Der Mangel an spezifischen Therapien verbunden mit einem variierenden Versorgungsstandard zeigt, dass Strategien zur Verbesserung der derzeitigen Versorgungssituation sich auf eine systematische Aufarbeitung allgemeiner Behandlungsempfehlungen konzentrieren sollten. Dazu zählen Früherkennung, adäquate Therapie (Flüssigkeitsmanagement, Medikations-Check) und entsprechende (Weiter-)Behandlung bzw. ambulante Betreuung. Alarmsysteme können hierbei eine wichtige Funktion übernehmen. Bei nachweislich oft verspäteter Diagnosestellung der akuten Nierenschädigung und dem diesbezüglich gezeigten Nutzen von Frühwarnsystemen liegt die Herausforderung jetzt darin, die Voraussetzungen für eine weite Akzeptanz elektronischer Alarmsysteme zu schaffen und diese flächendeckend und nachhaltig zu etablieren.

Literatur

Ahmed S, Miller A, Hill C, Philp G, Hine T. Laboratory based electronic AKI (e-AKI) alert to identify the onset and progression of acute kidney injury in hospitalized patients [abstract]. UK Renal Association Annual Conference 2013 pp P301

Ahmed S, Curtis S, Hill C, Hine T. Population based estimated reference creatinine value, a novel method of a robust electronic AKI alert system. Nephron Clinical Practice: in press, 2014

Bagshaw SM, Uchino S, Bellomo R, Morimatsu H, Morgera S, Schetz M, Tan I, Bouman C, Macedo E, Gibney N, Tolwani A, Oudemans-van Straaten HM, Ronco C, Kellum JA, for the B, Ending Supportive Therapy for the Kidney I. Septic Acute Kidney Injury in Critically Ill Patients: Clinical Characteristics and Outcomes. CJASN 2007;2:431–439

Bagshaw SM, Uchino S, Cruz D, Bellomo R, Morimatsu H, Morgera S, Schetz M, Tan I, Bouman C, Macedo E, Gibney N, Tolwani A, Oudemans-van Straaten HM, Ronco C, Kellum JA. A comparison of observed versus estimated baseline creatinine for determination of RIFLE class in Patients with acute kidney injury. Nephrology Dialysis Transplantation 2009;24:2739–2744

Balasubramanian G, Al-Aly Z, Moiz A, Rauchman M, Zhang Z, Gopalakrishnan R, Balasubramanian S, El-Achkar TM. Early nephrologist involvement in hospital-acquired acute kidney injury: a pilot study. Am J Kidney Dis 2011;57:228–234

Bellomo R, Ronco C, Kellum JA, Mehta RL, Palevsky P. Acute renal failure - definition, outcome measures, animal models, fluid therapy and information technology needs: the Second International Consensus Conference of the Acute Dialysis Quality Initiative (ADQI) Group. Crit Care 2004;8:R204–212

Blakeman T, Harding S, O'Donoghue D. Acute kidney injury in the community: why primary care has an important role. Br J Gen Pract 2013;63:173–174

Coca SG, Yusuf B, Shlipak mg, Garg AX, Parikh CR. Long-term risk of mortality and other adverse outcomes after acute kidney injury: a systematic review and meta-analysis. Am J Kidney Dis 2009;53:961–973

Colpaert K, Hoste E, Van Hoecke S, Vandijck D, Danneels C, Steurbaut K, De Turck F, Decruyenaere J. Implementation of a real-time electronic alert based on the RIFLE criteria for acute kidney injury in ICU Patients. Acta Clin Belg Suppl 2007;322–325

Colpaert K, Hoste EA, Steurbaut K, Benoit D, Hoecke SV, Turck FD, Decruyenaere J. Impact of real-time electronic alerting of acute kidney injury on therapeutic intervention and progression of RIFLE class. Crit Care Med 2012;40:1164–1170

Cox ZL, McCoy AB, Matheny ME, Bhave G, Peterson NB, Siew ED, Lewis J, Danciu I, Bian A, Shintani A, Ikizler TA, Neal EB, Peterson JF. Adverse Drug Events during AKI and Its Recovery. CJASN 2013;8:1070–8

Durieux P. Electronic Medical Alerts - So Simple, So Complex. New England Journal of Medicine 2005;352:1034–1036

Feehally J, Gilmore I, Barasi S, Bosomworth M, Christie B, Davies A, Dhesi J, Dowdle R, Gibbins C, Gonzalez I, Harding S, Lamont D, Murphy G, Ostermann M, Parr J, Stevens PE. RCPE UK consensus conference statement: Management of acute kidney injury: the role of fluids, e-alerts and biomarkers. J R Coll Physicians Edinb 2013;43:37–38

Fliser D, Laville M, Covic A, Fouque D, Vanholder R, Juillard L, Van Biesen W. A European Renal Best Practice (ERBP) position statement on the Kidney Disease Improving Global Outcomes (KDIGO) Clinical Practice Guidelines on Acute Kidney Injury: Part 1: definitions, conservative management and contrast-induced nephropathy. Nephrology Dialysis Transplantation, 2012;27:4263–72

Garner AE, Lewington AJ, Barth JH. Detection of Patients with acute kidney injury by the clinical laboratory using rises in serum creatinine: comparison of proposed definitions and a laboratory delta check. Ann Clin Biochem 2012;49:59–62

James MT, Wald R, Bell CM, Tonelli M, Hemmelgarn BR, Waikar SS, Chertow GM. Weekend hospital admission, acute kidney injury, and mortality. J Am Soc Nephrol 2010;21:845–851

KDIGO AKI Work Group: Section 2. AKI Definition. Kidney Int Suppl 2012;2:19–36

Kerr M, Bedford M, Matthews B, O'Donoghue D. The economic impact of acute kidney injury in England. Nephrol Dial Transplant 2014;29:1362–1368

Kolhe NV, Staples D, Reilly T, Merrison D, McIntyre CW, Fluck RJ, Selby NM, Taal MW. Impact of implementation of a care bundle on outcomes after Acute Kidney Injury. Nephrol Dial Transplant (under review), 2014

Lafrance JP, Miller DR. Defining acute kidney injury in database studies: the effects of varying the baseline kidney function assessment period and considering CKD status. Am J Kidney Dis 2010;56:651–660

McCoy AB, Waitman LR, Gadd CS, Danciu I, Smith JP, Lewis JB, Schildcrout JS, Peterson JF: A computerized provider order entry intervention for medication safety during acute kidney injury: a quality improvement report. Am J Kidney Dis 2010;56: 832–841

McCoy AB, Waitman LR, Lewis JB, Wright JA, Choma DP, Miller RA, Peterson JF. A framework for evaluating the appropriateness of clinical decision support alerts and responses. J Am Med Inform Assoc 2011;19:346–352

Mehta RL, McDonald B, Gabbai F, Pahl M, Farkas A, Pascual MT, Zhuang S, Kaplan RM, Chertow GM. Nephrology consultation in acute renal failure: does timing matter? Am J Med 2002;113:456–461

Mehta RL, Kellum JA, Shah SV, Molitoris BA, Ronco C, Warnock DG, Levin A. Acute Kidney Injury Network: report of an initiative to improve outcomes in acute kidney injury. Crit Care 2007;11:R31

Mulgrew C, Wilson A, Flower B. Using e-alerts for AKI - Recording Incidence, Measuring Outcomes, Guiding Education [abstract]. J Am Soc Nephrol 2013 pp 1B

NCEPOD. Acute Kidney Injury: Adding Insult to Injury. National Confidential Enquiry into Patient Outcomes and Death, 2009

NHS England. Acute Kidney Injury (AKI) Programme. 2014

Porter CJ, Juurlink I, Bisset LH, Bavakunji R, Mehta RL, Devonald MA. A real-time electronic alert to improve detection of acute kidney injury in a large teaching hospital. Nephrol Dial Transplant 2014;29:1888–93

Rind DM, Safran C, Phillips RS, Wang Q, Calkins DR, Delbanco TL, Bleich HL, Slack WV. Effect of computer-based alerts on the treatment and outcomes of hospitalized Patients. Arch Intern Med 1994;154:1511–1517

Schissler MM, Zaidi S, Kumar H, Deo D, Brier ME, McLeish KR. Characteristics and outcomes in community-acquired versus hospital-acquired acute kidney injury. Nephrology (Carlton) 2013;18:183–187

Scott RA, Austin AS, McIntyre CW, Selby NM. Acute kidney injury is independently associated with death in Patients with cirrhosis Frontline Gastroenterol, Published Online First: 18 April, 2013

Selby NM, Crowley L, Fluck RJ, McIntyre CW, Monaghan J, Lawson N, Kolhe NV. Use of electronic results reporting to diagnose and monitor AKI in hospitalized patients. CJASN 2012;7:533–540

Selby NM, Kolhe NV, McIntyre CW, Monaghan J, Lawson N, Elliott D, Packington R, Fluck RJ. Defining the cause of death in hospitalised Patients with acute kidney injury. PLoS One 2012;7: e48580

Siew ED, Matheny ME, Ikizler TA, Lewis JB, Miller RA, Waitman LR, Go AS, Parikh CR, Peterson JF. Commonly used surrogates for baseline renal function affect the classification and prognosis of acute kidney injury. Kidney Int 2010;77:536–542

Siew ED, Ikizler TA, Matheny ME, Shi Y, Schildcrout JS, Danciu I, Dwyer JP, Srichai M, Hung AM, Smith JP, Peterson JF. Estimating Baseline Kidney Function in Hospitalized Patients with Impaired Kidney Function. CJASN 2012;7:712–719

Stevens PE, Tamimi NA, Al-Hasani MK, Mikhail AI, Kearney E, Lapworth R, Prosser DI, Carmichael P. Non-specialist management of acute renal failure. QJM 2001;94:533–540

Thomas M, Sitch A, Dowswell G. The initial development and assessment of an automatic alert warning of acute kidney injury. Nephrology Dialysis Transplantation 2011;26:2161–2168

Tomlinson L, Riding A, Payne R, Abel G, Tomson C, Wilkinson I, Roland M, Chaudhry A. The accuracy of diagnostic coding for acute kidney injury in England - a single centre study. BMC Nephrology 2013;14:58

Uchino S, Bellomo R, Goldsmith D, Bates S, Ronco C. An assessment of the RIFLE criteria for acute renal failure in hospitalized Patients. Crit Care Med 2006;34:1913–1917

Wallace K, Mallard AS, Stratton JD, Johnston PA, Dickinson S, Parry RG. Use of an electronic alert to identify Patients with acute kidney injury. Clin Med 2014;14:22–26

Wang HE, Muntner P, Chertow GM, Warnock DG. Acute Kidney Injury and Mortality in Hospitalized Patients. Am J Nephrol 2012;35:349–355

Wonnacott A, Meran S, Amphlett B, Talabani B, Phillips A. Epidemiology and outcomes in community-acquired versus hospital-acquired AKI. CJASN 2014;9: 1007–1014

Zavada J, Hoste E, Cartin-Ceba R, Calzavacca P, Gajic O, Clermont G, Bellomo R, Kellum JA. A comparison of three methods to estimate baseline creatinine for RIFLE classification. Nephrol Dial Transplant 2010;25:3911–3918

Das Medizinische Notfallteam – Beispiel für ein Alarm-basiertes Interventionsteam

Felix Kork, Claudia Spies, Michael Haase

4.1 Medizinische Notfallteams – 44

4.2 Der potentiell vital bedrohte Patient auf der Normalstation – 45
4.2.1 Vermeidbarkeit von unerwünschten Ereignissen – 45

4.3 Hürden bei der adäquaten Versorgung potentiell vital bedrohter Patienten auf der Normalstation – 45
4.3.1 Unterschiedliche Ausstattung von Intensiv- und Normalstationen – 45
4.3.2 Unterschiede in der Beurteilung der Schweregrades der Störung – 45
4.3.3 Unterschiede in der Organisation – 46

4.4 Maßnahmen zur besseren Versorgung potentiell vital bedrohter Patienten auf der Normalstation – 47
4.4.1 Präventionskette – 47

4.5 Kriterien zur Alarmierung eines Medizinischen Notfallteams – 47

4.6 Effektivität medizinischer Notfallteams – 48

4.7 Medizinische Notfallteams und die Nierenfunktion – 48

4.8 Erfolgreiche Einrichtung eines Medizinischen Notfallteams – 49

4.9 Ausblick – 50

Literatur – 50

Kernaussagen

- Die Versorgung potentiell lebensbedrohter Patienten auf Normalstationen findet oft zeitverzögert statt.
- Im Gegensatz zum klassischen Reanimationsteam wird ein Medizinisches Notfallteam bereits in Situationen alarmiert, die zu einer vitalen Gefährdung des Patienten führen können.
- Rufkriterien für ein Medizinisches Notfallteam ergeben sich aus festgelegten Grenzwertüberschreitung/Unterschreitungen von Vitalparametern, wie z. B. eine Tachykardie mit über 140 Schlägen pro Minute.
- Auf diese Weise können Patienten der Normalstation rechtzeitig eine adäquate Therapie erhalten und im Bedarfsfall auf eine Intensivtherapie- oder Überwachungsstation aufgenommen werden, um das Auftreten potentiell lebensbedrohlicher Situationen zu vermeiden.
- Es konnte gezeigt werden, dass nach Einführung von Medizinischen Notfallteams die Häufigkeit von Herz-Kreislauf-Stillständen, Atemstillständen und Wiederaufnahmen auf die Intensivstation sowie die Krankenhausmortalität von Kindern und Erwachsenen vermindert waren.
- Medizinische Notfallteams können als Vorbildfunktion für Laborprogramm-gestützte Alarmbasierte Interventionen dienen, beispielsweise für ein Frühwarnsystem bei akuter Nierenschädigung.

4.1 Medizinische Notfallteams

Die Begrifflichkeiten im Themenkomplex der Medizinischen Notfallteams unterscheiden sich in der deutschen und in der angloamerikanischen Literatur. Der Einfachheit halber wird im Folgenden der Begriff Medizinisches Notfallteam für die Begriffe *Medical Emergency Team* (MET) und *Rapid Response Team* (RRT) verwendet, da beide Teams bei bedrohlichen Abweichungen von Vitalparametern von Krankenhauspatienten informiert werden und diese frühzeitig behandeln.

Im englischsprachigen Raum ist ein **Rapid Response Team** ein Team aus Ärzten/-innen und Pflegekräften, das Patienten auf Normalstation mit Frühzeichen von schweren unerwünschten Ereignissen versorgt. Die Mitglieder des Teams sind in erweiterten lebensrettenden Sofortmaßnahmen geschult und arbeiten in der Regel auf einer der Intensivstationen des Krankenhauses. *Rapid Response Teams* sind von *Code Teams* und *Critical Care Outreach Teams* abzugrenzen und nehmen dabei eine Zwischenstellung ein.

Code Teams (manchmal auch als *Crash Teams* bezeichnet) kommen dabei dem Reanimationsteam eines deutschen Krankenhauses am nächsten. Sie werden gerufen, wenn ein Patient auf einer Normalstation eine akute Störung einer Vitalfunktion (»*crash*«) hat oder reanimationspflichtig (»*code*«) ist. Meist ist die Organisation so, dass das Reanimationsteam einen Notfallwagen mit nötiger Ausrüstung (Defibrillator, Monitor, Material zur Atemwegssicherung und Notfallmedikamente) mit sich führt. Im Gegensatz dazu sind *Rapid Response Teams* früher, d. h. bei Einschränkungen der Vitalfunktion, zu alarmieren. Sie sollen durch ihren rechtzeitigen Einsatz das Eintreten einer schwerwiegenderen akut lebensbedrohlichen Störung verhindern. Sie sind identisch ausgestattet und ausgebildet wie Reanimationsteams.

Critical Care Outreach *Teams* sind hingegen eine Schnittstelle zwischen einer Intensiv- oder Überwachungsstation und der Normalstation. Sie übernehmen im Gegensatz zu den bisher beschriebenen Teams andere Funktionen. So unterstützen sie beispielsweise den Übergang der Patienten von einer Intensiv-/Überwachungsstation auf eine Normalstation oder führen regelmäßige Schulungen des Personals der Normalstationen durch. *Critical Care Outreach Teams* sind häufig pflegerisch geführt.

Das in Deutschland übliche Reanimationsteam übernimmt neben der eigentlichen Reanimation auch teilweise die Sichtung perakut bedrohter Patienten. Des Weiteren ist es zunehmend üblich, einen Intensivbetten-Koordinator zu benennen, der eine frühe Sichtung und Behandlungseinleitung potentiell intensivpflichtiger Patienten durchführt und die Aufnahme auf eine Intensiv-/Überwachungseinheit planen und begleiten kann.

Das Medizinische Notfallteam soll im Gegensatz zu den geschilderten anderen Varianten der Notfall-Interventions-Teams bereits bei weniger schwerwiegenden, d. h. auch bei bereits potentiell

lebensbedrohlichen Situationen alarmiert werden (Jones et al. 2011):
- bei Hypotonie und nicht erst bei nicht messbarem Blutdruck,
- bei Tachykardie und nicht erst bei Pulslosigkeit,
- bei Dyspnoe und nicht erst bei Apnoe,
- bei Bewusstseinstrübungen und nicht erst bei Bewusstlosigkeit.

Folglich behandeln Medizinische Notfallteams neben reanimationspflichtigen Patienten im Gegensatz zum Reanimationsteam auch Patienten mit Sepsis, mit Lungenödem oder mit kardialen Arrhythmien.

4.2 Der potentiell vital bedrohte Patient auf der Normalstation

4.2.1 Vermeidbarkeit von unerwünschten Ereignissen

Bereits Stunden vor vor Eintreten medizinischer Notfallsituationen können schon Auffälligkeiten an den Vitalparametern der Patienten beobachtet werden. Ungefähr Dreiviertel aller Patienten, die innerklinisch reanimationspflichtig werden, weisen bis zu 24 Stunden vor dem Ereignis Störungen auf, die bei rechtzeitigem Erkennen therapierbar wären (Goldhill et al. 2004; Hillmann et al. 2002; Kause et al. 2004; Lenkeit et al. 2014; Schein et al. 1990; Smith et al. 1998). Die regelhafte Messung und Dokumentation der Vitalparameter:
- systolischer Blutdruck,
- Herzfrequenz,
- Atemfrequenz,
- Diurese,
- Körpertemperatur und
- Bewusstsein

könnte die Identifizierung von solchen Risikopatienten erleichtern und diese wenn nötig einer adäquaten Therapie vor Ort zuführen und ggf. zu einer rechtzeitigen Verlegung auf eine Intensivstation führen (Fischer et al. 2010).

Für operative Patienten ist in der EuSOS-Studie eindrücklich gezeigt worden (Pearse et al. 2012), dass in Europa die Versorgung dieses Patientenkollektivs noch verbesserungsfähig ist: Zum einen lag die postoperative Mortalität höher als von den Autoren erwartet bei durchschnittlich 4%, besonders bemerkenswert war jedoch, dass 75% der Patienten, die postoperativ nach einem elektiven chirurgischen Eingriff verstarben, niemals auf eine Intensivstation aufgenommen wurden. Durch das Erkennen potentieller Frühwarnzeichen könnte diesen Patienten unter Umständen das Leben gerettet werden.

4.3 Hürden bei der adäquaten Versorgung potentiell vital bedrohter Patienten auf der Normalstation

4.3.1 Unterschiedliche Ausstattung von Intensiv- und Normalstationen

Die Versorgung von Patienten in potentiell lebensbedrohlichen Situationen ist zeitkritisch und eine Normalstation ist dafür nicht vorgesehen. Auf Intensivstationen sind sowohl das Personal, die Ausstattung und auch die Infrastruktur vorhanden, um dieser Herausforderung gerecht zu werden. Im Gegensatz dazu ist all dies auf einer Normalstation nicht vorhanden. ◘ Tab. 4.1 gibt einen Überblick über die Ausstattung mit Material, Personal und Infrastruktur zwischen Intensiv- und Normalstationen, die zu einer Verzögerung der Einleitung einer adäquaten Behandlung dieser Patienten führen können.

4.3.2 Unterschiede in der Beurteilung der Schweregrades der Störung

Des Weiteren können Fehler in der Einschätzung des Schweregrades der Störung und organisatorische Probleme auftreten, die häufig zu Verzögerungen der adäquaten Versorgen dieser Patienten führen (Jones et al. 2011). Begünstigende Faktoren hierfür sind:

Tab. 4.1 Unterschiede in Ausstattung, Personal und Infrastruktur zwischen Normal- und Intensivstationen

	Intensivstation	Normalstation
Technische Ausstattung	– Patientenmonitor zur kontinuierlichen Erfassung der Vitalparameter – Mit automatisierter Alarmfunktion – Alle Vitalparameter können parallel erfasst werden	– Vitalparameter müssen manuell gemessen werden – Nur Intervallmessung möglich – Messung nur eines Vitalparameters gleichzeitig möglich
Personal		
Patientenkontakt Pflege	Mehrmals pro Schicht	Einmal pro Schicht, evtl. weniger
Pflegeschlüssel tagsüber	Ca. 1:1 bis 1:3 (ITS), 1:3 bis 1:4 (ÜWS)*	Ca. 1:10–1:20*
Patientenkontakt Arzt	Nach Bedarf, immer ein Arzt zugegen	In der Regel einmal pro Tag, keine Anwesenheitspflicht für Ärzte
Infrastruktur	– Material und Medikamente werden dezentral im Patientenzimmer gelagert – Defibrillator, Beatmungsgeräte, Beatmungshilfen und Notfallmedikamente vorhanden	– Material und Medikamente werden zentral in einem Arbeitsraum gelagert – AED sollte vorhanden sein – Beatmungsgeräte, Beatmungshilfen und Notfallmedikamente nicht vorhanden

ITS: Intensivstation; ÜWS: Überwachungsstation; *: abhängig von Tag-, Spät- und Nachtschicht; AED: Automatischer externer Defibrillator

— fehlende Festlegung von Grenzwerten, definierend für eine Störung der Vitalfunktion,
— fehlende Festlegung von Maßnahmen/Arbeitsschritten bei Abweichungen gemessener Vitalparameter, insbesondere für Pflegekräfte auf der Normalstation,
— individuelle Faktoren wie Ausbildungsstand, Berufserfahrung, Arbeitsumfeld, und hierarchische Struktur,
— Pflegpersonal der Normalstation ist häufig unsicher im Umgang mit kritisch Kranken (Featherstone et al. 2005).

Dies führt dazu, dass die **Reaktion auf die Störung** der Vitalfunktion häufig einer **individuellen Einschätzung** unterliegt und es **keine standardisierte Reaktion** auf diese Störungen gibt. Ein Problem, das prinzipiell auch in der Intensivmedizin besteht, das aber versucht wird, durch zwei Faktoren zu minimieren:
— Pflegekräfte auf Intensivstationen sind deutlich häufiger mit anormalen Vitalparametern konfrontiert und können allein durch den routinierten Umgang die Bedeutung abweichender Vitalparameter in der Regel besser einschätzen.

— Da jedoch auch das immer noch einer individuellen Einschätzung unterliegt, wird in der Intensivmedizin häufig mit Algorithmen und Grenz- und Zielwerten gearbeitet (Deja et al. 2008; Schiemann et a. 2011; Kopterides et al. 2010; Steil et al. 2009), die regelhaft und regelmäßig (täglich oder pro Schicht) definiert werden.

4.3.3 Unterschiede in der Organisation

Zu den organisatorischen Faktoren, die eine adäquate und zeitgerechte Behandlung dieser Patienten beeinflussen gehören (Jones et al. 2011):
— lange Kommunikationskette zur Weitergabe der Befunderhebung (Pflegehelfer/-in, Pflegekraft, Stationsarzt, Oberarzt);
— jede Stufe dieser Kette unterliegt erneut einer potentiellen Verzögerung.

Auch wenn dieses Problem grundsätzlich auch auf der Intensivstation bestehen kann, erreicht der Befund in der Regel umgehend den Stationsarzt, der sich auf der Station aufhält. In chirurgischen Abteilungen ist es z. B. nicht unüblich, dass die Stationsärzte lange Zeit des Tages im OP verbringen und nicht unmittelbar zur akuten Patientenversorgung zur Verfügung stehen.

4.4 Maßnahmen zur besseren Versorgung potentiell vital bedrohter Patienten auf der Normalstation

4.4.1 Präventionskette

In den Leitlinien des *European Resuscitation Council* gibt es einen eigenen Abschnitt zur Prävention des innerklinischen Herz-Kreislauf-Stillstandes (Deakin et al. 2010): Es wird empfohlen:
a. das Personal darin auszubilden, Zeichen der klinischen Verschlechterung zu erkennen und die Notwendigkeit der zeitlich unmittelbaren Handlungsnotwendigkeit zu verstehen;
b. die richtigen Vitalparameter regelmäßig zu überwachen;
c. dem Personal klar vorzugeben (entweder durch **Alarmierungskriterien** oder durch **Frühwarn-Scores**), wann Hilfe zu alarmieren ist;
d. ein klares und einheitliches System zu schaffen, wie Hilfe alarmiert wird, und
e. eine angemessene und zeitgerechte klinische Antwort auf einen Hilferuf zur Verfügung zu stellen.

Darüber hinaus werden noch eine Reihe von Maßnahmen aufgezählt, die zusätzlich vermeidbare Herz-Kreislauf-Stillstände verhindern könnten.

Um die Anzahl der vermeidbaren unerwünschten Ereignisse und Todesfälle in Kliniken zu vermindern, schlagen Smith et al. vor – analog zu der in der Rettungs- und Notfallmedizin üblichen Rettungskette – eine Präventionskette (*chain of prevention*) mit folgenden Gliedern einzuführen (Smith 2010):
— Ausbildung des Personals,
— Patientenüberwachung,
— Erkennen gefährdeter Patienten,
— Alarmierung des Medizinischen Notfallteams,
— Behandlung des Patienten durch das Medizinische Notfallteam.

Tab. 4.2 Typische Alarmierungskriterien von Medizinischen Notfallteams

Jeder Mitarbeiter kann das Medizinische Notfallteam bei Vorliegen eines der folgenden Kriterien rufen:
Herzfrequenz über 140/min oder unter 40/min
Atemfrequenz über 28/min oder unter 8/min
Systolischer Blutdruck über 180 mmHg oder unter 90 mmHg
Sauerstoffsättigung unter 90% trotz Sauerstoffzufuhr
Diurese weniger als 50 ml über 4 Stunden
Mitarbeiter macht sich ernsthaft Sorgen über den Zustand des Patienten
In einigen Krankenhäusern gelten weiterhin folgende Kriterien:
Nitroresistenter Brustschmerz
Bedrohter Atemweg
Krampfanfall
Unkontrollierbare Schmerzen

4.5 Kriterien zur Alarmierung eines Medizinischen Notfallteams

In der MERIT-Studie wurde erstmalig in einer multizentrischen Cluster-randomisierten kontrollierten Studie in 23 australischen Krankenhäusern gezeigt, dass die Einführung von Medizinischen Notfallteams zu einem Anstieg in der Alarmierungen von Notfallteams führte (Hillmann et al. 2005). Die **Kriterien zur Alarmierung** des Notfallteams in dieser Studie sind in ❑ Tab. 4.2 aufgeführt. Einige Autoren fordern, dass jeder, so auch Angehörige von Patienten, die Möglichkeit haben sollen, das medizinische Notfallteam alarmieren zu können, wenn diese das Gefühl haben, mit dem Patienten stimme etwas nicht (Dean et al. 2008; Ray et al. 2009).

Die Alarmierungskriterien der MERIT-Studie wurden in vielen monozentrischen Studien und in der Mehrzahl der Folgestudien durch das Kriterium der **eingeschränkten Diurese** erweitert (Wood et al. 2009; Jones et al. 2006; Bellomo et al. 2003). Im Allgemeinen wird eine Diurese von weniger als 50 ml innerhalb von 4 Stunden als

Alarmierungskriterium definiert. Dabei sollte jedoch beachtet werden, dass im Rahmen einer Nierenfunktionseinschränkung eine verminderte Diurese häufig erst spät im Verlauf zu beobachten ist und zudem ein relativ unspezifisches Zeichen ist. Es wird darüber hinaus diskutiert, ob eine Ausweitung der Alarmierungskriterien auf Laborparameter wie pH-Wert oder Basenüberschuss eine Verbesserung der Patientenversorgung bewirken kann (Loekito et al. 2013; Harrison et al. 2006). Mittlerweile gibt es Bemühungen mithilfe kleiner Point-of-care-Geräte bei Patienten auf der Normalstation eine Früherkennung von gesundheitlichen Verschlechterungen zu detektieren.

Eine weitere Möglichkeit ist die Alarmierung bei Überschreiten eines Schwellenwertes im Rahmen eines sog. **Frühwarn-Scores** (Alam et al. 2014). Beim EWS-System erfolgt eine abgestufte Reaktion, d. h. bis zu einem definierten Punktwert übernimmt der behandelnde Arzt vor Ort die notwendigen medizinischen Maßnahmen und nach Überschreiten eines Schwellenwertes wird das Medizinische Notfallteam alarmiert. Werden solche Scores als Alarmierungskriterium angewandt, führt dies meist schon zu einer besseren Evaluierung des Patienten auf der Normalstation durch häufigeres Messen der Vitalparameter. Welches der beiden Alarmierungssysteme für welche Patienten (z. B. internistisch vs. operative) überlegen ist oder ob gar eine Kombination die besten Ergebnisse erzielt, ist noch Gegenstand aktueller Forschung (Lenkeit et al. 2014).

4.6 Effektivität medizinischer Notfallteams

Das Medizinische Notfallteam bringt die Intensivstation zum Patienten auf die Normalstation und kann so durch einfache angemessene Maßnahmen (z. B. Applikation von Sauerstoff, Diuretika, intravenöser Flüssigkeit oder Bronchodilatatoren) eine Eskalation der potentiell vital bedrohlichen Situation verhindern. Dennoch ist bei schwerwiegenderen Störungen unter Umständen die Aufnahme auf eine Intensivstation zur weiteren Therapie angezeigt.

Bislang wurde der Effekt von Medizinischen Notfallteams nur in wenigen multi-zentrischen Studien untersucht (Hillman et al. 2005; Kim et al. 2013). Die bislang umfassendste Studie (MERIT) zeigte keinen Effekt auf den kombinierten Endpunkt aus Herzstillstand, plötzlichen Tod sowie ungeplanter Aufnahme auf eine Intensivstation während einer 6-monatigen Nachbeobachtungsphase (Hillmann et al. 2005). In einer post-hoc Analyse konnten jedoch signifikant weniger Todesfälle und Herz-Kreislauf-Stillstände nach Implementation eines Medizinischen Notfallteams gezeigt werden.

Während ältere systematische Reviews bzw. Metaanalysen keinen Effekt von Medizinischen Notfallteams auf die Krankenhausmortalität fanden (Chan et al. 2010; McCaughey et al. 2007), wiesen zwei neuere Metaanalysen, unter Einbeziehung älterer und aktueller Studien, eine klare Reduktion der Rate kardiopulmonaler Reanimationen und der Krankenhausmortalität (Winters et al. 2013) bzw. der Wiederaufnahme auf eine Intensivstation nach (Niven et al. 2014). Die Effekte lassen sich auch über einen Zeitraum mehrerer Jahre nachweisen (Herod et al. 2014; Jones et al. 2005). Insgesamt fordern jedoch alle Metaanalysen weitere multizentrische randomisiert-kontrollierte Studien, um den Effekt von Medizinischen Notfallteams abschließend beurteilen zu können (Chan et al. 2010; McGaughey et al. 2007; Winters et al. 2013; Niven et al. 2014; Herod et al. 2014; Jones et al. 2005).

4.7 Medizinische Notfallteams und die Nierenfunktion

Neben den »klassischen« Alarmierungskriterien eines Medizinischen Notfallteams werden in letzter Zeit noch weitere Kriterien diskutiert. Jacques et al. haben in einer Querschnittsstudie gezeigt, dass eine Vielzahl weiterer Faktoren mit unerwünschten Ereignissen assoziiert waren, unter anderem Laborparameter (Jacques et al. 2006). Erst kürzlich wurde gezeigt, dass anhand von Routine-Laborparametern die Alarmierung des Medizinischen Notfallteams sowie die Aufnahme auf die Intensivstation und den Tod von Patienten vorhersagen können (Loekito et al. 2013). Die Nierenfunktion ist mit vermindertem Harnvolumen in den Alarmierungskriterien von Medizinischen Notfallteams vertreten. Die Möglichkeit, dieses Kriterium zu beurteilen, setzt jedoch voraus, dass der Patient einen

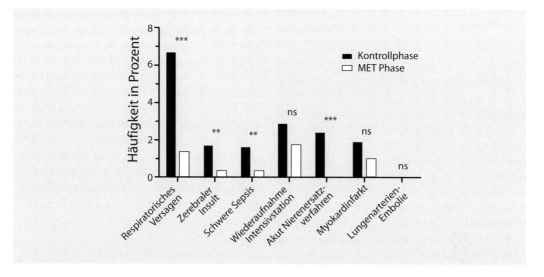

 Abb. 4.1 Häufigkeit schwerer unerwünschter Ereignisse vor und nach Einführung eines medizinischen Notfallteams in einem akademischen Lehrkrankenhaus in Australien. (Aus Bellomo et al. 2004)

Blasenkatheter zur kontinuierlichen Harnableitung hat und hierüber eine regelmäßige Dokumentation stattfindet. Der in der klinischen Routine verwendete Laborparameter Kreatinin zur Beurteilung der Nierenfunktion könnte die Alarmierungskriterien ergänzen.

Akute Nierenschädigung (früher akutes Nierenversagen) ist definiert als ein Kreatinin-Anstieg über 50% oder 0.3 mg/dl (KDIGO 2012). Schon lange ist bekannt, dass eine akute Nierenschädigung mit erhöhten Behandlungskosten, längerer Verweildauer und höherer Sterblichkeit stationärer Patienten einhergeht (Chertow et al. 2005). In zahlreichen Studien ist wiederholt gezeigt worden, dass auch geringere Anstiege des Kreatinins, die nicht die Kriterien der akuten Nierenschädigung erfüllen, bereits mit unerwünschten Krankheitsverläufen assoziiert sind (Lassnigg et al. 2008; Liotta et al. 2014; Weisbord et al. 2006).

Trotz der Auswirkungen auf den Heilverlauf des Patienten werden geringe Veränderungen des Kreatinins in der klinischen Routine häufig übersehen oder als irrelevant erachtet, weil z. B. der Referenzbereich nicht überschritten wird. Studien haben gezeigt, dass z. B. automatisierte Anrufe des Labors beim Stationsarzt bei geringen aber relevanten Veränderungen des Kreatinin-Wertes zur besseren Detektion von akuter Nierenschädigung und von Patienten mit erhöhtem Risiko zu versterben führen (Porter et al. 2014; Thomas et al. 2011). Die Erweiterung der Kriterien zur Alarmierung von Medizinischen Notfallteams um die entsprechenden Kreatinin-Veränderungen und eine damit einhergehende, automatische Alarmierung des Medizinischen Notfallteams, könnte so die Nierenfunktion und den Heilungsverlauf verbessern.

> Es liegen Hinweise vor, dass Medizinische Notfallteams in der Lage sind, die Notwendigkeit für eine akute Nierenersatztherapie bei postoperativen Patienten zu reduzieren (◘ Abb. 4.1) (Bellomo et al. 2004).

4.8 Erfolgreiche Einrichtung eines Medizinischen Notfallteams

Das Konzept des medizinischen Notfallteams unterscheidet sich deutlich von dem des klassischen Reanimationsteams. Die Datenlage mit Grad I Evidenz (Metaanalysen) unterstützt das neue Konzept des medizinischen Notfallteams und in vielen Ländern ist die Implementierung eines Medizinischen Notfallteams aufgrund der international geltenden Leitlinien zur innerklinischen Reanimation bereits gesetzlich verpflichtend.

Die Einrichtung eines Medizinischen Notfallteams zur Komplementierung eines klassischen Reanimationsteams kann durch Hürden unterschiedlichster Art gestört werden. Es ist sicherlich notwendig, nicht nur ärztliches und pflegerisches Leitungspersonal, sondern auch die Krankenhausleitung mit einzubinden. Eine Vorlaufzeit von 1 bis 2 Jahren sollte eingeplant werden. Dabei sollte vermittelt werden, dass die Alarmierung des Medizinischen Notfallteams nicht zur einer Übernahme des Patienten führt, sondern eher den Charakter der Einholung einer zweiten Meinung hat (Jones et al. 2011). Dies kann gerade in sehr hierarchischen Strukturen die Kooperation aller Beteiligten verbessen. Nicht nur muss das Team angemessen mit Personal und Hilfsmitteln ausgestattet sein, vor allem müssen die Alarmierenden, also die Pflegekräfte auf den Normalstationen, regelmäßig ausgebildet werden, um letztlich das Notfallteam in den richtigen Situationen rufen zu können.

In einem sehr anschaulichen Artikel beschreiben die Kollegen Lenkeit et al. ihre Erfahrungen bei der Etablierung eines Medizinischen Notfallteams als Ersatz für das Reanimationsteam an der Universitätsklinik Bonn. Sie beschreiben eine deutliche Senkung der ungeplanten Aufnahme von Patienten auf eine Intensivstation und fassen zusammen:

> Für ein Krankenhaus mit bisher etabliertem Reanimationsteam bedeutet dies (die Umstellung) einen grundlegenden Paradigmenwechsel mit einem nachhaltigen, interdisziplinären und institutionalisierten Prozess des Umdenkens und Reorganisierens. Ein klares Bekenntnis und andauernde gemeinsame Anstrengungen des Krankenhausträgers und aller Klinikmitarbeiter ist hierfür Voraussetzung (Lenkeit et al. 2014).

4.9 Ausblick

Medizinische Notfallteams senken die Rate von unerwünschten Ereignissen im Krankenhaus. Die Kriterien zur Alarmierung des Medizinischen Notfallteams unterliegen dem Wandel durch neue Ergebnisse der Forschung. Vor allem IT-gesteuerte, automatische Alarmierungen, z. B. bei auffälligen Laborwerten oder durch an ein Netzwerk angeschlossene Patientenmonitore, könnten in der Zukunft den Einsatz Medizinischer Notfallteams erhöhen und Ihre Wirksamkeit verbessern.

Zusammenfassung

Das klassische Reanimationsteam wird gerufen, wenn der Notfall – zumeist ein Herz-Kreislauf-Stillstand oder eine intubationspflichtige Ateminsuffizienz – bereits eingetreten ist. Medizinische Notfallteams hingegen werden bereits bei frühen Warnzeichen (z. B. Tachykardie >140/min oder Bradykardie <40/min) alarmiert und versorgen vital bedrohte Patienten auf der Normalstation, bevor der Notfall eintritt.

Aufgrund positiver Ergebnisse durch eine Frühbehandlung von Patienten mit kritischen Vitalparameter-Abweichungen und den internationalen Empfehlungen zur innerklinischen Reanimation ist die Einführung von medizinischen Notfallteams in vielen Ländern bereits umgesetzt worden. Die Einführung eines Medizinischen Notfallteams an einem Krankenhaus erfordert die Einbeziehung aller beteiligten Disziplinen, um eine effektive und nachhaltige Umsetzung zu erreichen.

Literatur

Alam N, Hobbelink EL, van Tienhoven AJ, van de Ven PM, Jansma EP, Nanayakkara PW. The impact of the use of the Early Warning Score (EWS) on patient outcomes: a systematic review. Resuscitation. 2014;85:587–594

Bellomo R, Goldsmith D, Uchino S, et al. A prospective before-and-after trial of a medical emergency team. The Medical journal of Australia. 2003;179:283–287

Bellomo R, Goldsmith D, Uchino S, et al. Prospective controlled trial of effect of medical emergency team on postoperative morbidity and mortality rates. Crit Care Med. 2004;32:916–921

Chan PS, Jain R, Nallmothu BK, Berg RA, Sasson C. Rapid Response Teams: A Systematic Review and Meta-analysis. Arch Intern Med. 2010;170:18–26

Chertow GM, Burdick E, Honour M, Bonventre JV, Bates DW. Acute kidney injury, mortality, length of stay, and costs in hospitalized patients. J Am Soc Nephrol. 2005;16:3365–3370

Deakin CD, Nolan JP, Soar J, et al. European Resuscitation Council Guidelines for Resuscitation 2010 Section 4. Adult advanced life support. Resuscitation. 2010;81:1305–1352

Literatur

Dean BS, Decker MJ, Hupp D, Urbach AH, Lewis E, Benes-Stickle J. Condition HELP: a pediatric rapid response team triggered by patients and parents. Journal for healthcare quality : official publication of the National Association for Healthcare Quality. 2008;30:28–31

Deja M, Hommel M, Weber-Carstens S, et al. Evidence-based therapy of severe acute respiratory distress syndrome: an algorithm-guided approach. J Int Med Res. 2008;36(2):211–221

Featherstone P, Smith GB, Linnell M, Easton S, Osgood VM. Impact of a one-day inter-professional course (ALERT) on attitudes and confidence in managing critically ill adult patients. Resuscitation. 2005;65:329–336

Fischer H, Schneider-Klimanek S, Breckwoldt J. »Medical emergency team« und Reanimationsteam. Notfall + Rettungsmedizin. 2010;13:762–768

Goldhill DR, McNarry AF. Physiological abnormalities in early warning scores are related to mortality in adult inpatients. Br J Anaesth. 2004;92:882–884

Harrison GA, Jacques T, McLaws ML, Kilborn G. Combinations of early signs of critical illness predict in-hospital death-the SOCCER study (signs of critical conditions and emergency responses). Resuscitation. 2006;71:327–334

Herod R, Frost SA, Parr M, Hillman K, Aneman A. Long term trends in medical emergency team activations and outcomes. Resuscitation. 2014;85:1083–1087

Hillman KM, Bristow PJ, Chey T, et al. Duration of life-threatening antecedents prior to intensive care admission. Intensive Care Med. 2002;28:1629–1634

Hillman K, Chen J, Cretikos M, et al. Introduction of the medical emergency team (MET) system: a cluster-randomised controlled trial. Lancet. 2005;365:2091–2097

Jacques T, Harrison GA, McLaws ML, Kilborn G. Signs of critical conditions and emergency responses (SOCCER): a model for predicting adverse events in the inpatient setting. Resuscitation. 2006;69:175–183

Jones D, Bellomo R, Bates S, et al. Long term effect of a medical emergency team on cardiac arrests in a teaching hospital. Crit Care. 2005;9:R808–815

Jones D, Duke G, Green J, et al. Medical emergency team syndromes and an approach to their management. Crit Care. 2006;10:R30

Jones DA, DeVita MA, Bellomo R. Rapid-response teams. N Engl J Med. 2011;365:139–146

Kause J, Smith G, Prytherch D, et al. A comparison of antecedents to cardiac arrests, deaths and emergency intensive care admissions in Australia and New Zealand, and the United Kingdom–the ACADEMIA study. Resuscitation.2004;62:275–282

Kidney Disease: Improving Global Outcomes (KDIGO) Acute Kidney Injury Work Group. KDIGO Clinical Practice Guideline for Acute Kidney Injury. Kidney Int 2012;Supplement:1–138

Kim HC, Yoo JW, Lim SY, et al. Mortality after in-hospital cardiopulmonary resuscitation: multicenter analysis in Korea. J Crit Care. 2013;28:942–946

Kopterides P, Siempos, II, Tsangaris I, Tsantes A, Armaganidis A. Procalcitonin-guided algorithms of antibiotic therapy in the intensive care unit: a systematic review and meta-analysis of randomized controlled trials. Crit Care Med. 2010;38:2229–2241

Lassnigg A, Schmid ER, Hiesmayr M, et al. Impact of minimal increases in serum creatinine on outcome in patients after cardiothoracic surgery: do we have to revise current definitions of acute renal failure? Crit Care Med. 2008;36:1129–1137

Lenkeit S, Ringelstein K, Graff I, Schewe JC. [Medical emergency teams in hospitals]. Medizinische Klinik, Intensivmedizin und Notfallmedizin. 2014;109:257–266

Liotta M, Olsson D, Sartipy U, Holzmann MJ. Minimal changes in postoperative creatinine values and early and late mortality and cardiovascular events after coronary artery bypass grafting. Am J Cardiol. 2014;113:70–75

Loekito E, Bailey J, Bellomo R, et al. Common laboratory tests predict imminent medical emergency team calls, intensive care unit admission or death in emergency department patients. Emergency medicine Australasia: EMA. 2013;25:132–139.

McGaughey J, Alderdice F, Fowler R, Kapila A, Mayhew A, Moutray M. Outreach and Early Warning Systems (EWS) for the prevention of intensive care admission and death of critically ill adult patients on general hospital wards. Cochrane Database Syst Rev. 2007:CD005529

Niven DJ, Bastos JF, Stelfox HT. Critical care transition programs and the risk of readmission or death after discharge from an ICU: a systematic review and meta-analysis. Crit Care Med. 2014;42:179–187

Pearse RM, Moreno RP, Bauer P, et al. Mortality after surgery in Europe: a 7 day cohort study. Lancet. 2012;380:1059–1065

Porter CJ, Juurlink I, Bisset LH, Bavakunji R, Mehta RL, Devonald MAJ. A real-time electronic alert to improve detection of acute kidney injury in a large teaching hospital. Nephrol Dial Transplant. 2014;29:1888–1893

Ray EM, Smith R, Massie S, et al. Family alert: implementing direct family activation of a pediatric rapid response team. Joint Commission journal on quality and patient safety / Joint Commission Resources. 2009;35:575–580

Schein RM, Hazday N, Pena M, Ruben BH, Sprung CL. Clinical antecedents to in-hospital cardiopulmonary arrest. Chest. 1990;98:1388–1392

Schiemann A, Hadzidiakos D, Spies C. Managing ICU delirium. Curr Opin Crit Care. 2011;17:131–140

Smith GB. In-hospital cardiac arrest: is it time for an in-hospital 'chain of prevention'? Resuscitation. 2010;81:1209–1211

Smith AF, Wood J. Can some in-hospital cardio-respiratory arrests be prevented? A prospective survey. Resuscitation. 1998;37:133–137

Steil GM, Deiss D, Shih J, Buckingham B, Weinzimer S, Agus MS. Intensive Care Unit Insulin Delivery Algorithms: Why So Many? How to Choose? Journal of diabetes science and technology. 2009;3:125–140

Thomas M, Sitch A, Dowswell G. The initial development and assessment of an automatic alert warning of acute kidney injury. Nephrol Dial Transplant. 2011;26:2161–2168

Winters BD, Weaver SJ, Pfoh ER, Yang T, Pham JC, Dy SM. Rapid-response systems as a patient safety strategy: a systematic review. Ann Intern Med. 2013;158:417–425

Wood KA, Ranji SR, Ide B, Dracup K. Rapid response systems in adult academic medical centers. Joint Commission journal on quality and patient safety / Joint Commission Resources. 2009;35:475–482

Weisbord SD, Chen H, Stone RA, et al. Associations of increases in serum creatinine with mortality and length of hospital stay after coronary angiography. J Am Soc Nephrol. 2006;17:2871–2877

Bedeutung der Labordiagnostik für die Früherkennung der akuten Nierenschädigung

Berend Isermann, Juliane Hoffmann

5.1 Einleitung – 54

5.2 Diagnostische Marker der Niere – 55
5.2.1 Kreatinin als Indikator der Nierenfunktion – 55
5.2.2 Cystatin C als alternativer Marker der Nierenfunktion – 57
5.2.3 Rechenmodelle zur Abschätzung der GFR mittels Kreatinin und Cystatin C – 58
5.2.4 Neue Biomarker: Frühe Marker des akuten Tubulusschadens – 59

5.3 Labordiagnostik bei akuter Nierenschädigung – AKI-Frühwarnsystem – 64
5.3.1 Der hospitalisierte Patient – 64
5.3.2 Der Patient in der Notaufnahme – 65

Literatur – 66

Kernaussagen

- Aktuelle Empfehlungen gehen dahin, die Diagnose »akute Nierenschädigung« über den Anstieg von Filtrationsmarkern wie Kreatinin hinaus auch durch Marker der Gewebsschädigung (z. B. NGAL, KIM-1 oder TIMP-2/IGFBP7), zu stellen.
- Die Diagnosestellung und Klassifizierung der akuten Nierenschädigung wurde mittels der KDIGO-Kriterien vereinheitlicht. Schon geringe Kreatinin-Anstiege von >26,5 μmol/l (bzw. >0,3 mg/dl) identifizieren Patienten mit akuter Nierenschädigung und können auf dem Laborbefund mit einem »AKI-Alarm« gekennzeichnet werden.
- Neue Marker wie Cystatin C haben bei bestimmten klinischen Voraussetzungen deutliche Vorteile gegenüber der Kreatinin-Bestimmung, sodass bei diesen Patienten die zusätzliche Cystatin C Bestimmung zur bestmöglichen Abschätzung der glomerulären Filtrationsrate erwogen werden kann.

5.1 Einleitung

Die biologische Funktion der Niere besteht vor allem in der kontinuierlichen Ausscheidung (Entgiftung) harnpflichtiger Substanzen, in der Aufrechterhaltung des Säure-Basen-Haushaltes sowie in der Regulation des Wasser- und Elektrolythaushaltes. Zusätzlich werden in der Niere wichtige Hormone und Vitamine produziert, die für den gesunden Organismus essentiell sind. Eine Schädigung des Nierenparenchyms führt zu einer Reduktion oder sogar einem Ausfall aller o. g. Funktionen (akute Nierenschädigung = »*Acute Kidney Injury*«, AKI, früher: akutes Nierenversagen, ANV). Während der Funktionsverlust anderer lebenswichtiger Organe wie z. B. dem Herz, Hirn oder der Lunge zu unmittelbaren klinischen Symptomen führt, **ist die akute Nierenschädigung klinisch zunächst asymptomatisch**, wodurch die Erkennung erschwert wird. Aufgrund der fehlenden Symptomatik kann der Verdacht auf das Vorliegen einer akuten Nierenschädigung in erster Linie durch labordiagnostische Methoden verifiziert werden, mit deren Hilfe eine Verschlechterung der Nierenfunktion bzw. die Schädigung der Niere durch Anstieg bestimmter Proteine im Blut oder Urin erfasst werden kann.

Die akute Nierenschädigung ist gekennzeichnet durch den **Anstieg von Biomarkern** im Blut und im Urin. Diese können einerseits eine **zelluläre Schädigung** (Gewebsschädigung) und auf der anderen Seite eine **verminderte Funktion** der Niere (z. B. glomeruläre Filtrationsleistung, tubuläre Reabsorption) anzeigen. Obwohl Marker, die eine eingeschränkte glomeruläre Filtration anzeigen, im Verlauf erst spät ansteigen, ist ihr Stellenwert in der Diagnostik der akuten Nierenschädigung seit Jahrzehnten unangefochten. Das spiegelt sich auch in den aktuellen Leitlinien wider, in denen lediglich Kreatinin als Marker der glomerulären Filtration sowie die Urinausscheidung als physiologischer Parameter der Nierenfunktion verankert sind (▶ http://www.kdigo.org). Mit diesem konventionellen Laborparameter ist jedoch weder eine Früherkennung noch eine Unterscheidung der Ursachen der akuten Nierenschädigung möglich und auch ein prognostischer Hinweis kann nicht gegeben werden. Neue, vielversprechende Biomarker, mit dem Potential, die diagnostischen Lücken zu schließen, befinden sich in der klinischen Erprobung (z. B. Neutrophilen Gelatinase-assoziiertes Lipocalin [NGAL], *Kidney Injury Molecule 1* [KIM-1], *Tissue Inhibitor Of Metalloproteinases-2* [TIMP-2], *Insulin-like Growth Factor-Binding Protein 7* [IGFBP7] s. u.) und können helfen, individualisierte diagnostische oder therapeutische Entscheidungen in Kenntnis des tubulären Status und der damit verbundenen Prognose für eine Nierenfunktionserholung zu treffen.

Die quantitative labordiagnostische Analytik hat für die Diagnostik und Früherkennung der akuten Nierenschädigung einen besonderen Stellenwert, da mit ihrer Hilfe Veränderungen der relevanten Parameter erfasst werden können.

In den folgenden Abschnitten soll auf die Bedeutung der in der Routinediagnostik verwendeten Marker, die aktuell zur Abschätzung der Nierenfunktion, zur Diagnostik und Erkennung der akuten Nierenschädigung zur Verfügung stehen, sowie auf neue renale Biomarker näher eingegangen werden.

Besondere Aspekte sind dabei die Einsatzgebiete und Limitationen der verschiedenen Marker, die

5.2 · Diagnostische Marker der Niere

Präanalytik, methodische Besonderheiten, mögliche Algorithmen im Laboranforderungsverhalten und nicht zuletzt die Voraussetzungen für ein Frühwarnsystem für die akute Nierenschädigung (»AKI-Alarm«) unter Nutzung des vorhandenen Labordatensystems.

5.2 Diagnostische Marker der Niere

5.2.1 Kreatinin als Indikator der Nierenfunktion

Die Serumkreatinin-Konzentration ist ein etablierter Biomarker, der sich als Indikator zur Beurteilung der Nierenfunktion eignet. Kreatinin entsteht aus Kreatin bzw. Kreatinphosphat im Muskel, wird glomerulär filtriert, in den Tubuli nicht rückresorbiert und nur in geringem Ausmaß tubulär sezerniert. Kommt es im Rahmen einer Nierenschädigung zum Verlust der an der Filtration beteiligten Nephrone, sinkt die Filtrationsrate. Daraufhin steigt Kreatinin im Serum an. Auch akute tubuläre Schäden führen zu einem Anstieg der Serumkreatinin-Konzentration: durch Rückfluss (»backleak«) des filtrierten Kreatinins über die zerstörten Zellen des proximalen Tubulus.

Somit ist der Kreatinin-Anstieg bei der akuten Nierenschädigung das Ergebnis **beider Vorgänge**:
a. der **verminderten glomerulären Filtration** und
b. der **verstärkten tubulären Reabsorption über geschädigte Tubuluszellen**.

Es ist allgemein bekannt, dass der größte **Nachteil** dieses Markers darin besteht, dass er erst bei einem Abfall der Nierenfunktion um >50% ansteigt und somit weniger ausgeprägte Nierenschädigungen nicht anzeigt (**Kreatinin-blinder Bereich**). Eine Möglichkeit, Filtrations- und somit Funktionseinschränkungen innerhalb des Kreatinin-blinden Bereiches zu erfassen, sind Clearance-Bestimmungen von Kreatinin (endogene Kreatinin-Clearance) oder anderen endogenen Substanzen (z. B. Cystatin C im Serum, ▶ Abschn. 5.2.2), aber auch exogenen, glomerulär filtrierten Substanzen (z. B. Inulin). Ein weiterer Nachteil des Kreatinin-Werts ist dessen Beeinflussung durch Muskelmasse und somit auch durch Alter und Geschlecht (◘ Tab. 5.1). Dies führt u. a. zu unterschiedlichen Referenzbereichen.

◘ **Tab. 5.1** Extra-renale Abhängigkeiten von Kreatinin und Cystatin C. (Modifiziert aus Pianta et al. 2013)

Einflussfaktor	Effekt	
	auf Kreatinin i. S.	auf Cystatin C i. S.
Alter	↑	↓**
Geschlecht weiblich	↓	↓**
Schwarze Hautfarbe	↑	↓**
Positive Wasserbilanz (fluid loading)	↓	↓
Körpergewicht (body mass)	↑	↑**
Muskelmasse	↑	↑**
Fett	-	↑
Sportliche Aktivität	↑	-
Ernährung (Fleisch)	↑	-
Hungern, Malnutrition, Amputation	↓	↓**
Medikamente		
Cimetidine	↑	-
Trimethoprimsulfamethoxazole	↑	-
Corticosteroide	↓	↑
Tumorerkrankungen		
Ovarialtumoren	-	↑
Kolorektale Tumoren und Melanom	-	↑
Endokrinopathie		
Diabetes Mellitus	↑*	↑
Hyperthyreoidismus	↓*	↑
Entzündung		
Hypalbuminämie	↓*	↑
Erhöhtes CRP	↓*	↑

*Effekt geringer als bei CysC; **Effekt geringer als bei Kreatinin; - kein Effekt oder vernachlässigbar

Bestimmungsmethode

Es werden allgemein zwei unterschiedliche Methoden angewandt:
- die **Jaffé-Methode** (und Modifikationen derselben) und die
- enzymatische Methode (**PAP-Farbtest**).

Die Jaffé-Methode ist als kostengünstigere weit verbreitet. Demgegenüber steht jedoch der Nachteil, dass sie die unspezifischere beider Methoden darstellt.

> Zahlreiche Substanzen (Glucose, Ketonkörper, Fructose und Ascorbinsäure) reagieren wie Kreatinin und führen somit zu falsch hohen Ergebnissen, wogegen Bilirubin in ikterischen Proben zu falsch niedrigen Messwerten führt.

Die **bessere Methode ist die enzymatische Bestimmung von Kreatinin**, welche geringeren Störungen unterliegt (Greenberg et al. 2012). Nahezu störungsfreie Referenzmethode (Goldstandard) ist die Kreatinin-Bestimmung mittels IDMS (Isotopenverdünnungs-Massenspektrometrie), die jedoch aufwendig ist und deshalb in der Routine nicht verwendet wird.

Bewertung der Kreatinin-Konzentration

1. Der Kreatinin-Wert resultiert aus dem Gleichgewicht zwischen täglicher Kreatinin-Bildung und Kreatinin-Ausscheidung. Ist dieses Gleichgewicht konstant, ergibt sich daraus ein gleichbleibender Kreatinin-Wert im Serum mit **geringer intraindividueller**, aber in Abhängigkeit von der Muskelmasse **hoher interindividueller Streuung**. Die Grenzen des sich daraus ergebenden breiten Referenzbereiches sind somit für das einzelne Individuum nicht ausschlaggebend, sondern vielmehr der individuelle Anstieg des Basiswertes.
2. Die Ursache des Kreatinin-Anstiegs liegt in der Störung des o. g. Gleichgewichtes. Eine Erhöhung der Serumkreatinin-Konzentration ist immer im **klinischen Kontext** zu bewerten, da der Verlust von Nephronen (Parenchymschädigung) nur eine der möglichen Ursachen einer Filtrationseinschränkung darstellt. Des Weiteren kann eine veränderte renale Hämodynamik sowie eine Dehydratation (vgl. Punkt 4) z. B. unter dem Einfluss bestimmter Medikamente ebenfalls zu erhöhten Kreatinin-Konzentrationen führen.
3. Bei verminderter renaler Perfusion (z. B. bei Dehydratation) und nachfolgend verminderter Diurese steigt **Harnstoff** im Serum **schneller an als Kreatinin** (Thomas 2008). Ursache ist die verstärkte tubuläre Rückdiffusion des Harnstoffs. Der Harnstoff/Kreatinin-Quotient kann helfen, prärenale und postrenale Ursachen einer akuten Nierenschädigung von renalen Ursachen abzugrenzen.
4. **Kreatinin-blinder Bereich**: Bei mäßig bis mittelgradig eingeschränkter Nierenfunktion (GFR 80–40 ml/min/1,73m^2) kommt es zusätzlich zur glomerulären Filtration zu einer verstärkten tubulären Sekretion von Kreatinin, bei chronischer Niereninsuffizienz gar zu einer extra-renalen Kreatinin-Ausscheidung über den Gastrointestinaltrakt. In diesen Fällen besteht noch keine inverse Beziehung zwischen Serumkreatinin und Filtrationsrate, da der Serumkreatinin-Wert noch nicht über den Referenzbereich ansteigt (Thomas 2008).
5. Die **Nahrungsaufnahme** ist zu berücksichtigen. Bei vielen akuten Erkrankungen ist diese gering und führt dann auch bei eingeschränkter Filtration nur zu geringen Kreatinin-Anstiegen (ebenso bei muskelschwachen und/oder hospitalisierten bzw. kritisch kranken Patienten).
6. Die **Halbwertzeit** von Kreatinin beträgt 2,5 h (beim Gesunden).
7. Es gibt keine **zirkadiane Rhythmik**.
8. Die **molare Masse** beträgt 113,12 g/mol.
9. **Einflussfaktoren** (Tab. 5.1): Muskelmasse, Alter, Geschlecht, Medikamente, Hydrierungszustand, körperliche Belastung, Ernährung (Fleisch)
10. **Diagnosekriterien** der akuten Nierenschädigung (nach KDIGO 2012): Eine akute Nierenschädigung liegt vor, wenn das **Serumkreatinin** innerhalb von max. **48 h um mindestens 26,5 µmol/l** oder innerhalb von max. **7 Tagen auf mindestens das 1,5-fache** eines bekannten oder angenommenen Ausgangswertes

ansteigt. Unabhängig davon erfüllt ein Abfall der Urinausscheidung auf weniger als 0,5 ml/kg Körpergewicht/h für mindestens 6 h ebenfalls ein hinreichendes Diagnosekriterium.

> Kreatinin i. S. ist ein Surrogat-Marker für die Filtrationsleistung der Niere. Der Anstieg von Kreatinin in einem bestimmten Zeitraum ist ein hinreichendes Kriterium für die Diagnose akute Nierenschädigung. Zahlreiche nicht-renale Faktoren beeinflussen die Kreatinin-Konzentration und müssen bei der Bewertung berücksichtigt werden. Das Gleiche trifft für die Bestimmungsmethode nach Jaffé zu. Der Kreatinin-Anstieg ist ein unspezifischer Marker und lässt keine Rückschlüsse auf die Art und Ursache der Nierenschädigung zu. Da Kreatinin erst relativ spät auf eine Nierenschädigung hinweist, ist die alleinige Bestimmung bzw. ein einzelner Kreatinin-Wert zur Früherkennung der akuten Nierenschädigung nicht geeignet.

5.2.2 Cystatin C als alternativer Marker der Nierenfunktion

Cystatin C ist ein Cystein-Proteinaseinhibitor, der von allen kernhaltigen Zellen des menschlichen Körpers mit konstanter Rate gebildet wird. Das Protein zirkuliert im Blutkreislauf und ist auch im Liquor gesunder Patienten nachweisbar. Cystatin C ist mit 13 kDa ein sehr kleines Protein, nicht an Plasmaproteine gebunden und wird daher glomerulär frei filtriert. Anschließend wird es im Tubulus fast vollständig reabsorbiert und abgebaut, sodass es nicht in den Blutkreislauf zurückgelangt. Im Gegensatz zu Kreatinin gibt es keine extra-renale Ausscheidung von Cystatin C und auch keine tubuläre Sekretion. All diese physiologischen Eigenschaften machen Cystatin C zu einem fast **idealen Marker der glomerulären Filtration**. Ein weiterer Vorteil besteht darin, dass Cystatin C im Vergleich zu Kreatinin weitestgehend unabhängig von extra-renalen Einflussfaktoren wie Muskelmasse, Alter und Geschlecht ist (◘ Tab. 5.1). Der größte Vorteil von Cystatin C ist jedoch, dass sogar milde Einschränkungen der GFR (ab GFR <80 ml/min) im »Kreatinin-blinden Bereich« erfasst werden. Insofern stellt Cystatin C den besseren Marker der Filtrationsrate dar, eine Tatsache, die in zahlreichen Studien belegt wurde (Kyhse-Andersen et al. 1994; Narvaez-Sanchez et al. 2008). Verglichen mit Kreatinin hat Cystatin C die bessere Sensitivität (Roos et al. 2007).

Trotz der genannten Vorteile hat es Jahrzehnte gedauert, bis Cystatin C sich in der Routinediagnostik etablierte. Ein Grund dafür mag die hohe Variabilität der Testkits sowie die lange Zeit fehlende Standardisierung sein (► Abschn. 5.2.2.2). Ein weiterer wesentlicher Grund liegt womöglich in den hohen Reagenzienkosten, die ca. 10fach höher als bei einer Kreatinin-Bestimmung sind und die dazu geführt haben, dass Cystatin C, mit dem Hinweis auf die hohen Laborkosten, das Serumkreatinin als Nierenfunktionsmarker bislang nicht abgelöst hat.

Die bessere Sensitivität von Cystatin C bei milden-moderaten Einschränkungen der GFR legt die Vermutung nahe, dass Cystatin C das Potential eines frühen Markers der akuten Nierenschädigung hat. Ob Cystatin C für die Diagnose und Früherkennung der akuten Nierenschädigung geeignet ist, konnten mehrere Studien nicht übereinstimmend klären, da eine Relevanz von Cystatin C als früher Marker der akuten Nierenschädigung in einigen, aber nicht in allen Studien nachgewiesen werden konnte (Wang et al. 2014). Hierbei könnten präanalytische Unterschiede in Bezug auf Probenlagerung bis zur Analyse sowie der Einsatz unterschiedlicher Methoden (z.B. ELISA) eine Rolle gespielt haben. Diese Probleme könnten zukünftig durch Etablierung einer Referenzmethode und Sicherstellung einer Rückführbarkeit der Methoden aufgehoben werden. Zum gegenwärtigen Zeitpunkt scheint Cystatin C als Biomarker einer akuten Nierenschädigung zumindest für bestimmte Patientenkollektive, wie z. B. herzchirurgische Patienten (Kiessling et al. 2014), Neugeborene (Treiber et al. 2014) und Patienten mit ACLF (*acute-on-chronic liver failure*, Wan et al. 2013), relevant zu sein.

Einflussfaktoren (◘ Tab. 5.1)
Eingeschränkt ist der Einsatz von Cystatin C u. a. bei **Erkrankungen der Schilddrüse**. Schilddrüsenhormone stimulieren die Cystatin C Bildung sowohl *in vitro* als auch *in vivo*. In kritisch kranken Patienten korreliert Cystatin C positiv mit FT4,

sodass in Abhängigkeit von der FT4-Konzentration im Serum der *Cut-off* von Cystatin C angepasst werden müsste. Diese neuen Erkenntnisse sind bisher noch nicht im klinischen Alltag umgesetzt, sodass entsprechende Erfahrungen noch fehlen. Unabhängig vom Cystatin-C-Basiswert führt ein Abfall der GFR zu einem Anstieg von Cystatin C, sodass auch hier, wie beim Kreatinin, die dynamische Änderung (Anstieg) von Cystatin C wahrscheinlich eine größere Bedeutung für die Diagnose eines renalen Funktionsverlustes haben könnte, wohingegen ein definierter »*Cut-off*« Wert eher ungeeignet scheint (Wang et al. 2014).

Methode
- Partikel-verstärkte Immunturbidimetrie (PETIA)
- Partikel-verstärkte Immunnephelometrie (PENIA)

Für den PENIA werden in der Literatur einheitlichere Referenzbereiche berichtet, da hier der Gerätehersteller auch der Reagenzhersteller ist. Die Rückführbarkeit auf einen einheitlichen Referenzstandard, die z. T. schon realisiert ist, bildet die Grundlage für die Ermittlung vergleichbarer Messwerte mit beiden Methoden.

Stabilität im Untersuchungsmaterial
- Bei Raumtemperatur 7 Tage (in Serum bzw. Plasma); bei -20°C 1-2 Monate; mind. 6 Monate bei -80°C (Thomas 2008)

> **Vergleich von Cystatin C und Kreatinin**
> Cystatin C ist wie Kreatinin ein Indikator der Filtrationsleistung. Im Vergleich zu Kreatinin schneidet Cystatin C besser ab, da er
> - schon bei geringen Einschränkungen der GFR (ab < 80 ml/min) ansteigt,
> - dem Kreatinin-Anstieg zeitlich (ca. 1–2 Tage) vorausgeht und
> - weniger extra-renalen Einflussfaktoren unterliegt.
>
> Ebenso wie Kreatinin lässt auch Cystatin C lediglich die Aussage der verminderten Filtrationsleistung zu und gibt keine Hinweise in Bezug auf Art und Ursache der Nierenschädigung.

5.2.3 Rechenmodelle zur Abschätzung der GFR mittels Kreatinin und Cystatin C

Da die Kreatinin-Konzentration und die Cystatin-C-Konzentration im Serum bei eingeschränkter Nierenfunktion mit der glomerulären Filtrationsrate (GFR) korreliert, wurden zur Verlaufskontrolle von Patienten mit chronischer Niereninsuffizienz verschiedene Rechenmodelle entwickelt, um anhand der aktuellen Serumkonzentrationen ohne großen Aufwand Rückschlüsse auf die Filtrationsleistung der Niere ziehen zu können. Dabei sind die verschiedenen, zur Verfügung stehenden Formeln stets nur für die Patienten optimal geeignet, die auch das Kollektiv zur Ermittlung der Formel gestellt haben. Zudem ist die Aussagekraft der berechneten GFR in ähnlicher Weise wie die Kreatinin- und Cystatin-C-Serumwerte durch den jeweiligen »blinden Bereich« eingeschränkt. Die GFR ist u. a. abhängig von der Nierengröße und diese korreliert mit der Körperoberfläche (BSA, *Body Surface Area*). Kleine Menschen (z. B. Kinder) haben eine niedrigere GFR als große Menschen. Die kleinste GFR haben Säuglinge (ca. 1 ml/min), wogegen Erwachsene eine GFR von bis zu 200 ml/min aufweisen können. Damit die abgeschätzte GFR (eGFR für estimated GFR) zwischen den Patienten vergleichbar ist, wird sie einheitlich auf die Standardkörperoberfläche von 1,73 m^2 (das entspricht der Körperoberfläche eines durchschnittlichen 25-jährigen im Jahr 1928) bezogen angegeben. Auch die zur Bewertung herangezogenen Referenzbereiche beziehen sich auf diese Standardkörperoberfläche.

Manchmal ist es notwendig, aus der eGFR die GFR in ml/min zu berechnen, bezogen auf die tatsächliche BSA des Patienten. Da adipöse Patienten zwar eine große BSA haben, diese jedoch vorrangig auf der Körperfülle beruht, die nicht in Beziehung zur Nierengröße steht, ist in diesem Fall lieber die BSA eines gleichgroßen Menschen mit normaler Konstitution zu verwenden, da das Ergebnis sonst falsch hoch ausfällt (◘ Tab. 5.2).

Die aktuell favorisierte CKD-EPI-Formel (Levey et al. 2009) zur Abschätzung der GFR anhand der Serumkreatinin-Konzentration ist auf die Standardkörperoberfläche eingestellt und berücksich-

Tab. 5.2 Vergleichbarkeit der auf die Standardkörperoberfläche von 1,73 m² bezogenen GFR

	Kind		Normosomer Erwachsener		Adipöser Erwachsener
Alter	Alter	<	Alter	=	Alter
Muskelmasse/Kreatinin	Crea	<	Crea	=	Crea
BSA in m²	BSA	<	BSA	<	BSA
Größe	Größe	<	Größe	=	Größe
GFR in ml/sec bzw. ml/min	GRF	<	GFR	=	GFR
eGFR in ml/sec/1,73m²	eGFR	=	eGFR	=	eGFR

tigt das Alter des Patienten sowie das Geschlecht und die Hautfarbe als stärkste Einflussfaktoren auf die Muskelmasse. Das Ergebnis der CKD-EPI-Formel ist eine geschätzte GFR, die ein gleichaltriger Durchschnittstyp (Mann bzw. Frau mit 1,73 m² Körperoberfläche) mit dem aktuell gemessenen Kreatinin-Wert (enzymatische Bestimmungsmethode) des Patienten hätte. Weiterer Vorteil der CKD-EPI-Formel ist, dass sie auch im Grenzbereich von gesunder Funktion und beginnender Niereninsuffizienz zuverlässiger als andere Formeln (z. B. MDRD) ist, die höhere GFR-Bereiche stets falsch niedrig berechnet haben. Limitiert ist der Einsatz sämtlicher Kreatinin-basierten GFR-Abschätzungen bei allen Zuständen/Erkrankungen, in denen der Patient von der »normalen« Muskelverteilung abweicht, etwa bei stark muskulösen Menschen (hier resultiert ein hoher physiologischer Serumkreatinin-Wert und demzufolge eine verminderte eGFR) bzw. bei Muskelerkrankungen oder wenig Muskelmasse, oder aber wenn starke nicht-renale Faktoren, die die Kreatinin-Konzentration beeinflussen, vorliegen. In diesem Fall empfiehlt es sich, Cystatin-C-basierte Formeln zu verwenden bzw. im Zweifelsfall auf den Goldstandard, die Messung der Clearance eines exogenen Markers, zurückzugreifen.

Einen Überblick über alle aktuell angewendeten Formeln inkl. webbasierten eGFR-Berechnungen bietet folgender Link: ▶ http://www.kidney.org/professionals/kdoqi/gfr.cfm

> Die Abschätzung der GFR über den Serumkreatinin- bzw. Serumcystatin-C-Wert eignet sich zum Monitoring der Nierenfunktion eines Patienten, kann in Abhängigkeit von der Muskelmasse (bei Kreatinin) jedoch stark von der tatsächlichen GFR abweichen. Um den behandelnden Arzt frühzeitig auf die Nierenfunktion seines Patienten aufmerksam zu machen ist es zur allgemeinen Routine geworden, die eGFR zusätzlich und unaufgefordert zusammen mit der Kreatinin- bzw. Cystatin-C-Bestimmung auf dem Laborbefund mit anzugeben.

5.2.4 Neue Biomarker: Frühe Marker des akuten Tubulusschadens

Im Rahmen einer ischämischen Schädigung der Niere, eine der häufigsten Ursachen für die akute Nierenschädigung, kommt es am ehesten zu einer Schädigung des Tubulus (proximalen Tubulus), weil die Tubuluszellen aufgrund begrenzter eigener Energiekapazitäten auf die Sauerstoffversorgung angewiesen sind. Der Sauerstoffmangel setzt verschiedene pathophysiologische Prozesse in Gang, die wiederum zu Veränderungen im Proteinmuster und zu funktionellen Veränderungen des Tubulus führen. Die funktionellen Veränderungen manifestieren sich z. B. in Störungen der Transportmechanismen, die für die Reabsorption niedermolekularer Stoffe, der Hauptaufgabe des Tubulus, erforderlich sind. Ein Beispiel dafür ist das bekannte Markerprotein »alpha-1-Mikroglobulin« (A1M), das bei Nachweis im Urin einen tubulären Funktionsverlust anzeigen kann. A1 M wird beim Gesunden im Tubulus reabsorbiert. Bei einer Schädigung des Tubulus sind die physiologischen Proteinresorptionsmechanismen gestört, was zu einem Anstieg von alpha-1-Mikroglobulin (33kDa) im Urin führt. Das gilt gleichermaßen für alle filtrierten Proteine, die normalerweise im proximalen Tubulus reabsorbiert werden: so auch für Cystatin C. Der Nachweis von Cystatin C im Urin kann im Vergleich zum Cystatin-C-Anstieg im Blut ein früherer und sensitiverer Marker einer akuten Nierenschädigung, z. B. ausgelöst durch nephrotoxische Kontrastmittel (Duan et al. 2013) sein. **Somit ist Cystatin C beides: im Blut ein Marker der glomerulären Filtration und im Urin ein Marker der Tubulusfunktion**. Eine gleichzeitig vorhandene Albuminurie verstärkt den Effekt des Anstiegs der Markerproteine, da beide Proteine um den epithelständigen Rezeptor Megalin, der für die Reabsorption erforderlich ist, konkurrieren.

Die Tatsache, dass es sich beim akuten Tubulusschaden um frühe Veränderungen einer akuten Nierenschädigung handelt, hat dazu geführt, dass dieser in den vergangenen Jahren einen Gegenstand intensiver Forschung darstellte, mit dem Ziel, die pathophysiologischen Vorgänge der akuten Nierenschädigung besser zu verstehen und **frühe Biomarker einer akuten Nierenschädigung** zu identifizieren. Die veränderten Proteinmuster, die den funktionellen Veränderungen vorausgehen, wurden in zahlreichen tierexperimentellen Ansätzen (Ischämie-Reperfusions-Modelle, Toxine, Kontrastmittel) analysiert und klinisch erprobt. Das Spektrum der identifizierten Marker ist umfangreich und umfasst im Wesentlichen 3 Gruppen von Molekülen:

- die bereits erwähnten **nicht-reabsorbierten Marker**,
- unter dem Einfluss der Schädigung **hochregulierte renale Proteine** sowie
- **Proteine**, die von **einwandernden Immunzellen** stammen.

Neutrophilen Gelatinase-assoziiertes Lipocalin (NGAL)

NGAL ist einer der bestuntersuchten neuen Biomarker der akuten Nierenschädigung, der sein Potential in zahlreichen klinischen Studien unter Beweis gestellt hat (Mishra et al. 2005; Haase et al. 2009). Da die Analyse von NGAL inzwischen auch auf automatisierten Laborgeräten möglich ist, hat NGAL bereits Einzug in die Routinediagnostik einzelner Labore gehalten.

NGAL ist ein 25–kDa-Protein aus der Lipocalin-Familie. Lipocaline binden und transportieren kleine Moleküle. NGAL, das ursprünglich in Neutrophilen nachgewiesen wurde, wird in geringen Mengen von Leber, Milz und Niere exprimiert und ist in Spuren bei jedem Gesunden sowohl im Blut als auch im Urin nachweisbar. Im hypothesenfreien Ansatz zeigte sich in einem Tiermodell mit renalem Ischämie-Reperfusionsschaden, später auch bei Sepsis und Nephrotoxinexposition die NGAL-Expression früh und deutlich hochreguliert, was mit einer NGAL-Protein Erhöhung im Nierengewebe, im Urin und im Blut einherging (Mishra et al. 2003; Paragas et al. 2011). NGAL spielt durch die Bindung von Eisen-Siderophoren-Komplexen eine Rolle in der Abwehr bakterieller Infektionen. In Abhängigkeit vom Syntheseort sind unterschiedliche Formen des Proteins vorhanden: neben Monomeren (25 kDa), die den größten Anteil des von tubulären Epithelzellen gebildeten NGALs ausmachen, finden sich auch 45-kDa-Homodimere sowie 135 kDa, an Gelatinase gebundene Heterodimere. Die Homodimere sind spezifisch für Neutrophile. Physiologische, zirkulierende NGAL-Konzentrationen sind in Blut und Urin gleichermaßen niedrig. Die Eliminierung des Proteins erfolgt renal: NGAL wird glomerulär filtriert, im Tubulus reabsorbiert und abgebaut. Die normalerweise im Urin messbaren NGAL-Spiegel stammen wahrscheinlich von Neutrophilen oder vom Blasenepithel bzw. sind filtrierte, nicht resorbierte Moleküle. NGAL hat bakteriostatische und anti-apoptotische Effekte sowie einen proliferationsfördernden Einfluss auf renale Tubuluszellen. Diese Eigenschaften unterstützen die Annahme, dass **NGAL möglicherweise an der Induktion renaler Reparaturmechanismen beteiligt** ist.

Große Aufmerksamkeit zog NGAL als möglicher Biomarker der akuten Nierenschädigung auf sich, nachdem renale **Ischämie-Reperfusions-Versuche** am Mausmodell zu einem markanten Anstieg von NGAL im Blut und im Urin führten. Ursache für diesen Anstieg war nachweislich eine deutliche **Expressionssteigerung von NGAL in den geschädigten Arealen der Niere**, die bereits innerhalb von 3 –6 h nach dem herbeigeführten Sauerstoffmangel nachweisbar war (Maximum: 12 h). Als Syntheseort für NGAL konnten proximaler Tubulus (Mishra et al. 2003), distaler Tubulus (Devarajan 2008), der dicke aufsteigende Ast der Henle-Schleife sowie die Sammelrohre (Paragas et al. 2011) identifiziert werden. Die **Freisetzung von NGAL in Urin und Blut** erfolgte parallel und war dort ebenfalls schon innerhalb kürzester Zeit (2–3 h nach einer klinisch relevanten Ischämie) nachweisbar, lange bevor sich Änderungen im Kreatinin-Spiegel zeigten. Wie weitere tierexperimentelle Ansätze zeigten, wird NGAL nicht nur durch Ischämie-Reperfusion induziert, sondern auch durch **nephrotoxische Substanzen** (z. B. Cisplatin, Mishra et al. 2004; Gentamicin, Hoffmann et al. 2010), **jodhaltige Kontrastmittel** und **Lipopolysaccharide** (Han et al. 2012) und zeigt somit eine große Relevanz (Bandbreite) in Bezug auf die häufigsten Ursachen/Auslöser einer akuten Nierenschädigung. In allen tierexperimentellen Untersuchungen reflektierten die NGAL-Konzentrationen in den geschädigten Arealen der Niere und im Urin die Nierenschädigung akkurater als die zum Vergleich herangezogenen Kreatinin-Spiegel im Serum. Das Ausmaß der Schädigung korrelierte hierbei mit der Höhe der Werte.

Nachfolgend wurden zahlreiche klinische Studien mit insgesamt mehr als 7000 Patienten durchgeführt, um die klinische Bedeutung von NGAL zu untersuchen. Neben Studien mit kontrastmittelinduzierter akuter Nierenschädigung bildeten herzchirurgische Patienten den Großteil der Studienkollektive, da es im Rahmen dieser Eingriffe zu einer renaler Minderdurchblutung (Ischämie) kommt. Außerdem steht dabei der Zeitpunkt der Schädigung fest und ermöglicht die Aufnahme eines zeitlichen Verlaufs der NGAL-Änderungen im Urin bzw. im Blut. Die meisten Studien stimmten darin überein, dass NGAL-Anstiege sowohl im Blut als auch im Urin starke und unabhängige Prädiktoren einer akuten Nierenschädigung sind.

In der Zusammenschau kann ein NGAL-Anstieg eine ähnliche Aussage zur Nierenfunktion ermöglichen (Tubuluszellschaden) wie ein Transaminasen-Anstieg über die Leberfunktion (Leberzellschaden). Das Protein hat extra-renale Syntheseorte, auf die, auch bei Vorliegen einer akuten Nierenschädigung, zumindest ein kleiner Anteil der NGAL-Erhöhung zurückzuführen ist. Patienten mit Sepsis haben auch ohne akute Nierenschädigung erhöhte NGAL-Werte im Blut und Urin, wobei die höchsten Werte bei Vorliegen einer Sepsis und akuter Nierenschädigung gemessen werden. Extra-renale Quellen bei Sepsis sind vor allem Leukozyten und die Leber. Harnwegsinfekte können zu falsch positiven NGAL-Werten im Urin führen (Yilmaz et al. 2009), wenngleich die NGAL-Konzentrationen bei einem Harnwegsinfekt unterhalb derer bei einer akuter Nierenschädigung zu liegen scheinen (Yilmaz et al. 2009). Dadurch wird die Interpretation erhöhter NGAL-Werte, ähnlich zur Interpretation von Troponinwerten, vor allem bei kritisch kranken Patienten, erschwert. Eine Möglichkeit, die Sensitivität für akute Nierenschädigung zu erhöhen, besteht darin, Assays zu entwickeln und zu verwenden, die ausschließlich die spezifischen renalen NGAL-Monomere erkennen. Damit könnte man im Idealfall eine, dem kardialen Troponin ähnliche Organspezifität erreichen. Der zweite Punkt, in dem NGAL im Vergleich zu Troponin nicht »mithalten« kann, ist das Zeitfenster, in dem erhöhte Werte nachweisbar sind. Im Gegensatz zu Troponin beginnt NGAL nach Erreichen der Maximalspiegel (12 h nach dem Ereignis) schnell wieder zu sinken und ist bereits nach wenigen Stunden im Normalbereich. Das mag bei der engmaschigen Überwachung von Risikopatienten keine Rolle spielen, wohl aber bei Patienten in der Notaufnahme oder Patienten, bei denen der Zeitpunkt der Nierenschädigung unbekannt ist. Das Wissen um den zeitlichen Ablauf der NGAL-Induktion und -Freisetzung macht den Marker zu einem wichtigen Werkzeug in der Überwachung von Risikopatienten, vor allem derer, die zu einem bekannten Zeitpunkt einer Nierenschädigung ausgesetzt sind (herzchirurgisch operierte bzw. kritisch kranke Patienten, bei Kontrastmittelgabe, nephrotoxischen

Tab. 5.3 Übersicht über die Assay-spezifischen Referenzbereiche für NGAL (laut Hersteller)

Assay	Probenmaterial	Referenzbereich	Hinweise zum Referenzbereich/ Messbereich
Abbott	Urin	≤131,7 ng/ml (95. Perzentile)	Messbereich 10,0–1500 ng/ml
Alere	EDTA-Vollblut, EDTA-Plasma	≤153 ng/ml (95. Perzentile)	Messbereich 15–1300 ng/ml
BioPorto	EDTA-Plasma Urin	≤63 ng/ml (mittlere NGAL-Konzentration bei Gesunden) ≤5,3 ng/ml (mittlere NGAL-Konzentration bei Gesunden)	Messbereich: 25–5000 ng/ml Min: 37 ng/ml; Max: 106 ng/ml Min: 0,7 ng/ml; Max: 9,8 ng/ml

Laut Hersteller: empfohlene Entscheidungsgrenze für das Vorliegen einer akuten Nierenschädigung bei NGAL-Werten oberhalb der 95. Perzentile

Therapien). Über den NGAL-Verlauf in anderen klinischen Szenarien liegen noch nicht genügend Daten vor. Derzeit existieren noch keine verbindlichen *Cut-offs* (Trennwerte) zur klinischen Anwendung von NGAL. Auf der Grundlage von Studien, welche eine NGAL-Messung mit standardisierten Laborplattformen durchführten (◘ Tab. 5.3), können jedoch erhöhte Werte >150–250 ng/ml als Zeichen für eine akute tubuläre Schädigung bzw. als akute Nierenschädigung gewertet werden. Hinderlich für eine breitere klinische Nutzung und damit auch Akkumulation klinischer Erfahrungswerte, die letztlich für die Beurteilung des Nutzens von NGAL im Alltag wichtig sind, ist der nach wie vor relativ hohe Preis dieses Parameters. Demgegenüber stehen die Kosten von – möglicherweise bei früher Einleitung therapeutischer Maßnahmen vermeidbaren – Komplikationen bei spät erkannter und behandelter akuter Nierenschädigung (Dasta et al. 2008).

Mögliche Einschränkungen der Aussagekraft

Eine Reihe von Erkrankungen (z. B. Sepsis, Harnwegsinfekte, chronische Nierenerkrankung) führen zu erhöhten NGAL-Werten auch ohne Vorliegen einer akuten Nierenschädigung. Proteinurien (Albuminurie, tubuläre Proteinurie) führen zu einem Anstieg von nicht resorbiertem NGAL im Urin, eine verminderte GFR wiederum zu einer verminderten Ausscheidung von NGAL und damit zu einem Anstieg im Blut. Ist der Zeitpunkt der Nierenschädigung unbekannt, ist womöglich das Zeitfenster, in dem erhöhte NGAL-Konzentrationen erfasst werden können, überschritten und NGAL nicht mehr von Nutzen. Außerhalb der in Studien untersuchten klinischen Situationen (herzchirurgische Eingriffe, Kontrastmittelexposition, kritische Erkrankung, Nephrotoxine) gibt es keine Hinweise auf die Bewertung vorliegender NGAL-Werte, z. B. bei massiver Leukozytose.

Ausblick

Erste Daten (Di Somma et al. 2013) weisen darauf hin, dass die Kenntnis des NGAL-Testergebnisses die Treffsicherheit der ärztlichen Risikoeinschätzung für wichtige renale Ereignisse in einem klinisch relevanten Maßstab verbessern kann. Andere Marker, wie *Kidney Injury Molecule 1* (KIM-1) oder die Kombination aus Zellzyklus Arrestmarkern wie TIMP-2 und IGFBP7 zeigten sich vielversprechend zum Monitoring von potentiell nephrotoxisch wirksamen Medikamenten (Urin KIM-1) bzw. zur Risikostratifizierung des Auftretens einer akuten Nierenschädigung bei intensivpflichtigen Patienten (Urin TIMP-2/IGFBP7).

Wünschenswert ist die Durchführung von Metaanalysen von vergleichbaren Studien unter Verwendung routinetauglicher standardisierter Tests (Laborplattformen) zur sofortigen Analyse des Probenmaterials, um die sich gegenwärtig abzeichnenden Trennwerte von NGAL für eine akute Nierenschädigung (>150–250 ng/ml) zu überprüfen bzw. erhärten.

Methoden
- *Chemilumineszenz Mikropartikel Immunoassay* (CMIA, Abbott) auf dem ARCHITECT (Abbott); NGAL im Urin
- *Partikelverstärkte Immunturbidimetrie* (PETIA, BioPorto) auf verschiedenen Laborplattformen, NGAL im Urin und Plasma
- *Fluoreszenz-Immunoassay* (Alere), *point-of-care* Test mit dem Alere Triage® MeterPro: NGAL in EDTA-Vollblut oder Plasma

In Abhängigkeit vom verwendeten Assay (◘ Tab. 5.3) kommt es aufgrund der unterschiedlichen Anti-NGAL-Antikörper, die zur Detektion verwendet werden, zu unterschiedlichen Messwerten, die untereinander nicht vergleichbar sind. Daraus resultieren Assay-spezifische Referenzbereiche und Entscheidungswerte:

Der CMIA von Abbott ist für NGAL-Bestimmungen im Urin evaluiert und korreliert am besten mit den Ergebnissen des Western Blots (monomere Form von NGAL spezifisch für akute Nierenschädigung) (Nickolas et al. 2012).

Mit standardisierten Laborplattformen gemessene erhöhte Werte >150–250 ng/ml können als Zeichen für eine tubuläre Schädigung gewertet werden. Werte >500 bzw. >1000 ng/ml gehen mit einem deutlich erhöhten Risiko für die Einleitung einer akuten Nierenersatztherapie einher.

- Untersuchungsmaterial: Spontanurin
- Stabilität: Raumtemperatur: 1 Tag
- Kühlschrank: 3 (7) Tage (Abbott), Lagerung >7 Tage bei -70°C möglich (Abbott)

> NGAL ist ein physiologisches Protein des Nierenepithels. Bei ischämischer bzw. toxischer Schädigung wird NGAL in der Niere verstärkt exprimiert (hochreguliert) und gelangt in den Blutkreislauf und in den Urin, wo es schon kurze Zeit (ca. 3–6 h) nach der Schädigung in erhöhter Konzentration gemessen werden kann. Somit ist NGAL in der Lage, eine Nierenschädigung zu einem frühen Zeitpunkt anzuzeigen, z. T. lange bevor sich evtl. eine verminderte Filtrationsleistung der Niere manifestiert. Das Potential liegt im Moment vor allem in der Überwachung von Risikopatienten, die einem nierenschädigenden Einfluss ausgesetzt waren bzw. sind. Urin ist in der Regel ein leicht zugängliches, nicht invasiv zu gewinnendes Probenmaterial. Der Vorteil einer Bestimmung von NGAL im Blut liegt darin, dass eine Probe jederzeit gewonnen werden kann. Dies ist bei der Wahl des Untersuchungsmaterials zur NGAL-Bestimmung zu berücksichtigen.

Weitere potenzielle Biomarker der Nierenschädigung

Neben NGAL wurden in den letzten Jahren viele andere Biomarker, die im Zusammenhang mit einer Nierenschädigung stehen, identifiziert, untersucht und diskutiert. Die bekanntesten unter ihnen sind *Kidney Injury Molecule 1* (**KIM-1**), Interleukin-18 (**IL-18**) und *Liver Fatty Acid-Binding Protein* (**L-FABP**). Das Spektrum der Marker umfasst neben den bekannten funktionellen Filtrationsmarkern (Kreatinin und Cystatin C) Proteine, die glomeruläre Schäden anzeigen (z. B. Albumin im Urin), aufgrund von Tubuluschäden nicht reabsorbierte Proteine (Albumin und Cystatin C im Urin), von zerstörten Tubulus-Epithelzellen in den Urin freigesetzte Enzyme wie Alanin-Aminopeptidase (AAP), Alkalische Phosphatase (AP), α-Glutathion-S-Transferase (GST) und N-Acetyl-Glucosaminidase (NAG) sowie als Reaktion auf die Schädigung hochregulierte, im Urin nachweisbare Proteine (NGAL, KIM-1, IL-18, L-FABP).

> Denkbar ist, dass – unter Verwendung eines Markerpanels – auch Aussagen zur Ursache der akuten Nierenschädigung, zum Stadium der akuten Nierenschädigung oder zur Prognose möglich sein werden. Die Entwicklung entsprechender diagnostischer Algorithmen ist wichtig, um gezielte therapeutische Strategien zu entwickeln und dann klinisch umzusetzen.

5.3 Labordiagnostik bei akuter Nierenschädigung – AKI-Frühwarnsystem

5.3.1 Der hospitalisierte Patient

Das Vorliegen einer akuten Nierenschädigung ist leitlinienbasiert definiert über einen Abfall der Urinausscheidung bzw. einen Anstieg der Serumkreatinin-Konzentration in einer bestimmten Zeit (KDIGO 2012). Grundsätzliche Voraussetzung ist hierbei, dass
1. ein labordiagnostisches **Monitoring der Kreatinin-Konzentration** in bestimmten Zeitintervallen (Überwachungsintervallen) und
2. eine **Bewertung** des Anstiegs **ausgehend vom Basiswert/Ausgangswert** des Patienten unter Berücksichtigung der individuellen Einflussfaktoren erfolgt.

Die Indikation für die **Überwachung des Kreatinin-Spiegels** (und der Urinausscheidung) wird laut KDIGO für **Patienten mit einem hohen Risiko** (◘ Tab. 5.4) für eine akute Nierenschädigung empfohlen. Die Risikostratifizierung von Patienten, die einem renalen Stressfaktor ausgesetzt waren oder werden, steht entsprechend an erster Stelle gefolgt von einem Monitoring von Serumkreatinin und Urinausscheidung. Dauer und der Zeitplan der Überwachung sind dabei entsprechend des individuellen Risikos zu wählen. Die **Kreatinin-Bestimmung** sollte bei hohem Risiko für bzw. vorliegender akuter Nierenschädigung mindestens **1 x täglich** erfolgen.

Das Labor ist in der Lage, das Monitoring von Laboreinzelwerten EDV-gestützt umzusetzen. So ist der chronologische Kreatinin-Verlauf im Befund darstellbar (◘ Abb. 5.1), aktuelle Werte können automatisch mit entsprechenden Vorwerten verglichen werden. Änderungen der Kreatinin-Konzentrationen, die die Kriterien für eine akute Nierenschädigung erfüllen, werden gekennzeichnet und entsprechend befundet. Die Diagnosestellung einer akuten Nierenschädigung ist aber letztlich nur in Zusammenschau der Laborparameter und der klinischen Situation möglich. Sowohl falsch positive Warnmeldungen als auch falsch negative Befunde sind denkbar, wenn man sich die zahlreichen Einflussfaktoren des Kreatinins und mögliche Störfaktoren der Kreatinin-Bestimmung vor Augen hält (◘ Tab. 5.1). Der klinische Kontext (z. B. Behandlungen, Risikofaktoren laut ◘ Tab. 5.4, Medikamente), der dem Labormediziner zumeist nicht zur Verfügung steht, kann bei Warnmeldung die mögliche Ursache der akuten Nierenschädigung enthalten. Patientenbezogene Angaben, wie »Dialyse« oder »Behandlung mit Blutprodukten«, die eine Relevanz für schnelle Veränderungen von Kreatinin-Werten haben, könnten dem Labormediziner zusätzliche Hinweise zur Interpretation der Kreatinin-Werte liefern. Bei Unplausibilität des AKI-Alarms sollte der behandelnde Arzt mit dem Labormediziner Rücksprache halten und ggf. kann die Messung wiederholt werden. In unklaren Fällen kann eine erneute Blutabnahme erforderlich sein.

Die Etablierung eines AKI-Alarmsystems erfordert die Integration der Diagnosekriterien der akuten Nierenschädigung in das Labordatensystem. Dazu müssen die definierten Kriterien vom

◘ **Tab. 5.4** Risikofaktoren und prädisponierende Faktoren als Ursachen einer akuten Nierenschädigung. (Modifiziert nach KDIGO 2012)

Prädisponierende Faktoren	Auslösende Faktoren
Dehydrierung oder Hypovolämie	Sepsis
Fortgeschrittenes Alter	Schock
Frauen	Verbrennung
Chronische Nierenerkrankungen	Trauma
Chronische Erkrankungen von Herz, Lunge und Leber	Herzchirurgischer Eingriff (v. a. mit Herz-Lungen-Maschine)
Diabetes mellitus	Großer operativer Eingriff
Tumorerkrankung	Nephrotoxische Medikamente
Anämie	Kontrastmittel
	Gifte

5.3 · Labordiagnostik bei akuter Nierenschädigung – AKI-Frühwarnsystem

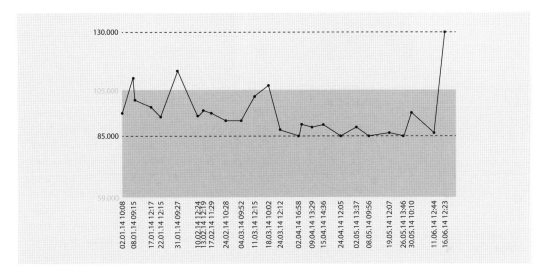

Abb. 5.1 Monitoring der Kreatinin-Werte eines Patienten. Farblich unterlegt ist der Referenzbereich von Kreatinin im Serum. Die Zeitpunkte der Messungen sind mit Datum und Uhrzeit dokumentiert

Labormediziner an die EDV-Abteilung weitergegeben und im Labordatensystem umgesetzt werden.

Die Befundung der Kreatinin-Werte erfolgt durch den Labormediziner. Laborbefunde mit Kreatinin-Werten, die die Kriterien für die Diagnose akute Nierenschädigung erfüllen, werden durch die EDV automatisch markiert und vom Labormediziner um den Kommentar »V. a. Akute Nierenschädigung«, direkt unter der Befundzeile für Kreatinin aufgeführt, erweitert. Eine zusätzliche Hervorhebung des Kommentars im Sinne einer Warnmeldung erscheint sinnvoll, um die Aufmerksamkeit des behandelnden Arztes auf die Verdachtsdiagnose zu lenken und eine rasche weitere Abklärung und ggf. ein nephrologisches Konsil und eine entsprechende Therapie zu ermöglichen. Weitere Informationen, wie z. B. Stadien der akuten Nierenschädigung, Handlungsempfehlungen der KDIGO oder Kodierhinweise, können mit dem Laborbefund als Hilfestellung für den behandelnden Arzt hinterlegt werden.

5.3.2 Der Patient in der Notaufnahme

Das **AKI-Alarmsystem** basiert auf dem Vergleich aktueller Kreatinin-Werte mit den Vorwerten und ist daher für den Patienten, bei denen kein aktueller Vorwert erhältlich ist, **nicht anwendbar**. Wenn kein Kreatinin-Vorwert (Basiswert) verfügbar ist, empfiehlt die KDIGO, einen altersgerechten Normalwert von Kreatinin heranzuziehen. Dieser kann über die Annahme einer eGFR von 75 ml/min/$1{,}73 m^2$ unter Eingabe von Alter und Geschlecht errechnet werden (Okusa et al. 2014). Bei diesem Vorgehen besteht bei dem Vorliegen eines tatsächlich höheren Kreatinin-Ausgangswertes das Risiko für eine Überschätzung der Inzidenz der akuten Nierenschädigung und umgekehrt.

Bei der **Abgrenzung der akuten von der chronischen Nierenschädigung** liefert die Anamnese die wichtigsten Anhaltspunkte. Labordiagnostische Befunde wie **Anämie, Hyperphosphatämie** oder **Hypokalzämie** sind Laborbefunde, die zu einem **chronischen Geschehen** passen, die aber andererseits auch bei **akuter Nierenschädigung** nachweisbar sein können. Die essenzielle Basisdiagnostik bei Verdacht auf akute Nierenschädigung ist in ◘ Tab. 5.5 zusammengefasst.

Zusammenfassung

Derzeit erfolgt eine einheitliche Diagnosestellung und Klassifizierung der akuten Nierenschädigung nach KDIGO-Kriterien: schon geringe Kreatinin-Anstiege von >26,5 µmol/l (bzw. >0,3 mg/dl) identi-

Tab. 5.5 Labordiagnostik bei Verdacht auf akute Nierenschädigung Essenzielle Laborparameter sind fett markiert. (modifiziert nach Büscher und Hoyer 2010)

Untersuchung	Bedeutung/Anmerkung bei akuter Nierenschädigung
Blutbild: Leukozyten, **Hb**, freies Hb, Thrombozyten	Akute Infektion?, Anämie?, Retikulozyten↑, Fragmentozyten?, MCV?, Thrombopenie (HUS, TTP)?
Blutgasanalyse (pH, pCO$_2$, **HCO$_3$**)	Relevante Azidose?
Elektrolyte (Na, **K**, Cl, Ca, PO4, Mg)	Dialyseindikation bei Hyperkaliämie?
Kreatinin, Harnstoff	
Leberwerte (ALT, AST, GGT, Gesamteiweiß, Albumin, LDH, CK, CRP)	
Gerinnungsstatus	
Ggf. Myoglobin, Troponin, Coombs-Test	
Virologie (CMV, EBV, Hantavirus, Hepatitis B, HSV, HIV)	Unbedingt vor Gabe von Blutprodukten asservieren!
Immunologische Basisuntersuchungen: (IgG, IgA, IgM, Komplement (C3, C4) AST/Anti-DNAse, ANA, dsDNS, ANCA-Serologie, Anti-GBM-AK)	
Urinstatus inkl. Mikroskopie des Urinsediments, Urin: Elektrolyte, Kalzium, Phosphat, Glukose, Kreatinin, Eiweiß, Harnsäure, Spezifisches Gewicht und Osmolalität	Glomerulonephritis, entzündliche Nierenerkrankung

fizieren Patienten mit akuter Nierenschädigung. Somit ist die Diagnose »Akute Nierenschädigung« bisher an den Anstieg von Filtrationsmarkern wie Kreatinin gekoppelt, die lediglich die Funktion der Niere bewerten. Aktuelle Empfehlungen gehen dahin, auch Marker der Gewebsschädigung (z. B. NGAL, KIM-1 oder TIMP-2/IGFBP7), die oftmals der Funktionseinschränkung der Niere vorausgehen, in die Diagnose-Kriterien der akuten Nierenschädigung mit aufzunehmen.

Um die Sichtbarkeit von relevanten Kreatinin-Anstiegen und damit die Sichtbarkeit und Wahrnehmung der akuten Nierenschädigung bei Krankenhauspatienten zu erhöhen, ist die EDV-gestützte Auswertung eines Kreatinin-Anstiegs in Form eines Frühwarnsystems mit relativ einfachen Maßnahmen und der Unterstützung des Medizinischen Rechenzentrums bzw. IT umsetzbar. So erleichtert die Kennzeichnung von Patienten auf dem Laborbefund, z. B. mittels der Ausgabe »Akute Nierenschädigung« (AKI-Alarm), die Frühdiagnose. Neue Marker wie Cystatin C haben Vorteile gegenüber der Kreatinin-Bestimmung, sodass bei Verdacht des Vorliegens von Limitationen des Kreatinins bei einem bestimmten Patienten die zusätzliche Cystatin-C-Bestimmung zur bestmöglichen Abschätzung der glomerulären Filtrationsrate unter Nutzung aktueller Formeln erwogen werden kann.

Literatur

Büscher R, Hoyer PF. Akutes Nierenversagen im Kindesalter. Kinder- und Jugendmedizin 6/2010: 325–333

Dasta JF, Kane-Gill SL, Durtschi AJ, Pathak DS, Kellum JA. Costs and outcomes of acute kidney injury (AKI) following cardiac surgery. Nephrol Dial Transplant 2008;23:1970–74

Devarajan P. Neutrophil gelatinase-associated lipocalin (NGAL): a new marker of kidney disease. Scand J Clin Lab Invest 2008;Suppl 241: 89–94

Di Somma S, Magrini L, De Berardinis B, Marino R, Ferri E, et al. Additive value of blood neutrophil gelatinase-associated lipocalin to clinical judgement in acute kidney injury diagnosis and mortality prediction in patients hospitalized from the emergency department. Crit Care 2013;17:R29

Duan SB, Liu GL, Yu ZQ, Pan P. Urinary KIM-1, IL-18 and Cys-c as early predictive biomarkers in gadolinium-based contrast-induced nephropathy in the elderly patients. Clin Nephrol 2013;80:349–354

Greenberg N, Roberts WL, Bachmann LM, Wright EC, Dalton RN, et al. Specificity characteristics of 7 commercial creatinine measurement procedures by enzymatic and Jaffe method principles. Clin Chem 2012;58:391–401

Haase M, Bellomo R, Devarajan P, Schlattmann P, Haase-Fielitz A. Accuracy of neutrophil gelatinase-associated lipocalin (NGAL) in diagnosis and prognosis in acute kidney injury: a systematic review and meta-analysis. Am J Kidney Dis 2009;54:1012–24

Literatur

Han M, Li Y, Liu M, Cong B. Renal neutrophil gelatinase associated lipocalin expression in lipopolysaccharide-induced acute kidney injury in the rat. BMC Nephrol 2012;13:25

Hoffmann D, Fuchs TC, Henzler T, Matheis KA, Herget T, et al. Evaluation of a urinary kidney biomarker panel in rat models of acute and subchronic nephrotoxicity. Toxicology 2010;277:49–58

KDIGO Clinical Practice Guideline for Acute Kidney Injury. Kidney Int Suppl. 2012 doi:10.1038/kisup.2012

Kiessling AH, Dietz J, Reyher C, Stock UA, Beiras-Fernandez A, et al. Early postoperative serum cystatin C predicts severe acute kidney injury following cardiac surgery: a post-hoc analysis of a randomized controlled trial. J Cardiothorac Surg 2014;9:10

Kyhse-Andersen J, Schmidt C, Nordin G, Andersson B, Nilsson-Ehle P, et al. Serum cystatin C, determined by a rapid, automated particle-enhanced turbidimetric method, is a better marker than serum creatinine for glomerular filtration rate. Clin Chem 1994;40:1921–26

Levey AS, Stevens LA, Schmid CH, Zhang YL, Castro AF, 3rd, et al. A new equation to estimate glomerular filtration rate. Ann Intern Med 2009;150:604–612

Lothar T. Labor und Diagnose: Indikation und Bewertung von Laborbefunden für die medizinische Diagnostik. TH-Books Verlagsgesellschaft. 2008; 7. Auflage: 536–537

Mishra J, Ma Q, Prada A, Mitsnefes M, Zahedi K, et al. Identification of neutrophil gelatinase-associated lipocalin as a novel early urinary biomarker for ischemic renal injury. J Am Soc Nephrol 2003;14:2534–43

Mishra J, Mori K, Ma Q, Kelly C, Barasch J, et al. Neutrophil gelatinase-associated lipocalin: a novel early urinary biomarker for cisplatin nephrotoxicity. Am J Nephrol 2004;24:307–15

Mishra J, Dent C, Tarabishi R, Mitsnefes MM, Ma Q, et al. Neutrophil gelatinase-associated lipocalin (NGAL) as a biomarker for acute renal injury after cardiac surgery. Lancet 2005;365:1231–38

Narvaez-Sanchez R, Gonzalez L, Salamanca A, Silva M, Rios D, et al. Cystatin C could be a replacement to serum creatinine for diagnosing and monitoring kidney function in children. Clin Biochem 2008;41:498–503

Nickolas TL, Forster CS, Sise ME, Barasch N, Valle DS, et al. NGAL (Lcn2) monomer is associated with tubulointerstitial damage in chronic kidney disease. Kidney Int 2012;82:718–22

Okusa MD, Davenport A. Reading between the (guide)lines– the KDIGO practice guideline on acute kidney injury in the individual patient. Kidney Int 2014;85:39–48

Paragas N, Qiu A, Zhang Q, Samstein B, Deng SX, et al. The Ngal reporter mouse detects the response of the kidney to injury in real time. Nat Med 2011;17: 216–22

Pianta TJ, Buckley NA, Peake PW, Endre ZH. Clinical use of biomarkers for toxicant-induced acute kidney injury. Biomark Med 2013;7:441-456Roos JF, Doust J, Tett SE, Kirkpatrick CM. Diagnostic accuracy of cystatin C compared to serum creatinine for the estimation of renal dysfunction in adults and children–a meta-analysis. Clin Biochem 2007;40:383–391

Thomas L. Labor und Diagnose. TH-Books 2008

Treiber M, Gorenjak M, Pecovnik Balon B. Serum cystatin-C as a marker of acute kidney injury in the newborn after perinatal hypoxia/asphyxia. Ther Apher Dial 2014;18:57–67

Wan ZH, Wang JJ, You SL, Liu HL, Zhu B, et al. Cystatin C is a biomarker for predicting acute kidney injury in patients with acute-on-chronic liver failure. World J Gastroenterol 2013;19:9432–38

Wang F, Pan W, Wang H, Zhou Y, Wang S, et al. The impacts of thyroid function on the diagnostic accuracy of cystatin C to detect acute kidney injury in ICU patients: a prospective, observational study. Crit Care 2014;18:R9

Yilmaz A, Sevketoglu E, Gedikbasi A, Karyagar S, Kiyak A, et al. Early prediction of urinary tract infection with urinary neutrophil gelatinase associated lipocalin. Pediatr Nephrol 2009;24:2387–92

AKI-Frühwarnsystem: Aus Sicht des Rechenzentrums

Wolf Henkel

6.1 Grundsatz und Anspruch an ein Krankenhausinformationssystem – 70
6.1.1 Konsistenz von Patientendaten – 70
6.1.2 Etablierung IT-gestützter Frühwarnsysteme im klinischen Umfeld – 71
6.1.3 Technische Voraussetzungen – 71
6.1.4 Patientengut aus IT-technischer Sicht – 72
6.1.5 Stufenweise Umsetzung eines AKI-Alarmsystems – 72

Kernaussagen

- Mit Unterstützung medizinischer Software sind Patientendaten, Ergebnisse aus diagnostischen Verfahren und klinisches Wissen in Form von Alarmsystem miteinander verknüpfbar.
- In einem ersten Schritt zur Implementierung eines Alarmsystems zur Früherkennung von Patienten mit akuter Nierenschädigung kann ein ausschließlich auf einem Kreatinin-Anstieg basierender Algorithmus programmiert werden.
- Dieses Alarmsystem kann je nach Ausbaustufe als Textzeile im Laborprogramm hinterlegt, in Form einer SMS an arztseitig vorhandene Handys gesendet oder E-mail-/Web-basiert betrieben werden.

6.1 Grundsatz und Anspruch an ein Krankenhausinformationssystem

Informationssysteme prägen die medizinischen Einrichtungen der Gegenwart. Die Informationsverarbeitung als zentrale Dienstleistung hat sicherzustellen, dass erforderliche Informationen aktuell und sicher sind, Informationstechnologie(IT)-Prozesse im Klinikum ganzheitlich effizient und wirtschaftlich unterstützt werden und die IT-Infrastruktur flexibel für die klinischen Anwendungen ist. Die Bereitstellung von für den Behandlungsprozess relevanter Informationen muss so erfolgen, dass:

- Entscheidungsträger im Klinikum schnell und umfassend mit den notwendigen Leistungs- und Abrechnungsdaten versorgt werden,
- alle notwendigen medizinischen Daten zum Patienten im Klinikum verfügbar sind sowie
- Klinikprozess- und Informationsverarbeitung in bestehender Wechselwirkung unter den sich ständig ändernden Randbedingungen kontinuierlich optimiert werden können.

Gesundheitsinformation wird sowohl in der Patientenversorgung als auch langfristig für statistische Zwecke wie Kostentrends, Epidemiologie, Demographie, Public Health sowie für Zwecke der Ausbildung und Forschung gemeinsam genutzt. Dabei ist eine einrichtungsübergreifende Kooperation aller Beteiligten im Gesundheitswesen durch eine sektorübergreifende Infrastruktur anzustreben.

Im Gesundheitswesen müssen täglich große Mengen von patienten- und prozessrelevanten Daten bewegt werden. Zu diesen zählen u. a.:

- Patientenstammdaten,
- Befunde/Untersuchungsergebnisse (Laborwerte, digitale Bildinformationen),
- Abrechnungsdaten.

Diese Daten sind für die Einweisung ins Krankenhaus, die Weiterbehandlung bzw. Verlegung sowie für die Kodierung und Abrechnung essentiell.

> IT im Gesundheitswesen ist Mittel zum Zweck und sollte auch daran gemessen werden, welche unterstützenden Funktionen dem medizinischen Personal geboten werden (◘ Abb. 6.1).

6.1.1 Konsistenz von Patientendaten

Die Patienten-ID ist eine laufende Nummer, die den Patienten eindeutig identifiziert. Für jeden Aufenthalt eines Patienten wird eine fortlaufende Aufnahme-(Fall-)nummer generiert, die den eindeutigen Bezug zu einem Aufenthalt bzw. einem Abrechnungsfall eines Patienten herstellt. Um eine klinikumsweite Konsistenz der Daten zu erreichen, werden Patienten-ID und Fallnummer an einer zentralisierten Stelle, dem Patientenadministrationssystem (PDMS), generiert. Bei der Aufnahme eines Patienten wird somit entweder eine neue Patienten-ID vergeben (erstmalige Neuaufnahme) oder der Fall mit einer bereits generierten Patienten-ID (wiederholte Aufnahme) verbunden. Die Fallnummer wird als Kennzahl und Barcode auf allen Patientenetiketten hinterlegt. Sie steht so auch bei noch existierenden Subsystemen an leistungserbringenden Stellen zur Verfügung, deren Kommunikation mit dem PDMS temporär eingeschränkt ist. Diese Zuordnung eines Patienten zu seinen verschiedenen Krankenhausaufenthalten ist mit Voraussetzung für die Etablierung von Laborwert-gestützten Frühwarnsystemen.

6.1 · Grundsatz und Anspruch an ein Krankenhausinformationssystem

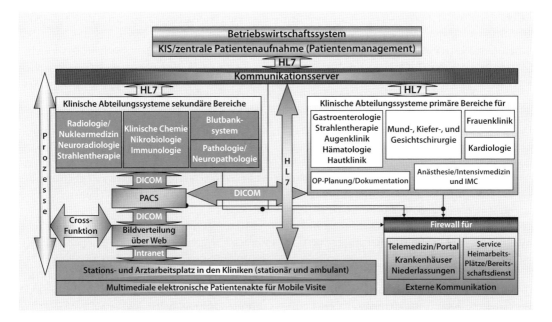

Abb. 6.1 Integrative IT-Struktur eines Universitätsklinikums

6.1.2 Etablierung IT-gestützter Frühwarnsysteme im klinischen Umfeld

Bei aller Durchdringung der klinischen Abläufe mit IT-gestützten Systemen sind zwar Dokumentation, Befundübermittlung und deren zeitnahe Einsicht in der Routine durch IT-Systeme nutzbar, ereignisgesteuerte Abläufe aufgrund unterschiedlicher Randbedingungen (z. B. uneinheitliche Kommunikationsprotokolle, fehlende herstellerseitige Offenlegung der Datenbankstrukturen und mangelhafte Software) bisher rar. Dies hängt in erster Linie mit der relativ kurzen Entwicklungsperiode etablierter Systeme am Markt zusammen, die sich von reinen Abrechnungssystemen über Insellösungen erst seit geraumer Zeit zu vernetzten, über Kommunikationsserver-Daten austauschenden Lösungen entwickelt haben.

Dazu kommt, dass auf der einen Seite die von IT durchaus profitierenden Gesundheitseinrichtungen, insbesondere Universitätsklinika, aber auch private und kommunale Krankenhäuser, anders als in der Industrie unter finanziellen Investitionsengpässen leiden und auf der anderen Seite die Softwareanbieter für Medizinische Informationssysteme sich einen überschaubaren Markt teilen, der funktional hochwertige Anwendungen einsetzen möchte, aber eine relativ geringe Gewinnspanne für die Hersteller bietet.

6.1.3 Technische Voraussetzungen

Bei Verdacht auf Vorliegen einer akuten Nierenschädigung sind die nachfolgend genannten Systemkomponenten geeignet, dem klinischen Personal Ereignis-getriggerte Alarmfunktionen zur Frühwarnung zur Verfügung zu stellen:

Laborinformationssystem

An erster Stelle ist das Laborinformationssystem der Klinischen Chemie dazu prädestiniert als Teil des Frühwarnsystems zu fungieren, denn hier werden die Basiswerte der Untersuchungen erhoben, referenziert, validiert und kommuniziert. Die Stationen erhalten die patientenbezogenen Ergebnisse auf elektronischem Wege, finden diese in der Patientenakte als Datei wieder und können die Daten bei Bedarf auch ausdrucken. Nicht selten werden derzeit noch Laborinformationssysteme eingesetzt, welche zwar stabil funktionieren und über den HL7-Standard kommunizieren, aber trotz erheblichen Anpassungen von Order-Entry-Funktionen Defizite haben, z. B. dahingehend, die Auswertbarkeit effizient zu gestalten.

Krankenhausinformationssystem
Das vor Ort zum Einsatz kommende zentrale Krankenhausinformationssystem mit seinem Stations- und Arztarbeitsplatz ist üblicherweise aufgrund des campusweiten Einsatzes in allen Klinikbereichen auf den Stationen, Ambulanzen und Leistungsstellen präsent, bietet allerdings bei Einzelwert-bezogenen Auswertungen mittels Ablaufsteuerung die Möglichkeit, Informationen ereignisgesteuert zu präsentieren.

Intensivmedizinisches Subsystem
In der Intensivmedizin kommen Echtzeit-Softwaresystemlösungen mit flexibler Anpassung an die klinische Funktionalität zur Anwendung, die eine Auswertung auch umfassender Datenstrukturen – Alarmsysteme eingeschlossen – zulassen (z. B. PDMS ICUdata, COPRA). Insbesondere Kreatinin- und Diurese-Verläufe sind hier gut abbildbar und für die Programmierung eines Alarm-Algorithmus nutzbar.

6.1.4 Patientengut aus IT-technischer Sicht

Das vor Ort etablierte AKI-Frühwarnsystem berücksichtigt Kreatinin-Werte, die von Patienten auf einer Normal- oder Intensivstation bzw. während der Vorstellung in einer der Krankenhausambulanzen erhoben worden sind. Somit kann bei Patienten zeitnah der Verdacht auf eine während des Krankenhausaufenthaltes entwickelte Nierenschädigung gestellt werden.

6.1.5 Stufenweise Umsetzung eines AKI-Alarmsystems

Für das am jeweiligen Klinikum vorliegende System und dessen oft zeitlich überschaubaren Ablösung durch qualifiziertere Applikationen mit verbesserten Funktionalitäten, kann das AKI-Frühwarnsystem auch eine Prototyplösung sein. Für den AKI-Alarm-Algorithmus sollten alle verfügbaren Kreatinin-Werte einbezogen werden. Es sollten IT-Lösungen gefunden werden, die auch bei Verlegung des Patienten innerhalb des Krankenhauses oder bei Wiederaufnahme im selben Krankenhaus die vormaligen Kreatinin-Werte berücksichtigen können. Weiterhin ist eine graphische Darstellungsmöglichkeit für Kreatinin-Werte im Zeitverlauf zur erleichterten ärztlichen Einschätzung der Nierenfunktion im Laborinformationssystem anzubieten.

Wenn es das Laborinformationssystem erlaubt, werden Ereignis-getriggerte Funktionen etabliert, die zukünftig nicht nur auf das AKI-Projekt beschränkt bleiben müssen. Insofern kann das AKI-Frühwarnsystem ein **Pilotprojekt für weitere akut auftretende Krankheitsbilder** sein.

Je nach Ausbaustufe des Krankenhaus- oder Laborinformationssystems kann die Umsetzung eines AKI-Frühwarnsystems in mehreren Stufen erfolgen:

— Für den **ersten Schritt** beim Aufbau eines AKI-Alarmsystems kann der in UK verwendete **AKI-Alarm-Algorithmus** verwendet werden (▶ http://www.england.nhs.uk/ourwork/patient-safety/akiprogramme/aki-algorithm/ ▶ Kap. 3). Die Erkennung eines definierten Serumkreatinin-Anstiegs durch diesen Algorithmus führt zu einer (passiven) Information der behandelnden Ärzte via Textzeile im Laborausdruck (»V. a. Akute Nierenschädigung«). Kreatinin-Schwankungen bei chronischen Dialysepatienten sollten keinen Trigger für eine Alarmauslösung darstellen. Hierfür können Eintragungen im Laborinformationssystem (Kennzeichnung von Dialysepatienten bei Laborwerteanforderung) oder in der ICD-Kodierungsdatenbank des Medizinischen Controllings durch eine Quervernetzung mit dem Algorithmus genutzt werden.

— Eine **weitere Ausbaustufe** des AKI-Frühwarnsystems beinhaltet die Erkennung und Weitergabe eines diagnostisch relevanten Anstiegs **und Abfalls** der Kreatinin-Konzentration im Vergleich zum bekannten Ausgangswert. Bei Patienten mit einem Kreatinin-Abfall liegt die

Vermutung einer stattgehabten akuten Nierenschädigung nahe, was die Einleitung einer Nachsorge bedingt.

- Eine **zentralisierte Information an den behandelnden Stationsarzt** oder/und den Nephrologen über ein Kommunikationsinterface (E-Mail-/Web-basierter AKI-Alarm) kann im nächsten Schritt erfolgen, sofern am jeweiligen Klinikum die Möglichkeiten bestehen und insbesondere Schnittstellenkomponenten seitens des Laborinformationssystems vorliegen. Bei E-Mail-basiertem AKI-Alarm werden die kritischen Laborwerte bzw. Laborwertanstiege via Intranet an eine zentrale E-Mail Adresse (z. B. AKI@Akialarm_«Institution…«.de) übergeben. Ein Web-basierter AKI-Alarm kann z. B. eine telemedizinische Diagnosestellung und – bei Weiterleitung entsprechender Informationen an einen für mehrere Krankenhäuser zuständigen Nephrologen – zeitnahe Versorgung von Patienten mit akuter Nierenschädigung ermöglichen.
- Es kann auch ein **Alarm-getriggertes Informationssystem** angestrebt werden, das analog zu bereits vorhandenen Benachrichtigungsmechanismen über eine Informationslogistik mit Benachrichtigungsschema sowohl z. B. über Blackberryserver-Handys aktiviert (SMS-Sendung: »Patient XYZ mit AKI, Station 123«) und je nach Bedarf Markierungen im Laborinformationssystem und/oder Krankenhausinformationssystem setzt. Zusätzlich kann dieses Handy der Einfachheit halber auch als Cockpitfunktion zentral der Klinik für Nephrologie zur Verfügung gestellt werden.
- Ein **weiterer Ausbau** des AKI-Alarm Algorithmus kann **Kreatinin-unabhängige Auslöser** umfassen, z. B. Diurese-, Cystatin C-, Nephrotoxin- und Tubulusmarker-bezogene Trigger (▶ Kap. 5). Die Voraussetzung hierfür ist die Krankenhaus-interne Zusammenführung von Datenbanken, welche die entsprechenden Informationen enthalten.

Ein auf einem Kreatinin-Anstieg beruhender AKI-Alarm kann an jedem Krankenhaus umgesetzt werden, wobei IT-seitig der zeitliche und personelle Aufwand je nach IT-Systemvoraussetzung nicht unerheblich ist (also zwischen überschaubar bis aufwändig variiert). Für den ersten Schritt beim Aufbau eines AKI-Alarmsystems kann der in UK verwendete AKI-Alarm-Algorithmus verwendet werden. Möglichkeiten für eine Vereinfachung dieses Algorithmus sind der Verzicht auf:

- die Verwendung von Altersgrenzen (falls keine pädiatrische Fachabteilung im Krankenhaus vorhanden ist),
- die Suche nach Kreatinin-Vorwerten, welche zwischen Tag 8 und Tag 365 vor dem AKI-definierenden Kreatinin-Anstieg erhoben worden sind und der damit entfallenden Berechnung des Medians aus diesen Vorwerten,
- die Stadien-spezifischen Auswertung des Kreatinin-Anstiegs, dies unter der Annahme, dass die AKI-Früherkennung auf JA-/NEIN-Basis den größeren Fortschritt darstellt als die automatische Miterhebung des exakten AKI-Schweregrads in Form von Stadium 1, 2 oder 3.

Zusammenfassung

Die derzeit an deutschen Krankenhäusern verfügbare IT kann die Etablierung eines AKI-Alarmsystems gewährleisten. In einem ersten Schritt kann sich der zu programmierende Algorithmus für einen AKI-Alarm auf einen Kreatinin-Anstieg von während des Index-Krankenhausaufenthaltes erhobenen Kreatinin-Werten beschränken, um einen möglichst kleinen IT-seitigen Aufwand zu erreichen und die Resonanz abzuschätzen. Je breiter der AKI-Alarm angelegt wird, um immer mehr auf die eine oder andere Weise betroffene Patienten zu identifizieren, desto höher ist der damit verbundene Schwierigkeitsgrad und der Aufwand für die Programmierung des Algorithmus des AKI-Alarms. Auch wachsende Anforderungen an komplexe Alarmsysteme können zumindest zukünftig flächendeckend bewältigt werden.

Akute Nierenschädigung – ein Problem des Gesundheitswesens

Michael Haase, Anja Haase-Fielitz, Bernt-Peter Robra

7.1 Ausgangslage – 76

7.2 Systementwicklung – 77

7.3 Früherkennung und -betreuung der akuten Nierenschädigung (»AKI-Alarm«) – 78

7.4 Nachgehende Patientenbetreuung im ambulanten Sektor – 80

7.5 Ausblick – 80

Literatur – 81

Kernaussagen
- Akute Nierenschäden werden in deutschen Krankenhäusern zunehmend dokumentiert. Sie sind wahrscheinlich dennoch unterdiagnostiziert.
- Ihre rechtzeitige fachliche Versorgung verbessert die Prognose.
- Ein Qualitätssicherungsprogramm mit einer laborgestützten Früherkennung akuter Nierenschädigungen im Krankenhaus und der nachgehenden Betreuung der betroffenen Patienten im stationären wie ambulanten Sektor wird skizziert. Das Qualitätssicherungsprogramm sollte in der Praxis erprobt werden.

7.1 Ausgangslage

Deutschland gehört zu den Ländern mit einer hohen Inzidenzrate der chronischen Nierenersatztherapie pro Million Einwohner (◘ Abb. 7.1). Ein Teil der internationalen Unterschiede lässt sich auf strukturelle und organisatorische Faktoren der Gesundheitssysteme zurückführen (Kidney health for life 2014; Caskey et al. 2014). Eine Analyse der im Vergleich mit England und Wales höheren Inzidenz in Deutschland ergab ebenfalls eine höhere Prävalenz an Diabetes, Hypertonie und Gefäßerkrankungen in Verbindung mit einer geringeren Gesamtsterblichkeit als Determinanten (Caskey et al. 2006). Um die Häufigkeit der Nierenersatztherapie zu reduzieren, muss man ihre proximalen (unmittelbar vorangehenden) und distalen (früher auftretenden) Determinanten günstig beeinflussen. Von proximal nach distal unterscheiden wir:
- das Fortschreiten einer chronischen Niereninsuffizienz bis zur Dialysepflichtigkeit,
- das Fortschreiten einer akuten Nierenschädigung zur chronischen Niereninsuffizienz,
- das Auftreten einer (ersten) akuten Nierenschädigung bzw. das Auftreten einer primär chronischen Nierenschädigung,
- das Vorliegen von Risikofaktoren (Diabetes, Hypertonus, Mikroalbuminurie) und Stressoren.

Ein systematisches und nachhaltiges Vorgehen gegen die Niereninsuffizienz und ihre Determinanten ist daher Aufgabe des gesamten Gesundheitssystems.

Ein koordiniertes Vorgehen ist zunehmend dringlich. So nimmt die Häufigkeit von Krankenhausfällen mit dokumentierter Diagnose »Niereninsuffizienz« zu (◘ Abb. 7.2a). Die Zunahme ist besonders Fällen mit akuter Nierenschädigung (ICD N17) geschuldet. Deren Zahl hat sich von 2003 bis 2012 verdreifacht. Die Zahl der Fälle mit Diagnose einer chronischen Niereninsuffizienz (N18) ist dagegen etwa gleich geblieben. Die Zahl der Fälle mit Diagnose N19 (nicht näher bezeichnete Niereninsuffizienz) ist mit jährlich durchschnittlich rund 1600 Fällen vergleichsweise klein und spielt für die Trendentwicklung keine Rolle. In welchem Ausmaß der abgebildete Anstieg der Episoden akuter Nierenschädigung eine intensivierte Überwachung der Nierenfunktion widerspiegelt, ob bereits ein Eisberg noch unerkannter chronischer Niereninsuffizienz folgt und ob langfristig auch die Prävalenz der chronischen Niereninsuffizienz steigen wird, lässt sich mit derzeit verfügbaren Daten der deutschen Versorgungsforschung nicht beantworten. Vor allem fehlen longitudinale Beobachtungsverläufe der Nierenfunktion.

Nach ◘ Abb. 7.2b ist die Zunahme der stationär versorgten Fälle mit Niereninsuffizienz unabhängig von der Alterung der Bevölkerung und in den neuen Bundesländern deutlicher ausgeprägt als in den alten. Diese differenzielle Regionalentwicklung passt zum Risikoprofil der Bevölkerung in den neuen Bundesländern (Stang et al. 2014).

Ein großer Teil der funktionellen und strukturellen Nierenschäden ist nicht mit klinisch auffälligen akuten Ereignissen verbunden und bleibt zunächst unentdeckt. Erst wenn (andere) medizinische Gründe eine Überprüfung der Nierenfunktion verlangen, z. B. zur Abklärung von Symptomen wie Hypertonie oder Wassereinlagerungen, bei Suche nach möglichen Organschäden bei erkanntem Diabetes mellitus oder vorsorglich vor einer indizierten Gabe von Medikamenten, die über die Niere eliminiert werden, können auffällige Laborparameter eine weitere Abklärung der Nierenfunktion verlangen.

Auch wenn eine Bestimmung von Nierenfunktionswerten nicht bei allen Krankenhausaufenthalten routinemäßige notwendig ist, besteht im

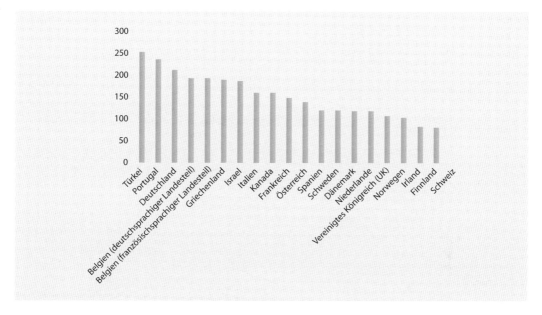

Abb. 7.1 Inzidenz der Nierenersatztherapie (Dialyse, Transplantationen) pro Million Einwohner 2010. (Modifiziert nach *Kidney health for life* 2014)

Krankenhaus bei vielen Patienten eine Indikation zur Kontrolle der Nierenfunktion – weitgehend unabhängig von der behandelnden Fachabteilung. Doch nur ein Teil der Patienten mit akuter Nierenschädigung wird im Krankenhaus erkannt und angemessen weiter versorgt. Die Häufigkeit nephrologischer Konsilanforderungen, die Erwähnung einer akuten Nierenschädigung im Entlassungsarztbrief und die Dokumentation in der Diagnosestatistik eines Krankenhauses liegen deutlich unter der Inzidenz der akuten Nierenschädigung (Meier et al. 2011; Kerr 2014). Prüft man allfällig ermittelte Labordaten systematisch auf Hinweise für eine akute Nierenschädigung, wird dies erkennbar (Haase et al. 2014). Der *National Health Service* (NHS) untersuchte in einer vertraulichen Fragebogenerhebung mit Peer-Review von Patientenakten retrospektiv alle Todesfälle in Krankenhäusern bei Patienten mit der Diagnose einer akuten Nierenschädigung (NCEPOD: *National Confidential Enquiry into Patient Outcomes and Death* 2009). Bei 50% dieser Patienten wurde die Versorgung als gut beurteilt. Eine akute Nierenschädigung, die sich erst nach Krankenhausaufnahme entwickelte, wurde in 43% unakzeptabel verzögert erkannt und bei einem Fünftel als vorhersehbar und vermeidbar eingeschätzt (NCEPOD 2009).

7.2 Systementwicklung

Abb. 7.3 fasst das Vorgehen bei Fällen mit Anzeichen für eine akute Nierenschädigung im Krankenhaus zusammen. Auf eine entdeckte Niereninsuffizienz wird bis hin zu einer temporären Dialyse therapeutisch reagiert, wenngleich nicht immer oder zeitnah. Bei Entlassung ist ein erkanntes Nierenproblem auch dann an die weiterbehandelnden Ärzte zu melden, wenn die Nierenfunktion des Patienten zu diesem Zeitpunkt wieder im Normbereich ist, um Folgeschäden zu vermeiden (Caddeo et al. 2013). Diese Informationsweitergabe weist noch Lücken auf.

Ein mittelfristig möglicherweise fortschreitender Nierenschaden wird von Maßnahmen des ambulanten medizinischen Versorgungssystems moduliert, deren Notwendigkeit und Wirksamkeit zu begründen und deren Durchführung zweckmäßig und ausreichend zu organisieren ist (v. a. Vermeidung einer weiteren Nierenschädigung und eine

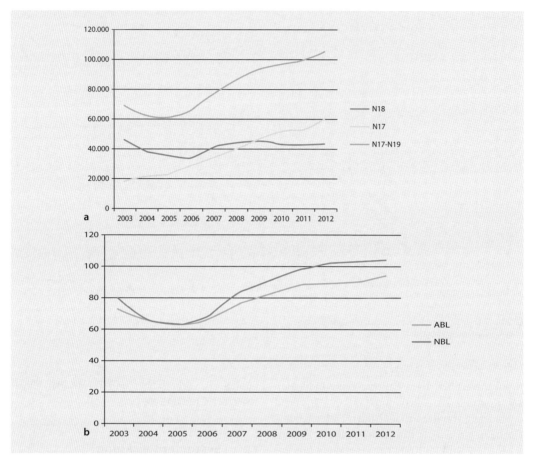

◘ **Abb. 7.2** a,b **a** Zahl der Krankenhausfälle mit Niereninsuffizienz (ICD N17-N19) in deutschen Krankenhäusern, 2003–2012; (N17 akutes Nierenversagen, N18 chronische Nierenkrankheit, N19 nicht näher bezeichnete Niereninsuffizienz). **b** Krankenhausfälle pro 100.000 Einwohner (»Rate«) mit Diagnosen N17-N19, Patienten mit Wohnort in den alten und in den neuen Bundesländern, 2003-2012 (standardisiert). (Modifiziert nach Daten GBE-Bund)

Überwachungsstrategie). Die Dokumentation einer Nierenschädigung in der Abrechnung ist mit einer besseren 30-Tage-Mortalität verbunden (Wilson et al. 2013). Eine rechtzeitige Mitbetreuung durch Nephrologen verbessert die Prognose (Balasubramanian et al. 2011; Harel et al. 2013; Smart et al. 2014).

7.3 Früherkennung und -betreuung der akuten Nierenschädigung (»AKI-Alarm«)

Wie lässt sich die Erkennung und Betreuung der Patienten mit akuter Nierenschädigung intensivieren und so umsetzen, dass die vorhandenen personellen und auch materiellen Ressourcen nicht überfordert werden? Welche Schritte sollte man im Interesse der Patientensicherheit schon jetzt vereinbaren? Und wie lässt sich der Zusatznutzen einer intensivierten Strategie gegenüber der derzeit üblichen Versorgung belegen?

Die deutschen Qualitätsindikatoren für die stationäre Versorgung (G-IQI) und die bestehende sektorübergreifende Qualitätssicherung enthalten derzeit keine Kriterien für das Querschnittsthema »Akute Nierenschädigung« (Nimptsch et al. 2013; AQUA 2013). Das trifft auch auf Handlungsempfehlungen und Agenda des Aktionsbündnisses Patientensicherheit zu (► http://www.aps-ev.de). Die Initiative Qualitätsmedizin (IQM) berichtet über

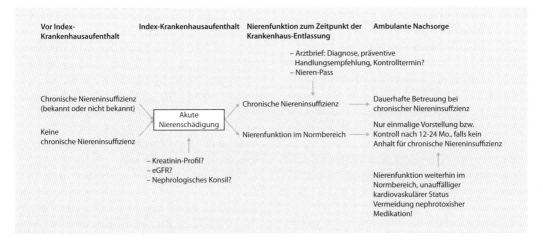

Abb. 7.3 Erkennen einer akuten Nierenschädigung bei einem Index-Krankenhausaufenthalt – der Versorgungspfad reicht in den ambulanten Sektor

gute Erfahrungen mit Peer-Reviews in den beteiligten Krankenhäusern (Eberlein-Gonska et al. 2013). Auch hier ist die akute Nierenschädigung noch nicht Gegenstand gewesen.

Der NCEPOD-Report (NCEPOD 2009) empfahl, bei allen Notfallaufnahmen das Risiko einer akuten Nierenschädigung zu beurteilen sowie Elektrolyte zu bestimmen und zu kontrollieren, um das unerkannte Auftreten einer akuten Nierenschädigung zu vermeiden. Bei erkannten Verdachtsfällen sind Abklärung und Versorgung – bisher ebenfalls defizitär – zu systematisieren (Konsil, Intensivtherapie, temporäre Dialyse). Das *UK Renal Registry* hat mit dem NHS England ein akutes Nierenschädigungsprogramm vereinbart, das 2014 mit einem Patientensicherheitsalarm beginnt und ein Aufklärungs- und Qualitätssicherungsprogramm umfasst (▶ https://www.renalreg.org/projects/the-acute-kidney-injury-aki-programme/, ▶ Kap. 3).

Es erscheint vernünftig, für eine Verbesserung der Versorgung zunächst vorhandene oder ohnehin entstehende Daten systematischer zu nutzen und erkannte Patienten konsequenter zu betreuen. Die Erkennung akuter Nierenschäden im Krankenhaus lässt sich durch ein auf die Labor-EDV gestütztes Überwachungssystem verbessern. Eine verbesserte Betreuung kann mit einem fachspezifischen Konsil beginnen und dem interdisziplinären Gespräch, um ein auf den Patienten abgestimmtes Vorgehen festzulegen. Die »Alarmschwelle« eines solchen Überwachungssystems wird sich auf bestehende Leitlinienempfehlungen zur Erkennung akuter Nierenschäden (KDIGO 2012) stützen. Das Verhältnis von richtig zu falsch positiven »Alarmen« sollte überprüft und ggf. durch Anpassung des Algorithmus für das Frühwarnsystem praktikabel gehalten werden. Der nächste Schritt wäre, die Erkennung von akuten Nierenschäden im Krankenhaus zu einem Qualitätsindikator der sektorübergreifenden Qualitätssicherung zu machen.

Günstige Wirkungen von systematischen Warn- bzw. Alarmsystemen fanden sich bei Nierenerkrankungen (Colpaert et al. 2012; Selby et al. 2012; Wilson et al. 2014; Wang et al. 2014; Wallace et al. 2014) und in der Thromboseprophylaxe (Kucher et al. 2005).

Die Wirksamkeit von Warn- bzw. Alarmsystemen scheint von der Intensität der Intervention abzuhängen. Ist sie niedrig, werden keine erhöhte Versorgungsqualität und keine Verbesserung kurzfristiger Endpunkte erreicht (Wilson et al. 2015). Ist sie hoch, zeichnet sich ein Trend für eine verkürzte Verweildauer im Krankenhaus und ein erhöhtes Patientenüberleben ab (Thomas et al. 2015). Ein Qualitätsentwicklungsprogramm für die akute Nierenschädigung wird die notwendige Intensität der Intervention zur Erreichung der gewünschten Effekte ermitteln und berücksichtigen müssen.

7.4 Nachgehende Patientenbetreuung im ambulanten Sektor

Die Versorgung der akuten Nierenschädigung endet nicht an der stationär-ambulanten Schnittstelle. Ein abgestimmtes arbeitsteiliges Zusammenwirken verlangt schon innerhalb des Krankenhauses (Stationsarzt, Labor, nephrologischer Konsiliarius), mehr noch beim Übergang zu den Ebenen Primärversorgung (Hausärzte, Allgemeininternisten, Pflegende, Apotheker), spezialisierter fachärztlicher Versorgung (Nephrologen, andere Sekundär-Fachärzte) und Rehabilitation einen zuverlässigen und kontinuierlichen Informationsaustausch. Fachliche Arbeitsteilung, die zunächst einer hohen Qualität der Versorgung dient, führt an den Schnittstellen der Versorgungsbereiche im Alltag zu Informationsverlusten und Lücken in der Betreuungskontinuität. Drohendes Organisationsversagen wird durch klar strukturierte Patientenpfade und vereinbarte Kommunikationsregeln und -mittel in Grenzen gehalten. Nach Experteneinschätzung sind vorhandene Leitlinien nicht nur in Deutschland unzureichend umgesetzt (Kidney health for life 2014; van der Veer et al. 2014). Die Information der nachbetreuenden Ärzte über eine im Krankenhaus erkannte akute Nierenschädigung wird durch einen Textbaustein für den Arztbrief erleichtert. Die Stellung des Patienten als Koordinator seiner eigenen Versorgung lässt sich durch einen Patientenausweis stärken. Im einfachsten Fall wird der Patient nur gebeten, seinen Primärversorger über im Krankenhaus erhobene Befunde zu informieren. Dabei kann eine knappe Informationskarte helfen, die der Patient dem Hausarzt übergibt (SPCP 2014). In einem längsschnittlich und sektorübergreifend geführten portablen Dokument (»Nieren-Pass«) können Befunde wie Albuminurie, Kreatinin, eGFR und die Stadienentwicklung für alle mitbehandelnden Ärzte erkennbar gemacht und der Patient für eigenverantwortliche Maßnahmen motiviert werden. Über Akzeptanz und mittelfristige Wirksamkeit eines Nieren-Passes nach akuter Nierenschädigung oder bei beginnender chronischer Niereninsuffizienz in unserem Gesundheitswesen wissen wir noch nichts. Bei anderen Problemen, vor allem bei der Antikoagulation, gehören portable Dokumente zum Standardrepertoire der ambulanten Betreuung. Vorteile sind die Querinformation mitbehandelnder Ärzte und eine aktivierte Aufklärung und Mitwirkung des Patienten an seiner eigenen Versorgung. Nachteil ist der zusätzliche Dokumentationsaufwand. Die elektronische Gesundheitskarte bietet weitere technische Möglichkeiten zur portablen Befunddokumentation, bei vorhandener Schnittstelle zum Arztinformationssystem ohne wesentlichen Zusatzaufwand.

Eine Fortbildung der regionalen Ärzteschaft hinsichtlich der akuten Nierenschädigung ist Bringschuld auch des Krankenhausspezialisten. Die Fortbildung der weiterbehandelnden Ärzte richtet sich hier auf das Vermeiden potenziell nephrotoxischer Medikamente, den Verzicht auf Kontrastmittel und elektive Operationen sowie auf die wiederholte Kreatinin-Bestimmung.

7.5 Ausblick

Eine intensivierte Strategie, die erkannte Patienten mit akuter Nierenschädigung über die ambulant-stationäre Schnittstelle hinaus begleitet, lässt sich in einer Cluster-randomisierten Studie evaluieren. Krankenhäuser unterschiedlicher Versorgungsebenen (nicht nur Universitätskliniken) werden in zwei strukturell vergleichbare Gruppen mit intensivierter und mit üblicher Versorgung geteilt. Die Häuser mit intensivierter Versorgung systematisieren auf die beschriebene Weise die Erkennung und die fortgesetzte Betreuung ihrer Patienten mit akuter Nierenschädigung durch die Ärzte im umgebenden ambulanten Sektor. In beiden Gruppen wird die Zielgruppe der Patienten mit Anzeichen für akute Nierenschädigung genau beschrieben und nachbeobachtet. Wilson et al. (2014) verzichten bei ihrer randomisierten Studie zu Auswirkungen eines Früherkennungs-Alarms im Krankenhaus auf eine vorab eingeholte aufgeklärte Patienteneinwilligung. Dieses Vorgehen wird kritisch gesehen (King 2014). Für den nachgehenden Vergleich einer intensivierten mit einer üblichen Versorgung sind Voraussetzungen zu schaffen: Aufgeklärte Einwilligung der Patienten auch in der Gruppe mit üblicher Versorgung, Schulung der weiterbetreuenden Ärzte durch die Häuser der Verum-Gruppe, Erheben von Verlaufsinformationen in beiden Gruppen, vor allem Kreatinin-Bestimmungen und Überprüfung bzw. Quantifizierung einer Proteinurie zur Stadieneinteilung einer chronischen Niereninsuffizienz. Eine Laborüberwachung findet mehrere Monate nach Entlassung statt. Sofern keine Auffälligkeiten vorliegen, kann eine abschließende Kontrolle 24 Monate nach dem Akutereignis vorgenommen werden. Eine Nachbeobachtungszeit von mind. 2 Jahren erscheint im Hinblick auf die Kinetik fortschreitender Schäden angemessen (Siew et al. 2012; Stevens et al. 2013). Durch Vergleich der beiden Gruppen wird erkennbar, ob und mit welchem organisatorischen und monetären Aufwand intensivierte Betreuung das Fortschreiten einer Krankenhaus-assoziierten akuten Nierenschädigung reduziert. Dabei handelt es sich streng genommen erst um einen Surrogat-Endpunkt. Doch wird die beschriebene Studie die notwendigen Erfahrungen liefern, um entweder ein nationales Qualitätssicherungsprogramm zur Früherkennung und zur nachgehenden Versorgung der akuten Nierenschädigung zu begründen oder, falls nötig, eine längere kontrollierte Studie in der Routineversorgung quantitativ zu planen.

Zusammenfassung

Deutschland gehört zu den Ländern mit einer hohen Inzidenzrate der Nierenersatztherapie. Akute Nierenschäden werden in deutschen Krankenhäusern zunehmend dokumentiert. Sie sind wahrscheinlich dennoch unterdiagnostiziert. Ihre rechtzeitige fachliche Versorgung und die Vermeidung weiterer Schädigungen verbessern die Prognose der betroffenen Patienten. Ein Qualitätssicherungsprogramm für akute Nierenschäden hat zwei zentrale Komponenten: a) eine laborgestützte Früherkennung akuter Nierenschädigungen im Krankenhaus und b) ihre nachgehende Betreuung in der Akutklinik und im ambulanten Sektor. Beide Komponenten können schon jetzt mit messbaren Qualitätsindikatoren eingesetzt und ihre Effektivität belegt bzw. Aufwand und Zusatznutzen eines Qualitätsentwicklungsprogramm über diese Komponenten kontrolliert evaluiert werden.

Literatur

AQUA – Institut für angewandte Qualitätsförderung und Forschung im Gesundheitswesen GmbH (2014): Qualitätsreport 2013. Göttingen

Balasubramanian G, Al-Aly Z, Moiz A, Rauchman M, Zhang Z, Gopalakrishnan R, Balasubramanian S, El-Achkar TM. Early nephrologist involvement in hospital-acquired acute kidney injury: a pilot study. Am J Kidney Dis. 2011;57:228–234

Caddeo G, Williams ST, McIntyre CW, Selby NM. Acute kidney injury in urology patients: incidence, causes and outcomes. Nephrourol 2013;5:955–961

Caskey FJ, Schober-Halstenberg HJ, Roderick PJ, Edenharter G, Ansell D, Frei U, Feest TG. Exploring the differences in epidemiology of treated ESRD between Germany and England and Wales. Am J Kidney Dis. 2006;47:445–454

Caskey FJ, Jager J. A population approach to renal replacement therapy epidemiology: lessons from the EVEREST study. Nephrol Dial Transplant. 2014;29:1494–1499

Colpaert K, Hoste E, Steurbaut K, Benoit D, van Hoecke S, Turck F, Decruyenaere J. Impact of real-time electronic alerting of acute kidney injury on therapeutic intervention and progression of RIFLE class. Crit Care Med. 2012;40:1164–1170

Eberlein-Gonska M, Rink O. Peer Review - Fortschreiten in einem lernenden System. Drei Jahre Erfahrungen mit dem Peer-Review-Verfahren der Initiative Qualitätsmedizin – auf Grundlage der Ergebnisse in der Versorgung von Hirn- und Herzinfarkt sowie Herzinsuffizienz. Dtsch Arztebl. 2013;110:A 760–6

Haase M, Robra BP, Hoffmann J, Isermann B, Henkel W, Bellomo R, Ronco C, Haase-Fielitz A. Management of acute kidney injury – is there an unmet medical need? Abstract MPO-090, Kongress der ERA-EDTA 2014, Amsterdam

Harel Z, Wald R, Bargman JM, Mamdani M, Etchells E, Garg AX, Ray JG, Luo J, Li P, Quinn RR, Forster A, Perl J, Bell CM. Nephrologist follow-up improves all-cause mortality of severe acute kidney injury survivors. Kidney Int. 2013;83:901–8

Kerr M, Bedford M, Matthews B, O'Donoghue D. The economic impact of acute kidney injury in England. Nephrol Dial Transplant. 2014 Jul;29(7):1362–8

Kidney Disease: Improving Global Outcomes (KDIGO) AKI Work Group: KDIGO Clinical Practice Guideline for Acute Kidney Injury. In: Kidney International 2012; Supplements 2, S. 1–138

Kidney Health for Life (KH4L): Chronic Kidney Disease Multinational Inventory. 2014; Brussels

King N. Commentary on Wilson et al. Clin Trials. 2014;11:530–531

Kucher N, Koo S, Quiroz R, Cooper JM, Paterno MD, Soukonnikov B, Goldhaber SZ. Electronic alerts to prevent venous thromboembolism among hospitalized patients. N Engl J Med. 2005;352:969–977

Meier P, Bonfils RM, Vogt B, Burnand B, Burnier M. Referral patterns and outcomes in noncritically ill patients with hospital-acquired acute kidney injury. Clin J Am Soc Nephrol. 2011; 6: 2215–2225

National Confidential Enquiry into Patient Outcome and Death: Adding insult to injury. A review of the care of patients who died in hospital with a primary diagnosis of acute kidney injury (acute renal failure). London 2009

Nimptsch U, Mansky T. Quality measurement combined with peer review improved German in-hospital mortality rates for four diseases. Health Aff (Millwood). 2013;32:1616–23

Selby NM, Crowley L, Fluck RJ, McIntyre CW, Monaghan J, Lawson N, Kolhe NV. Use of electronic results reporting to diagnose and monitor AKI in hospitalized patients. Clin J Am Soc Nephrol. 2012;7:533–40

Siew E, Peterson JF, Eden SK, Hung AM, Speroff T, Ikizler TA, Matheny ME. Outpatient nephrology referral rates after acute kidney injury. J Am Soc Nephrol. 2012;23:305–312

Smart NA, Dieberg G, Ladhani M, Titus T. Early referral to specialist nephrology services for preventing the progression to end-stage kidney disease. Cochrane Database Syst Rev. 2014;18:6:CD007333

Southern Primary Care Partnerships 2012: Patient Kidney Care Card. ▶ http://www.carepathways4gp.org.uk/Acute_Kidney_Injury/AKI_pathway_files/Patient%20Kidney%20Care%20Card.pdf (21.10.2014)

Stang A, Stang M. Kardiovaskuläre Risikofaktoren im Bundeslandvergleich: Ein Beitrag zur Erklärung der hohen Mortalität der ischämischen Herzkrankheit in Sachsen-Anhalt. Dtsch Arztebl. 2014;111:530–536

Stevens PE, Levin A. Evaluation and management of chronic kidney disease: synopsis of the kidney disease: improving global outcomes 2012 clinical practice guideline. Ann Intern Med. 2013;158:825–830

Thomas ME, Sitch A, Baharani J, Dowswell G. Earlier intervention for **acute kidney injury**: evaluation of an outreach service and a long-term follow-up. Nephrol Dial Transplant. 2015 Feb;30(2):239–44

Wallace K, Mallard AS, Stratton JD, Johnston PA, Dickinson S, Parry RG. Use of an electronic alert to identify patients with acute kidney injury. Clin Med. 2014;14:22–6

van der Veer SN, Tomson CR, Jager KJ, van Biesen W. Bridging the gap between what is known and what we do in renal medicine: improving implementability of the European Renal Best Practice guidelines. Nephrol Dial Transplant. 2014;29:951–957

Wang V, Maciejewski ML, Hammill BG, Hall RK, Van Scoyoc L, Garg AX, Jain AK, Patel UD. Recognition of CKD after the introduction of automated reporting of estimated GFR in the Veterans Health Administration. Clin J Am Soc Nephrol. 2014;9:29–36

Wilson FP, Bansal AD, Jasti SK, Lin JJ, Shashaty MG, Berns JS, Feldman HI, Fuchs BD. The impact of documentation of severe acute kidney injury on mortality. Clin Nephrol. 2013;80:417–425

Wilson FP, Reese PP, Shashaty MG, Ellenberg SS, Gitelman Y, Bansal AD, Urbani R, Feldman HI, Fuchs B. A trial of in-hospital, electronic alerts for acute kidney injury: design and rationale. Clin Trials. 2014;11:521–529

Wilson FP, Shashaty M, Testani J, Aqeel I, Borovskiy Y, Ellenberg SS, Feldman HI, Fernandez H, Gitelman Y, Lin J, Negoianu D, Parikh CR, Reese PP, Urbani R, Fuchs B. **Automated, electronic alerts for acute kidney injury**: a single-blind, parallel-group, randomised controlled trial. Lancet. 2015 Feb 25. pii:S0140-6736(15)60266-5

Gesundheitsökonomische Aspekte der akuten Nierenschädigung – Dokumentation und Abrechnung

Peter Lütkes, Andreas Kribben

8.1 Ausgangslage – 84
8.1.1 Historie der Definition der akuten Nierenschädigung – 84

8.2 Weiterentwicklungen: RIFLE (2004) und AKIN (2007) – 85

8.3 KDIGO-Leitlinien zur akuten Nierenschädigung – 86
8.3.1 Schweregradeinteilung der akuten Nierenschädigung – 86

8.4 Nomenklaturen und Klassifikationen – systematische Unterschiede – 87

8.5 Kodierung der akuten Nierenschädigung/des Nierenversagens – 87

8.6 Entwicklung der Kodes für akutes und chronisches Nierenversagen – 89

Literatur – 92

Kernaussagen

- Die akute Nierenschädigung geht in allen Stadien (1 bis 3) mit einem erheblichen Ressourcenverbrauch einher. Dieser folgt den Stadien nicht linear, da auch in einem »niedrigen« Stadium der Ressourcenverbrauch aufgrund des diagnostischen Aufwandes hoch sein kann.
- Trotz anderer Ansichten des Medizinischen Dienstes der Krankenversicherung (MDK) bilden alle Stadien der KDIGO- bzw. der AKI-Network (Stadien 1 bis 3) und der RIFLE-Diagnosekriterien (Stadien R, I, F, L, E) Ausprägungsformen der akuten Nierenschädigung bzw. des akuten Nierenversagens ab.
- Alle Stadien der akuten Nierenschädigung, insbesondere auch die niedrigen Grade mit geringer Funktionseinschränkung, müssen daher mit der Kodegruppe N17.-, i. d. R. mit N17.9- »Akutes Nierenversagen, nicht näher bezeichnet«, kodiert werden.
- Die Sozialgerichte Freiburg und Mainz stützen dieses Vorgehen und haben in Rechtsstreiten (Freiburg: AZ S 5 KR 6370/11, Mainz: S 14 KR 443/11) zur Kodierung der akuten Nierenschädigung bzw. des akuten Nierenversagens auch ausdrücklich die Praxis des MDK, die akute Nierenschädigung bzw. das akute Nierenversagen erst ab Stadium 3 anzuerkennen, nicht bestätigt.

8.1 Ausgangslage

In den letzten Jahren sind die Definitionen der akuten Nierenschädigung bzw. des akuten Nierenversagens mehrfach überarbeitet worden, was gleichzeitig zu erheblichem Diskussionsbedarf bei der Verwendung der Diagnosen-Klassifikation ICD-10 im Rahmen der erlösrelevanten DRG-Dokumentation geführt hat. Nachfolgend wird daher eine Wertung der verschiedenen Diagnosekriterien (RIFLE, AKIN und KDIGO) vorgenommen und die Übertragbarkeit auf die ICD-10-Klassifikation beurteilt.

Vor allem im amerikanischen Sprachgebrauch wird seit geraumer Zeit der Begriff »*Acute Renal Failure*« (akutes Nierenversagen) durch den Begriff »*Acute Kidney Injury*« ersetzt. Die Weiterentwicklungen der konzeptionellen Vorstellungen zum akuten Nierenfunktionsverlust liegen in der zunehmenden Erkenntnis begründet, **dass auch bei geringeren Schädigungen der Niere oder leichteren Graden der Funktionseinschränkung** als bisher gedacht **ein signifikantes Risiko für die Entwicklung klinischer Folgeschäden besteht**. In Deutschland ist jedoch dahingehend noch keine einheitliche Anpassung in der Terminologie erfolgt. Im Folgenden wird der Begriff »Akute Nierenschädigung« gleichbedeutend mit dem Begriff »Akutes Nierenversagen« verwendet. Ausnahme von dieser Regel sind Erläuterungen mit direktem Verweis auf den Wortlaut der ICD-10-Klassifikation, in welcher noch immer der Begriff »Akutes Nierenversagen« geführt wird.

Um auch bei diesen Zuständen ein risikoadaptiertes Vorgehen in Diagnostik und Therapie zur Vermeidung von Spätfolgen zu ermöglichen, wurde die Anwendbarkeit der Diagnose »Akute Nierenschädigung« ausgeweitet, d. h. die akute Nierenschädigung umfasst das gesamte Spektrum des akuten Nierenversagens. Damit müssen eher mehr als weniger Patienten im Krankenhaus mit der Haupt- oder Nebendiagnose »Akutes Nierenversagen«/»Akute Nierenschädigung« erwartet werden.

8.1.1 Historie der Definition der akuten Nierenschädigung

Die akute Nierenschädigung wurde nach dem zweiten Weltkrieg durch Homer Smith erstmalig als Folge von Unfallgeschehen beschrieben (Eknoyan 2002). Es gab allerdings lange Zeit keine einheitliche Definition auf der Basis von Laboratoriumsparametern oder Konsens über die diagnostischen Kriterien. Eine Zusammenstellung der gebräuchlichen klinischen Kriterien zeigt, dass **mindestens 35 verschiedene klinische Definitionen der akuten Nierenschädigung** existierten.

Die akute Nierenschädigung ist nach üblicher klinischer Definition charakterisiert durch eine akut einsetzende, rasche Abnahme der Nierenfunktion, die über Tage anhält und prinzipiell reversibel ist.

Der Pschyrembel nutzt eine vergleichbare Definition: »plötzlicher partieller oder totaler Verlust

8.2 · Weiterentwicklungen: RIFLE (2004) und AKIN (2007)

RIFLE-Stadium	Serum-Kreatinin	Urin-Ausscheidung	AKIN-Stadium	Serum-Kreatinin	Urin-Ausscheidung	AKIN-Stadium	Serum-Kreatinin	Diurese
Risk	1,5- bis 2-facher Kreatininanstieg	<0,5 ml/kg/h für 6 h	1	1,5- bis 2-facher Kreatininanstieg oder Kreatininanstieg ≥ 0,3 mg/dl	<0,5 ml/kg/h für 6 h	1	Anstieg um mindestens 50% bis unter 100% gegenüber dem Ausgangswert innerhalb von 7 Tagen oder Anstieg um mindestens 0,3mg/dl innerhalb von 48 Stunden	Abfall auf unter 0,5ml/kg körpergewicht/Stunde über 6-12 Stunden (adäquate Flüssigkeitszufuhr vorausgesetzt)
Injury	2- bis 3-facher Kreatininanstieg	<0,5 ml/kg/h für 12 h	2	2- bis 3-facher Kreatininanstieg	<0,5 ml/kg/h für 12 h	2	Anstieg um mindestens 100% bis unter 200% gegenüber dem Ausgangswert innerhalb von 7 Tagen	Abfall auf unter 0,5ml/kg körpergewicht/Stunde über mindestens 12 Stunden (adäquate Flüssigkeitszufuhr vorausgesetzt)
Failure	> 3-facher Kreatininanstieg oder Serum-Kreatinin > 4 mg/dl mit einem akuten Anstieg ≥ 0,5 mg/dl	<0,5 ml/kg/h für 24 h oder fehlende Urinausscheidung (Anurie) für 12 h	3	> 3-facher Kreatininanstieg oder Serum-Kreatinin > 4 mg/dl mit einem akuten Anstieg ≥ 0,5 mg/dl	<0,5 ml/kg/h für 24 h oder fehlende Urinausscheidung (Anurie) für 12 h	3	Anstieg um mindestens 200% gegen- über dem Ausgangswert innerhalb von 7 Tagen oder Anstieg um mindestens 4,0 mg/dl oder Einleifung einer Nierenersatztherapie	Abfall auf 0,3ml/kg körpergewicht/ Stunde über mindestens 24 Stunden oder Vorliegen einer Anurie über mindestens 12 Stunden (adäquate Flüssigkeitszufuhr vorausgesetzt)
Loss	Dauerhaftes Nierenversagen für > 4 Wochen					3	Patienten bis zur Vollendung des 18. Lebensjahres:	
ESRD	Dauerhaftes Nierenversagen für > 3 Wochen						Abfall der glomerulären Filtrationsrate (eGFR) auf unter 35 ml/min/1.73m2	

Abb. 8.1 Übersicht RIFLE-/AKIN-/KDIGO-Definition

der exkretorischen Nierenfunktion als Folge eines meist reversiblen Nierenschadens«. Im Roche-Lexikon Medizin findet sich unter dem Stichwort Niereninsuffizienz (Synonym: renale Insuffizienz; Nierenversagen, englisch: renal failure; renal insufficiency): »akut einsetzende oder progrediente Einschränkung der Nierenfunktion mit Retention harnpflichtiger Substanzen, Störungen des Elektrolyt- u. Wasserhaushalts sowie des Säure-Basen-Haushalts«.

8.2 Weiterentwicklungen: RIFLE (2004) und AKIN (2007)

Diese und ähnliche seit Jahrzehnten genutzten klinischen Diagnosekriterien werden seit dem Jahr 2004 durch eine einheitliche Definition und Gradeinteilung der akuten Nierenschädigung präzisiert. Dabei wird insbesondere versucht, aus den Veränderungen der Messparameter für die Nierenfunktion auf Art, Ausmaß und Dauer der funktionellen und morphologischen Schädigung Rückschlüsse ziehen zu können. Dies ist wichtig für die Einschätzung möglicher langfristiger Nierenschäden, im Extremfall der dauernden terminalen Niereninsuffizienz mit Dialysepflicht.

Im Rahmen einer Konsensuskonferenz der ADQI (*Acute Dialysis Quality Initiative*) wurden die sog. RIFLE-Kriterien definiert (Bellomo et al. 2004). Die Autoren dieses Konsensus-Statements betonen die Notwendigkeit einer einheitlichen Definition der akuten Nierenschädigung vor dem Hintergrund der zahlreichen unterschiedlichen klinischen Definitionen. Nach RIFLE ist die akute Nierenschädigung definiert durch einen mindestens 1,5-fachen Anstieg des Kreatinins, einem Abfall der Urinausscheidung auf unter 0,5 ml/kg Körpergewicht für mindestens sechs Stunden und/oder eine Dialysepflichtigkeit für mehr als vier Wochen (◘ Abb. 8.1). Die Einteilung der Schweregrade erfolgt anhand des Anstiegs des Serumkreatinins und des Abfalls der Urinausscheidung. RIFLE steht für die verschiedenen Grade der akuten Nierenschädigung. Dabei werden **drei Grade der Nierenfunktionseinschränkung** (*Risk of renal dysfunction, Injury to the kidney, Failure of kidney function*) und **zwei klinische Grade** (*Loss of kidney function, End-*

stage kidney disease) unterschieden. Diese werden explizit alle unter der Bezeichnung »Akute Nierenschädigung« zusammengefasst. Auch das Stadium »Risk« ist ein Stadium der akuten Nierenschädigung, keine Vorstufe.

In der Publikation, die die Ergebnisse der Konsensus-Konferenz zusammenfasst (Bellomo et al. 2004), wird ausdrücklich auf die Problematik eines fehlenden Kreatinin-Vorwertes eingegangen. Dies ist insofern von besonderer Bedeutung, als die dort vorgenommene Definition der akuten Nierenschädigung die Veränderungen zum Ausgangswert als bedeutsam einstuft. Falls keine Ausgangswerte bekannt sind, wird vorgeschlagen, einen theoretischen Ausgangswert für Serumkreatinin unter der Annahme einer normalen glomerulären Filtrationsrate (Annahme: 75–100 ml/min pro 1,73 m² KÖF) zu kalkulieren. Wesentlich dabei ist, dass keine renale Vorerkrankung bekannt ist.

> Mit der Veröffentlichung der RIFLE-Kriterien (Bellomo et al. 2004) im Mai 2004 erfolgte eine Vereinheitlichung der heterogenen klinischen Definitionen für die akute Nierenschädigung.

2007 wurden die RIFLE-Kriterien durch die AKIN-Kriterien weiter modifiziert (Mehta et al. 2007). Hier wurden die RIFLE-Kriterien dahingehend modifiziert, als dass auch ein Kreatinin-Anstieg von mindestens 0,3 mg/dl in 48 Stunden eine akute Nierenschädigung begründet. Dies sollte eine Lücke in der Definition der akuten Nierenschädigung schließen (◘ Abb. 8.1).

> Die AKIN-Kriterien (Mehta et al. 2007) wurden im März 2007 veröffentlicht und stellen eine Ergänzung der RIFLE-Kriterien (Bellomo et al. 2004) dar.

8.3 KDIGO-Leitlinien zur akuten Nierenschädigung

Im März 2012 wurden die internationalen KDIGO-Leitlinien der *International Society of Nephrology* (ISN) zur akuten Nierenschädigung (»*Acute Kidney Injury*«) veröffentlicht (KDIGO 2012). Internationale Vertreter verschiedener Fachdisziplinen (einschließlich Nephrologie, Kardiologie, Intensivmedizin, Radiologie, Infektiologie) haben hier die bisherigen Definitionen der akuten Nierenschädigung weiterentwickelt und u. a. die Kontrastmittel-induzierte akute Nierenschädigung (ehemals Kontrastmittel-Nephropathie) mit eingeschlossen. Damit stellen die KDIGO-Leitlinien (KDIGO 2012) den aktuellen internationalen Stand der Definition dar (◘ Abb. 8.1).

Eine akute Nierenschädigung liegt bei einem Anstieg des Serumkreatinins von einem gemessenen oder anzunehmenden Grundwert um mindestens 50% innerhalb von 7 Tagen oder bei einem Anstieg über einen gemessenen Ausgangswert um mindestens 0,3 mg/dl innerhalb von 48 Stunden vor (◘ Abb. 8.1). Außerdem wird eine akute Nierenschädigung bei einer gemessenen Urinausscheidung von weniger als 0,5 ml/kg/h in 6 Stunden definiert. Die Diagnose »Akute Nierenschädigung« ist also unabhängig von der Notwendigkeit einer Dialysebehandlung.

Dem englischen Begriff für AKI, »*Acute Kidney Injury*« (akute Nierenschädigung) wird bei den KDIGO-Leitlinien der Begriff »*Acute Kidney Impairment*« (akute Nierenstörung) zur Seite gestellt, um darauf hinzuweisen, dass mit AKI nicht nur die Schädigung, sondern auch eine Funktionsstörung der Nieren gemeint sind. Der deutsche Begriff akute Nierenschädigung als Übersetzung von »*Acute Kidney Injury/ 'Impairment*« steht deshalb sowohl für eine akute Nierenschädigung als auch für eine akute Störung der Nierenfunktion, unabhängig davon, ob die Nierenfunktion geringfügig, stärker ausgeprägt oder vollständig reduziert ist.

> Seit März 2012 stellen die KDIGO-Leitlinien (KDIGO 2012) den aktuellen Stand der Definition der akuten Nierenschädigung dar.

8.3.1 Schweregradeinteilung der akuten Nierenschädigung

Die akute Nierenschädigung wird nach den KDIGO-Leitlinien in drei Grade eingeteilt, die sich auf den Anstieg des Serumkreatinins oder den Abfall der Diurese beziehen (◘ Abb. 8.1). ◘ Tab. 8.1 zeigt

◘ Tab. 8.1 Klinisch-praktische Beispiele der Schweregradeinteilung einer akuten Nierenschädigung entsprechend der KDIGO-Definition. (Mod. nach KDIGO 2012)

Beispiele	Diagnose
Kreatinin von 1,2 auf 2,5 mg/dl in 5 Tagen	AKI Grad 2
Kreatinin von 1,5 auf 1,9 mg/dl in 28 Stunden	AKI Grad 1
Kreatinin von 0,9 auf 3,5 mg/dl in 4 Tagen	AKI Grad 3
Kreatinin von 3,0 auf 4,2 mg/dl in 3 Tagen	AKI Grad 3
Anurie für 18 Stunden	AKI Grad 3

einige klinische-praktische Beispiele derSchweregradeinteilung der akuten Nierenschädigung entsprechend der KDIGO-Definition.

8.4 Nomenklaturen und Klassifikationen – systematische Unterschiede

Für ein Verständnis der Systematik der Kodierung der akuten Nierenschädigung wird nachfolgend zunächst auf die **Entwicklung der Kodes** für Nierenfunktionseinschränkungen eingegangen. Die Nutzung von Klassifikationen im Rahmen der Kodierung unterscheidet sich von der Verwendung der medizinischen Fachsprache oder Nomenklatur. Hierbei handelt es sich um eine Sammlung anerkannter Fachwörter zur Beschreibung der medizinischen Einheiten, Symptome, Krankheiten, Objekte, Zustände, Prozesse usw. Es kommt hierbei darauf an, dass sie so umfassend und so spezifisch wie möglich sein muss und entsprechend dem wissenschaftlichen Erkenntnisfortschritt auch erweitert werden kann. Die medizinische Nomenklatur für die behandlungsorientierte medizinische Dokumentation von Diagnosen muss für jeden abgrenzbaren medizinischen, klinischen, pathologischen Zustand eine spezifische Bezeichnung enthalten. Die Entwicklung der RIFLE-/AKIN-Kriterien zeigen diesen Prozess exemplarisch sehr gut auf. Hier ist es durch Erweiterung und Differenzierung der Begrifflichkeiten zum akuten Nierenversagen zu einer Anpassung der Nomenklatur an den aktuellen Stand der medizinischen Erkenntnisse gekommen.

Für die Dokumentation im Rahmen der DRG-Erlösermittlung wird auf medizinische Klassifikationen zurückgegriffen, in denen systembedingt mit Verallgemeinerungen gearbeitet wird. In einer Diagnosenklassifikation werden ähnliche Krankheiten und Krankheitsbilder in Abhängigkeit von einem gruppenbildenden Merkmal in Gruppen zusammengefasst. Vorherrschender Zweck ist gerade die Zusammenfassung in Gruppen und nicht die differenzierte Darstellung des Einzelfalles. Die Kriterien zur Gruppenbildung sind in der ICD-10 konsequent vom Allgemeinen zum Besonderen geordnet (mono-hierarchische Gliederung). Die Einteilung in Gruppen geht aber vor allem von der Häufigkeit und der Bedeutung der Krankheitszustände sowie von ihrer Definierbarkeit aus. Diagnosen können z. B. unter dem Aspekt der Ätiologie oder der Lokalisation in Gruppen zusammengefasst werden. Dabei sollen so wenige Krankheiten wie möglich in sog.»Restklassen« wie »sonstige« oder »nicht näher bezeichnet« fallen, was sich aber nicht immer vermeiden lässt.

8.5 Kodierung der akuten Nierenschädigung/des Nierenversagens

In der ICD-10-GM Version 2015 »Kapitel XIV« werden die Krankheiten des Urogenitalsystems in den **Kodegruppen N00 bis N99** zusammengefasst. Dieses Kapitel gliedert sich in die in ◘ Tab. 8.2 genannten Gruppen. Nicht enthalten in diesen Kapiteln sind folgende Erkrankungen: Angeborene Fehlbildungen, Deformitäten und Chromosomenanomalien (diese finden sich in den Kodegruppen Q00-Q99), bestimmte infektiöse und parasitäre Krankheiten (diese finden sich in den Kodegruppen A00-B99), bestimmte Zustände, die ihren Ursprung in der Perinatalperiode haben (diese finden sich in den Kodegruppen P00-P96), endokrine, Ernährungs- und Stoffwechselkrankheiten (diese finden sich in den Kodegruppen E00-E90), Neubildungen (diese finden sich in den Kodegruppen C00-D48,

Tab. 8.2 Zusammenfassung der Krankheiten des Urogenitalsystems in die Kodegruppen N00 bis N99 entsprechend ICD-10-GM Version 2015 »Kapitel XIV«

N00-N08	Glomeruläre Krankheiten
N10-N16	Tubulointerstitielle Nierenkrankheiten
N17-N19	Niereninsuffizienz
N20-N23	Urolithiasis
N25-N29	Sonstige Krankheiten der Niere und des Ureters
N30-N39	Sonstige Krankheiten des Harnsystems
N40-N51	Krankheiten der männlichen Genitalorgane
N60-N64	Krankheiten der Mamma (Brustdrüse)
N70-N77	Entzündliche Krankheiten der weiblichen Beckenorgane
N80-N98	Nicht-entzündliche Krankheiten des weiblichen Genitaltraktes
N99	Sonstige Krankheiten des Urogenitalsystems

Tab. 8.3 Einteilung des Nierenversagens entsprechend der Kodegruppen

Kodegruppe	Bezeichnung
N17.-	Akutes Nierenversagen/Akute Nierenschädigung
N18.-	Chronische Niereninsuffizienz
N19	Nicht näher bezeichnete Niereninsuffizienz

Schwangerschaft, Geburt und Wochenbett (diese finden sich in den Kodegruppen O00-O99), Symptome und abnorme klinische Zustände und Laborbefunde, die anderenorts nicht klassifiziert sind (diese finden sich in den Kodegruppen R00-R99) sowie Verletzungen, Vergiftungen und bestimmte andere Folgen äußerer Ursachen (diese finden sich in den Kodegruppen S00-T98).

> Aus klassifikatorischer Sicht kommen daher für die spezifische Kodierung der akuten Nierenschädigung/des akuten Nierenversagens ausschließlich die Kodegruppen N17 bis 19 (Niereninsuffizienz) infrage. Auch unter Berücksichtigung der Exklusiva und aller anderen bekannten Regelungen in der ICD-10 sind regelhaft keine anderen Kodegruppen möglich.

Den Kodegruppen für die Kodierung der Niereninsuffizienz sind ebenfalls erläuternde Hinweise vorangestellt. Falls ein exogenes Agens (ursächlich für die Entwicklung einer Niereninsuffizienz) angegeben werden soll, wird ein zusätzlicher Kode aus dem Kapitel XX der ICD-10 benutzt. Nicht mit den Kodegruppen N17 bis N19 werden die angeborene Niereninsuffizienz (P96.0), arzneimittel- und schwermetallinduzierte tubulointerstitielle und tubuläre Krankheitszustände(N14.-), die extrarenale Urämie (R39.2), das hämolytisch-urämisches Syndrom (D59.3), das hepatorenales Syndrom (K76.7), das postpartale hepatorenale Syndrom (O90.4), die Niereninsuffizienz als Komplikation bei Abort, Extrauteringravidität oder Molenschwangerschaft (O00-O07, O08.4), nach medizinischen Maßnahmen, sofern nicht anderenorts klassifiziert (N99.0), oder nach Wehen und Entbindung (O90.4) und die pränatale Urämie (R39.2) kodiert. Die Einteilung des Nierenversagens entsprechend der Kodegruppen ist in Tab. 8.3 dargestellt.

Das Unterscheidungsmerkmal für die verschiedenen Formen des Nierenversagens bzw. der Nierenschädigung ist daher das Merkmal »Akut« oder »Chronisch«. Nur für die Fälle, dass keine Unterscheidung zwischen akut bzw. chronisch möglich ist, wird der Kode N19 kodiert. Dies wird auch aus den weiteren Hinweisen deutlich, die sich für den Kode N19 finden: Niereninsuffizienz, nicht als akut oder chronisch bezeichnet bzw. Urämie ohne nähere Angaben.

Ein Beispiel für die korrekte Verwendung des Kodes N19 wäre ein Patient, bei dem aus der Akte ein erhöhtes Serumkreatinin hervorgeht, aber keine weiteren Informationen über Ursache oder zeitliche Entwicklung der Werte vorliegen. Für diese Fälle, in denen zwar eine Erkrankung bzw. ein pathologischer Befund, aber keine weiteren Differenzierungen näher bezeichnet werden können, sieht

Tab. 8.4 Die Kodegruppe des akuten Nierenversagens/der akuten Nierenschädigung N17.- wurde in der ICD 2015 überarbeitet und eine zusätzliche fünfte Stelle eingeführt, mit denen das Stadium der akuten Nierenschädigung/des akuten Nierenversagens angegeben wird

5. Stelle	Stadium	Erläuterung
1	1	Anstieg des Serumkreatinins um mindestens 50% bis unter 100% gegenüber dem Ausgangswert innerhalb von 7 Tagen oder um mindestens 0,3 mg/dl innerhalb von 48 Stunden oder Abfall der Diurese auf unter 0,5 ml/kg/h über 6 bis unter 12 Stunden (adäquate Flüssigkeitszufuhr vorausgesetzt)
2	2	Anstieg des Serumkreatinins um mindestens 100% bis unter 200% gegenüber dem Ausgangswert innerhalb von 7 Tagen oder Abfall der Diurese auf unter 0,5 ml/kg/h über mindestens 12 Stunden (adäquate Flüssigkeitszufuhr vorausgesetzt)
3	3	Anstieg des Serumkreatinins um mindestens 200% gegenüber dem Ausgangswert innerhalb von 7 Tagen oder Anstieg des Serumkreatinins auf mindestens 4,0 mg/dl oder Einleitung einer Nierenersatztherapie oder Abfall der glomerulären Filtrationsrate auf unter 35 ml/min/1,73 m² Körperoberfläche bei Patienten bis zur Vollendung des 18. Lebensjahres oder Abfall der Diurese auf unter 0,3 ml/kg/h über mindestens 24 Stunden oder Vorliegen einer Anurie über mindestens 12 Stunden (adäquate Flüssigkeitszufuhr vorausgesetzt)
9	Nicht näher bezeichnet	

die Klassifikation ICD-10 die Verwendung eines solchen Reservekodes vor.

> Die Kodierung des unspezifischen Kodes »N19« sollte vermieden werden.

In der ICD-10 Version 2014 wurde noch nicht zwischen den verschiedenen Schweregraden unterschieden. Die Kodegruppe des akuten Nierenversagens N17.- wurde in der ICD 2015 überarbeitet und eine fünfte Stelle eingeführt, mit der das Stadium der akuten Nierenschädigung/des akuten Nierenversagens angegeben wird (◘ Tab. 8.4). Es wird explizit auf die Definition der akuten Nierenschädigung bei Vorliegen mindestens eines der Kriterien der KDIGO-Definition (KDIGO 2012) verwiesen:
- Anstieg des Serumkreatinins über einen gemessenen Ausgangswert um mindestens 0,3 mg/dl innerhalb von 48 Stunden,
- Anstieg des Serumkreatinins von einem gemessenen Ausgangswert oder anzunehmenden Grundwert des Patienten um mindestens 50% innerhalb der vorangehenden 7 Tage,
- Abfall der Urinausscheidung auf weniger als 0,5 ml/kg/h über mindestens 6 Stunden.

8.6 Entwicklung der Kodes für akutes und chronisches Nierenversagen

Für das genaue Verständnis der Einteilungskriterien innerhalb dieser Kodegruppen wird auf die Entwicklung der Kodes für akutes und chronisches Nierenversagen eingegangen. Vorgängerversion der aktuell gültigen ICD-10 für die Klassifikation von Diagnosen ist die ICD-9 (Internationale Statistische Klassifikation der Krankheiten, Verletzungen und Todesursachen, 9. Revision). Diese war in der Version 6.0 vom 01.01.1994 bis zum 31.12.1995 in Deutschland für den Bereich § 301 SGB V (stationäre Versorgung) und § 295 SGB V (ambulante Versorgung) gültig. Erstmalig in Deutschland eingeführt wurde die ICD-9 im Jahr 1979. In dieser Version der ICD finden sich die Kodegruppen 584.- (akutes Nierenversagen), 585 (chronisches Nierenversagen, keine weitere Unterteilung) und 586 (nicht näher bezeichnetes Nierenversagen), ◘ Tab. 8.5.

Die Internationale Statistische Klassifikation der Krankheiten und verwandter Gesundheitsprobleme 10. Revision Version 2014 German Mo-

Tab. 8.5 Erstmalig in Deutschland eingeführt wurde die ICD-9 im Jahr 1979. In dieser Version der ICD finden sich die Kodegruppen 584.- (akutes Nierenversagen), 585 (chronisches Nierenversagen, keine weitere Unterteilung) und 586 (nicht näher bezeichnetes Nierenversagen)

Bezeichnung	Kode
Akutes Nierenversagen	584.-
Mit Tubulonekrose der Niere	584.5
Mit Nierenrindennekrose	584.6
Mit Papillennekrose der Niere	584.7
Mit sonstigen näher bez. pathologischen Veränderungen in der Niere	584.8
N. n. bez. akutes Nierenversagen	584.9
Chronisches Nierenversagen	585
N. n. bez. Nierenversagen	586

dification (ICD-10 GM Version 2008) zeigt für die Kodegruppen »Nierenversagen« (◘ Abb. 8.2) die in ◘ Tab. 8.6 aufgeführte Struktur, die mit der ICD 2015 um die fünfte Stelle für das Stadium erweitert worden ist. Zwar ist die Kodegruppe für die chronische Niereninsuffizienz differenzierter geworden, die Struktur für die akute Nierenschädigung/ das akute Nierenversagen und die nicht näher bezeichnete Niereninsuffizienz aber entspricht immer noch der ICD-9. Daraus geht hervor, dass die Verfeinerungen der Diagnose »akute Nierenschädigung« durch die RIFLE-, AKIN- und KDIGO-Kriterien keinen Einzug in die ICD-10 gefunden haben können.

> Während also die Nomenklatur der akuten Nierenschädigung durch die RIFLE-, AKIN- und KDIGO-Kriterien weiter differenziert und mittlerweile bei Klinikern und Wissenschaftlern eine gute Akzeptanz gefunden hat, hat dieser Wandel in der ICD-Klassifikation des akuten Nierenversagens/der akuten Nierenschädigung erst mit der Version 2015 stattgefunden. Daraus folgt aber gerade nicht, dass durch diese nomenklatorische Differenzierung einzelne Untergruppen des akuten Nierenversagens/der akuten Nierenschädigung klassifikatorisch nicht mehr abgedeckt werden könnten. Dies würde auch der Zielsetzung einer Klassifikation, alle Krankheitsbilder in Gruppen zusammenzufassen, widersprechen und dazu führen, dass bisher kodierbare Erkrankungen kodiertechnisch »ins Leere laufen« würden. Dass dabei bewusst nicht alle nomenklatorischen Differenzierungen im Kode N17.9- mit dargestellt werden können, gehört zum Wesen einer Klassifikation. Es werden unterschiedliche Ausprägungen oder Ätiologien zusammengefasst, z. B. geht aus dem Kode nicht hervor, ob es sich um eine prä- oder postrenales Ursache handelt.

Die Bestrebungen des MDK, die KDIGO-Stadien 1 und 2 der akuten Nierenschädigung nicht als solche anzuerkennen, stehen im klaren Widerspruch zur Intention der RIFLE-/AKIN-/KDIGO-Richtlinien, gerade die niedrigen Grade als »akute Nierenschädigung« zu definieren und damit einer adäquaten Diagnostik und Therapie zuzuführen. Dies widerspricht sowohl allen vorliegenden Daten zu den gesundheitsökonomischen Daten. Das ANV/AKI geht in allen Stadien mit einem erheblichen Ressourcenverbrauch einher. Dieser folgt auch nicht linear den Stadien, da gerade in einem »niedrigen« Stadium der Ressourcenverbrauch aufgrund des diagnostischen Aufwandes hoch sein kann.

Die Sozialgerichte Freiburg und Mainz haben in Rechtsstreiten (Freiburg: AZ S 5 KR 6370/11, Mainz: S 14 KR 443/11) zur Kodierung des akuten Nierenversagens auch ausdrücklich die Praxis des MDK, das ANV/AKI erst ab Stadium 3 anzuerkennen, nicht anerkannt. Das Sozialgericht Freiburg verfolgte die Argumentation, dass im amerikanischen Sprachgebrauch der Begriff »*Acute Renal Failure*« (akutes Nierenversagen) durch den Begriff »*Acute Kidney Injury*« (akute Nierenschädigung) ersetzt wurde, eine sprachliche Neudefinition in Deutschland aber nicht erfolgt sei. Dies kann natürlich auch auf

8.6 · Entwicklung der Kodes für akutes und chronisches Nierenversagen

N17.0- **Akutes Nierenversagen mit Tubulusnekrose**
[5. Stelle: 1-3,9]
Tubulusnekrose:
– akut
– renal
– o.n.A.

N17.1- **Akutes Nierenversagen mit akuter Rindennekrose**
[5. Stelle: 1-3,9]
Rindennekrose:
– akut
– renal
– o.n.A.

N17.2- **Akutes Nierenversagen mit Marknekrose**
[5. Stelle: 1-3,9]
Papillen- [Mark-] Nekrose:
– akut
– renal
– o.n.A.

N17.8- **Sonstiges akutes Nierenversagen**
[5. Stelle: 1-3,9]
Akutes Nierenversagen mit sonstigen histologischen Befunden

N17.9- **Akutes Nierenversagen, nicht näher bezeichnet**
[5. Stelle: 1-3,9]
Akutes Nierenversagen ohne Vorliegen eines histologischen Befundes

◘ **Abb. 8.2** Kodegruppe des akuten Nierenversagens/der akuten Nierenschädigung N17.- in der ICD 2015. Nach den KDIGO-LeitlinienNach den KDIGO-Leitlinien (*Kidney Disease: Improving Global Outcomes*, abgedruckt in *Kidney International Supplements* 2012; 2, 8-12) liegt ein akutes Nierenversagen bzw. eine akute Nierenschädigung vor, wenn mindestens eines der folgenden Kriterien erfüllt ist: **1.** Anstieg des Serumkreatinins über einen gemessenen Ausgangswert um mindestens 0,3 mg/dl innerhalb von 48 Stunden; **2.** Anstieg des Serumkreatinins von einem gemessenen Ausgangswert oder anzunehmenden Grundwert des Patienten um mindestens 50% innerhalb der vorangehenden 7 Tage; **3.** Abfall der Urinausscheidung auf weniger als 0,5 ml/kg/h über mindestens 6 Stunden

andere, immer noch anhängige Fälle übertragen werden. Dabei genügt zur Kodierung die begründete klinische Diagnose (d. h. z. B. der Diagnose-definierende Kreatinin-Anstieg), weiterführende apparative oder laborchemische Untersuchungen sind hierfür nicht notwendig.

Zusammenfassung

Die akute Nierenschädigung geht in allen Stadien (1 bis 3) mit einem erheblichen Ressourcenverbrauch einher. Dieser folgt den Stadien nicht linear, da auch in einem »niedrigen« Stadium der Ressourcenverbrauch aufgrund des diagnostischen Aufwandes hoch sein kann. Trotz anderer Ansichten des MDK bilden alle Stadien der KDIGO- bzw. der AKI-Network (Stadien 1 bis 3) und der RIFLE-Diagnosekriterien (Stadien R, I, F, L, E) Ausprägungsformen der akuten Nierenschädigung bzw. des akuten Nierenversagens ab. Alle Stadien der akuten Nierenschädigung, insbesondere auch die niedrigen Grade mit geringer Funktionseinschränkung, können als N17.9 kodiert werden. Die Sozialgerichte Freiburg und Mainz stützen dieses Vorgehen und haben in Rechtsstreiten (Freiburg: AZ S 5 KR 6370/11, Mainz: S 14 KR 443/11) zur Kodierung der akuten Nierenschädigung bzw. des akuten Nierenversagens auch ausdrücklich die Praxis des MDK, die akute Nierenschädigung bzw. das akute Nierenversagen erst ab Stadium 3 anzuerkennen, nicht bestätigt. Falls

Tab. 8.6 Die Internationale Statistische Klassifikation der Krankheiten und verwandter Gesundheitsprobleme 10. Revision Version 2014 German Modification (ICD-10 GM Version 2008) zeigt für die Kodegruppen »Nierenversagen« folgende Struktur, die mit der ICD 2015 um die fünfte Stelle für das Stadium erweitert worden ist

N17.-	Akutes Nierenversagen
N17.0-*	Akutes Nierenversagen mit Tubulusnekrose
N17.1-*	Akutes Nierenversagen mit akuter Rindennekrose
N17.2-*	Akutes Nierenversagen mit Marknekrose
N17.8-*	Sonstiges akutes Nierenversagen (Akutes Nierenversagen mit sonstigen histologischen Befunden)
N17.9-*	Akutes Nierenversagen, nicht näher bezeichnet (Akutes Nierenversagen ohne Vorliegen eines histologischen Befundes)
N18.-	Chronische Niereninsuffizienz
N18.0	Terminale Niereninsuffizienz
N18.8-	Sonstige chronische Niereninsuffizienz
N18.80	Einseitige chronische Nierenfunktionsstörung
N18.81	Chronische Niereninsuffizienz, Stadium I
N18.82	Chronische Niereninsuffizienz, Stadium II
N18.83	Chronische Niereninsuffizienz, Stadium III
N18.84	Chronische Niereninsuffizienz, Stadium IV
N18.89	Chronische nicht-terminale Niereninsuffizienz, Stadium nicht näher bezeichnet
N18.9	Chronische Niereninsuffizienz, nicht näher bezeichnet
N19	Nicht näher bezeichnete Niereninsuffizienz

* 5. Stelle 1–3, 9

die Kostenträgerseite auf der Forderung »mindestens dreifacher Kreatinin-Anstieg« besteht, ist die Kontaktaufnahme mit der DRG-Geschäftsstelle der Deutschen Gesellschaft für Nephrologie (DGfN) zu empfehlen.

KDIGO Clinical Practice Guideline for Acute Kidney Injury. Kidney Int Suppl 2012,2:1–138

Mehta RL, Kellum JA, Shah SV, Molitoris BA, Ronco C, Warnock DG, Levin A and the Acute Kidney Injury Network. Acute Kidney Injury Network: report of an initiative to improve outcomes in acute kidney injury. Critical Care 2007, 11:R31

Literatur

Bellomo R, Ronco C, Kellum JA, Mehta RL, Palevsky P and the ADQI workgroup. Acute renal failure – definition, outcome measures, animal models, fluid therapy and information technology needs: the Second International Consensus Conference of the Acute Dialysis Quality Initiative (ADQI) Group. Critical Care 2004, 8:R204–R212

Eknoyan G. Emergence of the concept of acute renal failure. Am J Nephrol 2002;22: 225–30

Gesundheitsökonomische Aspekte zum Einsatz von Biomarkern bei akuter Nierenschädigung

Paul Jülicher, Lieselotte Lennartz

9.1	Einleitung – 94	
9.2	Was sind die Hauptprobleme bei der akuten Nierenschädigung? – 95	
9.3	Welche Rolle haben die neuen Biomarker? – 95	
9.4	Die akute Nierenschädigung – Frühdiagnose mit Biomarkern – 96	
9.5	Ökonomische Aspekte der Früherkennung der akuten Nierenschädigung – 98	
9.5.1	Häufigkeit der akuten Nierenschädigung als Komplikation – 98	
9.5.2	Allgemeine gesundheitsökonomische Konsequenzen – 98	
9.5.3	Verlängerung des postoperativen Intensivaufenthalts und des Krankenhausaufenthalts – 99	
9.5.4	Einsatz postoperativer oder dauerhafter Nierenersatztherapie – 101	
9.5.5	Kosteneffektivität der Prävention – 103	
9.6	Wie kann es weitergehen? – 105	
	Literatur – 105	

Kernaussagen

- Eine akute Nierenschädigung ist eine häufige und lebensbedrohliche Komplikation bei Krankenhauspatienten, welche mit einem deutlich erhöhten Ressourcenverbrauch im Krankenhaus verbunden ist.
- Die frühzeitige Erkennung einer akuten Nierenschädigung kann helfen, das Ausmaß der Nierenschädigung gering zu halten, Behandlungskosten zu optimieren und sowohl kurzfristig als auch langfristig das Patienten-Outcome zu verbessern.
- Der Anstieg des Serumkreatinins ist als Biomarker zur frühzeitigen Erfassung einer akuten Nierenschädigung ungeeignet.
- Marker des akuten Tubulusschadens, wie Neutrophilen Gelatinase-assoziiertes Lipocalin (NGAL) oder die Kombination aus *Tissue Inhibitor of Metalloproteinases-2* (TIMP-2) und *Insulin-like Growth Factor-Binding Protein* 7 (IGFBP7), können helfen, eine »subklinische« akute Nierenschädigung zu erkennen, wenn der Nierenschaden noch begrenzt ist.
- Bei bereits manifestem akutem Nierenfunktionsverlust können Marker des Tubulusschadens helfen, eine prognostische Aussage in Bezug auf eine Nierenfunktionserholung zu treffen.
- Eine akute Nierenschädigung hat auch langfristig weitreichende Konsequenzen und ist mit erhöhten Gesundheitskosten verbunden.

9.1 Einleitung

Die akute Nierenschädigung (*Acute Kidney Injury* – AKI, früher: akutes Nierenversagen, ANV) ist eine häufig vorkommende, oft lebensbedrohliche Komplikation bei vielen hospitalisierten Patienten (Lameire et al. 2013; Devarajan 2014). Von 1988 bis 2003 wurde ein konstant ansteigender Anteil an Patienten mit akuter Nierenschädigung beobachtet, wobei die Häufigkeit der akuten Nierenschädigung als Komplikation einer schon schwerwiegenden Erkrankung nicht genau bestimmt werden kann, und bei Patienten in der Intensivversorgung zwischen 16–67% variiert (Rewa et al. 2014; Nisula et al. 2013; Ostermann et al. 2007; Sudantitaphong et al. 2013).

Eine akute Nierenschädigung ist mit einer erhöhten Sterblichkeit im Krankenhaus verbunden, wobei auch milde Formen der akuten Nierenschädigung eine langfristige Auswirkung auf die Nierenfunktion haben und die Lebensqualität der Patienten beeinträchtigen (Rewa et al. 2014; Skiner et al. 2014; Chawla et al. 2014; Zeng et al. 2014). Es konnte gezeigt werden, dass auch subakute Fälle der akuten Nierenschädigung, d. h. mit einem relevanten Serumkreatinin-Anstieg über einen längeren Zeitraum als für AKI und kürzeren Zeitraum als für chronische Niereninsuffizienz in den Leitlinien definiert, mit erhöhter Sterblichkeit im Krankenhaus verbunden sind (Fujii et al. 2014).

Man unterscheidet je nach Ursache und Ort der Schädigung zwischen

- **prärenaler** akuter Nierenschädigung, welches durch Beheben der reduzierten Durchblutung beseitigt werden kann,
- **intrinsischer** akuter Nierenschädigung, einer direkten ischämischen oder toxischen Schädigung, und
- **postrenaler** akuter Nierenschädigung.

Die häufigsten Ursachen für die akute Nierenschädigung sind tubulär ischämisch oder toxisch bedingt (Lameire et al. 2013).

Trotz zahlreicher Innovationen im medizinischen Bereich gibt es noch **keine direkte Therapie** für die akute Nierenschädigung. Bei erhöhtem Risiko einer akuten Nierenschädigung sollten nierenschädigende Substanzen wie nephrotoxischen Medikamenten oder der Einsatz von Kontrastmitteln vermieden werden. Beim fortgeschrittenen Nierenversagen können unterschiedliche Verfahren zur Nierenersatztherapie, intermittierend oder kontinuierlich, eingesetzt werden.

Aus ökonomischer Sicht ist die akute Nierenschädigung mit einem erhöhten Ressourcenverbrauch im Krankenhaus verbunden. Patienten mit akuter Nierenschädigung weisen eine längere Verweildauer im Krankenhaus bzw. eine verlängerte intensivmedizinische Betreuung auf (Rewa et al. 2014; Kolhe et al. 2014).

9.2 Was sind die Hauptprobleme bei der akuten Nierenschädigung?

Neue Therapieansätze und Interventionsstudien brachten bei der akuten Nierenschädigung bisher keine Verbesserung der Prognose, wahrscheinlich auch weil der Therapiestart zu spät erfolgte (Palevsky et al. 2013). Aufgrund fehlender Marker zur frühzeitigen Erkennung einer Nierenschädigung kann die Diagnose der akuten Nierenschädigung erst dann gestellt werden, wenn die Schädigung der Niere schon sehr weit vorangeschritten ist.

Zur Diagnose und Einteilung der akuten Nierenschädigung wurden bisher nur funktionelle Marker betrachtet. Zusätzlich zur Urinausscheidung wird das Serumkreatin als Biomarker eingesetzt. Dabei sind folgende bekannte Limitationen zu beachten:

- **später Anstieg**, frühestens nach 24 Stunden, wenn die Schädigung der Niere schon fortgeschritten ist;
- schon ein **geringer Kreatinin-Anstieg** kann ein Anzeichen für eine signifikante Schädigung sein;
- der **Einfluss von nicht-renalen Faktoren** wie z. B. Muskelmasse, Volumenverschiebung und Hydrierung des Patienten können den Kreatinin-Wert erheblich beeinflussen.

Die Festlegung der Diagnosekriterien und der Grenzwerte für die Stadieneinteilung der akuten Nierenschädigung ermöglichten ein vertieftes epidemiologisches Verständnis durch die Vergleichbarkeit von Studien, welche diese Kriterien verwendeten. Die wichtigsten Konsensusvorschläge für die Diagnosekriterien der akuten Nierenschädigung sind die bereits schon mehrfach erwähnten RIFLE(*Risk, Injury, Failure Loss und ESRD*)-Kriterien, die von der Gruppe »*Acute Dialysis Quality Initiative*« (ADQI) entwickelt wurden, die AKIN- (*Acute Kidney Injury Network*) und KDIGO- (*Kidney Disease: Improving Global Outcomes*) Einteilung in die Stadien 1–3 (Palevsky et al. 2013; Levin et al. 2007; Bellomo et al. 2004). In allen drei Klassifizierungssystemen nimmt die Mortalität der akuten Nierenschädigung mit zunehmendem Schweregrad zu (Fujii et al. 2014), wobei alle Definitionen sich auf funktionelle Marker (Anstieg des Kreatinins sowie Verminderung der Urinausscheidung) stützen.

> **Damit werden strukturelle Schädigungen erst erkannt, wenn diverse Funktionen der Nieren bereits beeinträchtigt sind.**

Für die Entwicklung von spezifischen, neuen Therapiemöglichkeiten ist daher die frühzeitige Erkennung einer akuten Nierenschädigung essentiell.

Biomarker einer strukturellen Schädigung der Niere, die eine akute Nierenschädigung frühzeitig vor der Funktionseinschränkung erfassen, können hier zum Einsatz kommen (◘ Abb. 9.1). Mögliche Biomarker zur Früherkennung eines AKI-Risikos sind zum Beispiel das Neutrophil-Gelatinase-assoziierte Lipocalin (NGAL) im Blut oder Urin, das *Kidney-Injury Molecule-1* (KIM-1) im Urin sowie das Interleukin 18 (IL-18) im Blut oder Urin (McCullough 2013; Haase et al. 2011). Zwei neue Zellzyklusarrest-Marker im Urin (Kashani et al. 2013), *Tissue Inhibitor of Metalloproteinase 2* (TIMP-2) und *Insulin like Growth Factor Binding Protein 7* (IGFBP7), scheinen ebenfalls für die Früherkennung einer akuten Nierenschädigung wichtige Informationen zu liefern (Meersch et al. 2014).

9.3 Welche Rolle haben die neuen Biomarker?

Viele Studien konnten zeigen, dass diese neuen Nierenmarker früher ansteigen als das Serumkreatinin, aber auch aufgrund fehlender Vergütung wurden sie bisher kaum in der klinischen Praxis eingesetzt, obschon die günstige Beeinflussung des Verlaufs einer akuten Nierenschädigung möglich erscheint.

Das von der ADQI-Gruppe entworfene Modell (◘ Abb. 9.2) teilt das Spektrum der akuten Nierenschädigung unter zusätzlicher Berücksichtigung von strukturellen Biomarkern ein. Diese weisen auf eine direkte Schädigung der Niere hin und liefern somit komplementäre Information zu den bisher eingesetzten funktionellen Markern, was eine frühzeitige, schnelle Diagnose einer akuten Nierenschädigung ermöglichen könnte (Murray et al. 2014),

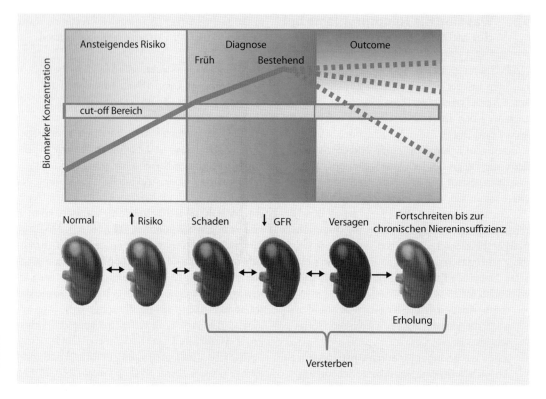

◘ Abb. 9.1 Das AKI-Kontinuum basierend auf Funktionsmarkern und zusätzlichen Biomarkern für die strukturelle Schädigung. (Aus McCullough et al. 2013)

d. h. zu einem Zeitpunkt, an welchem noch nicht untergegangene Nierenzellen geschützt werden könnten.

> Die Biomarker, die frühzeitig eine Nierenschädigung anzeigen, welche durch funktionelle Marker nicht oder erst später erkannt werden, könnten durch einen früheren Therapiebeginn die Prognose der Patienten mit hohem Risiko für eine voranschreitende akute Nierenschädigung verbessern.

9.4 Die akute Nierenschädigung – Frühdiagnose mit Biomarkern

Einer der am besten beschriebenen Biomarker ist das Neutrophilen Gelatinase-Assoziierte Lipocalin (NGAL), ein 25 kD großes Protein, welches zuerst als ein kovalent an die Metalloproteinase-9 von Neutrophilen gebundenes Protein beschrieben wurde (Kjeldsen et al. 1993). Normalerweise findet sich das NGAL nur in niedrigen Konzentrationen im Gewebe, aber bei Schädigung bzw. Verletzung von epithelialen Gewebe in der Niere, Kolon, Leber oder Lunge steigen die Werte an. Genetische Analysen am Tiermodell konnten zeigen, dass die NGAL-Exprimierung nach direkter ischämischer Nierenschädigung bis zu 1000fach erhöht ist (Schmidt-Ott et al. 2007). Die prognostische Aussagekraft von NGAL als Biomarker zur frühzeitigen Erkennung einer akuten Nierenschädigung wurde in einer Metaanalyse mit Daten von 10 Studien aus 5 verschiedenen Ländern überprüft (Haase et al. 2011). Erfasst wurden insgesamt Daten von mehr als 2300 kritisch erkrankten Patienten. Unabhängig vom Serumkreatinin-Anstieg war ein erhöhter NGAL Wert mit einem bis zu 16-fach höheren Ri-

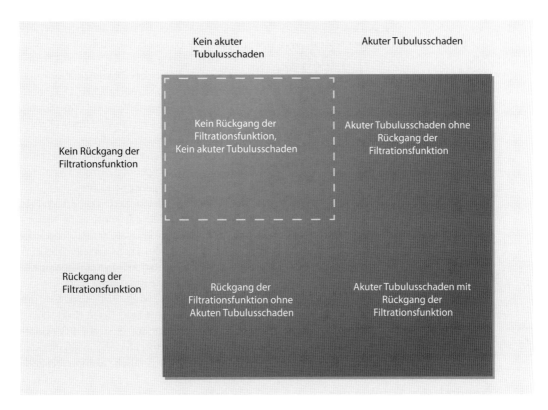

Abb. 9.2 Spektrum für die akute Nierenschädigung unter Berücksichtigung der funktionellen und strukturellen Biomarker (ADQI-Gruppe). (Aus McCullough et al. 2013)

siko für eine Nierenersatztherapie verbunden. Die beste Prognose hatten Patienten, bei denen sowohl kein Kreatinin-Anstieg als auch der NGAL-Wert im Referenzbereich vorlagen. Bei Patienten mit »subklinischer« akuter Nierenschädigung (NGAL erhöht, aber kein Kreatinin-Anstieg), welche die klassischen Kriterien einer akuten Nierenschädigung nicht erfüllen, ist das Risiko, eine klinisch manifeste akute Nierenschädigung zu entwickeln, extrem hoch und vergleichbar zu der Gruppe mit NGAL und Kreatinin-Anstieg. Das Mortalitätsrisiko und das Risiko einer Nierenersatztherapie war 3fach erhöht (Haase et al. 2011).

In einem Review zur Rolle von NGAL bei akuter Nierenschädigung konnte gezeigt werden, dass NGAL ein früher, sensitiver und spezifischer Biomarker zur Erkennung eines AKI-Risikos in der Herzchirurgie, in der intensivmedizinischen Betreuung, in der Notfallaufnahme, bei der Herzinsuffizienz, in der Transplantation, sowie bei Nephrotoxizität durch Kontrastmittelgabe ist (Peacock et al. 2013). Bei Kindern und Erwachsenen waren die NGAL-Werte im Urin schon 2 Stunden nach der herzchirurgischen Operation erhöht und deuteten auf ein erhöhtes AKI-Risiko hin. Dieses konnte durch einen kritischen Review der bis Oktober 2013 publizierten Daten bestätigt werden (Haase-Fielitz et al. 2014). Nach Review von 58 Manuskripten mit mehr als 16.500 Patienten lässt sich zusammenfassen, dass – unabhängig vom klinischen Hintergrund – NGAL im Urin oder im Plasma bei herzchirurgischen Patienten, in der Intensivmedizin und bei Nierentransplantierten eine akute Nierenschädigung vorhersagen kann. Die Vorhersagekraft des NGAL verbesserte die klinische Diagnose einer akuten Nierenschädigung.

Tab. 9.1 Klassifikation des akuten Nierenversagens/der akuten Nierenschädigung nach ICD-10. (Modifiziert nach DIMDI 2014)

N17.0	Akutes Nierenversagen mit Tubulusnekrose Tubulusnekrose: Akut; Renal; o. n. A.
N17.1	Akutes Nierenversagen mit akuter Rindennekrose Rindennekrose: akut; renal; o. n. A.
N17.2	Akutes Nierenversagen mit Marknekrose Papillen-(Mark-)Nekrose: akut; renal; o. n. A.
N17.8	Sonstiges akutes Nierenversagen Akutes Nierenversagen mit sonstigen histologischen Befunden
N17.9	Akutes Nierenversagen, nicht näher bezeichnet Akutes Nierenversagen ohne Vorliegen eines histologischen Befundes
N99.0	Akutes Nierenversagen als Komplikation nach medizinischen Maßnahmen

o. n. A. = ohne nähere Angaben

9.5 Ökonomische Aspekte der Früherkennung der akuten Nierenschädigung

9.5.1 Häufigkeit der akuten Nierenschädigung als Komplikation

Bei kritisch erkrankten Patienten tritt die akute Nierenschädigung häufig als zusätzliche Komplikation auf (Lameire et al. 2013). Das Spektrum der akuten Nierenschädigung reicht dabei von minimaler Erhöhung des Serum-Kreatinins bis zum vollständigen Verlust der Nierenfunktion. Die akute Nierenschädigung tritt meistens im Rahmen einer häufig komplexen und ressourcenintensiven intensivmedizinischen Behandlung auf. Eine genaue Analyse der Abläufe und Ressourcen bei akuter Nierenschädigung wird durch eine geringe Anzahl von Studien zur Kosten-Nutzen-Analyse der Behandlung erschwert (Desai et al. 2008; De Smedt et al. 2012). In der Diskussion sind Fragen bezüglich der Modalität, dem optimalen Beginn und der Dauer einer Nierenersatztherapie.

Zur Schätzung der Häufigkeit der Komplikation akute Nierenschädigung in der Klinik werden zunächst die kodierten Fälle aus dem Jahr 2012 betrachtet. **Tab. 9.1** zeigt die Klassifizierung der akuten Nierenschädigung nach den vom Deutschen Institut für Medizinische Dokumentation und Information (DIMDI) veröffentlichen Diagnosen nach ICD-10 (*International Statistical Classification of Diseases and Related Health Problems*) (Krause 2007). Da die akute Nierenschädigung nach z. B. einem herzchirurgischen Eingriff in der Regel ohne histologische Abklärung erfolgt, wird im Weiteren die N17.9 als Nebendiagnose betrachtet.

Eine Auswertung der kodierten Fälle des Jahres 2012 ergibt, dass die Nebendiagnose akute Nierenschädigung (N17.9) in über 85.000 Fällen gestellt wurde und sich über 691 DRGs verteilt. Dies entspricht **0,7% aller vollstationären Krankenhausfälle in Deutschland** (ohne Kurzlieger).

In 373 DRGs (53%) ist die Nebendiagnose mit einer Häufigkeit von >1% aufgetreten (InEK 2013). Am häufigsten trat sie auf in den DRG-Hauptgruppen:

— A (z. B. intensivmedizinische Komplexbehandlungen, 16% d. F.),
— F (Krankheiten und Störungen des Kreislaufsystems, 18% d. F.),
— G (Krankheiten und Störungen der Verdauungsorgane, 12% d. F.),
— L (Krankheiten und Störungen der Harnorgane 13% d. F.) und
— T (Infektiöse und parasitäre Krankheiten, 12% d. F.) (**Tab. 9.2**; **Abb. 9.3**).

Schwere Fälle, die eine besonders aufwendige intensivmedizinische Betreuung verlangen, werden in sog. Prä-MDCs (Hauptgruppe A) kodiert. Die Hauptdiagnose »Kreislaufsystem« weist den insgesamt höchsten Anteil an Fällen mit der Nebendiagnose akute Nierenschädigung auf. Insgesamt ist offensichtlich, dass die akute Nierenschädigung als Komplikation in zahlreichen Indikationen auftritt.

9.5.2 Allgemeine gesundheitsökonomische Konsequenzen

Studien zeigen, dass eine akute Nierenschädigung mit zunehmender Schwere erhebliche direkte und indirekte ökonomische Konsequenzen nach

9.5 · Ökonomische Aspekte der Früherkennung der akuten Nierenschädigung

Tab. 9.2 DRG-Hauptgruppen. (Modifiziert nach InEK 2013)

DRG-Hauptgruppe	Hauptdiagnosegruppen (MDCs)
A	Prä-MDC (z. B. intensivmedizinische Komplexbehandlung)
F	MDC 05 Krankheiten und Störungen des Kreislaufsystems
G	MDC 06 Krankheiten und Störungen der Verdauungsorgane
I	MDC 08 Krankheiten u. Störungen an Muskel-Skelett-System u. Bindegewebe
L	MDC 11 Krankheiten und Störungen der Harnorgane
T	MDC 18B Infektiöse und parasitäre Krankheiten

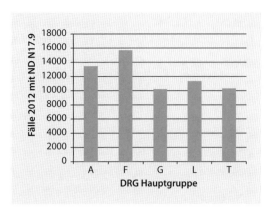

Abb. 9.3 Auswertung der Normallieger DRGs mit Nebendiagnose »Akute Nierenschädigung« (N17.9) mit Häufigkeit >5%; Datenjahr 2012. (Datengrundlage aus InEK 2013)

sich zieht (Rewa et al. 2014). Eine US-Studie belegt sehr eindrucksvoll, dass ein Anstieg des Serum Kreatinins direkt mit **erhöhtem Mortalitätsrisiko** und **höheren Behandlungskosten** im Krankenhaus verknüpft ist, aber auch nach 2 Jahren findet man eine erhöhte Mortalität (Van Berendocks et al. 2010). Dabei ist schon bei Patienten mit moderatem Anstieg des Kreatinin, bei denen mit hoher Wahrscheinlichkeit keine Nierenersatztherapie durchgeführt wurde, ein deutlicher Kostenanstieg zu beobachten (**Tab. 9.3**). In einer kürzlich veröffentlichten Analyse mit Daten von ca. 36.000 Patienten mit Myokardinfarkt oder akuter Nierenschädigung oder beidem wurden kardiovaskuläre und renale Komplikationen untersucht (Chawla et al. 2014). Es konnte gezeigt werden, dass Patienten, die eine akute Nierenschädigung entwickeln, auch langfristig eine schlechtere Prognose haben als Patienten mit Myokardinfarkt.

Allgemein sind durch eine akute Nierenschädigung je nach ökonomischer Perspektive sowohl kurzfristige als auch langfristige **erhöhte Ressourcenverbräuche** zu erwarten (**Tab. 9.4**). Ausgehend von den verfügbaren Studiendaten werden im Weiteren allerdings nur die im Krankenhaus anfallenden ökonomischen Konsequenzen diskutiert.

Neben der Sepsis bilden herzchirurgische Eingriffe die zweithäufigste Ursache für das Auftreten einer akuten Nierenschädigung auf Intensivstationen (Mao et al. 2013). Die Inzidenz schwankt dabei zwischen 8–39% und in 1–5% der Fälle führt eine akute Nierenschädigung zu einer Nierenersatztherapie. Zur Abschätzung der ökonomischen Konsequenzen wird dieser Bereich daher im Folgenden näher betrachtet.

9.5.3 Verlängerung des postoperativen Intensivaufenthalts und des Krankenhausaufenthalts

In einer US-Studie führte das Auftreten einer akuten Nierenschädigung zu einer Verlängerung des Krankenhausaufenthalts um mehr als 3,5 Tage (Chertow et al. 2005).

Eine weitere US-Studie zeigte, dass bei Patienten mit einer akuten Nierenschädigung ohne weitere Organbeteiligung Zusatzkosten von im Median $ 2600 entstanden, und sich die Verweildauer im Krankenhaus um im Median 5 Tage verlängerte (Fischer et al. 2005; Fischer et al. 2008).

Das Auftreten einer akuten Nierenschädigung nach kardiochirurgischen Eingriffen führte zu einer 1,6 fachen Verlängerung des Intensivaufenthalts (Chertow et al. 2005). Die postoperativen Kosten fallen dabei im Wesentlichen auf der Inten-

Tab. 9.3 Akute Nierenschädigung im Krankenhaus: US Daten zur Mortalität und Kosten in Bezug auf Serumkreatinin-Anstieg. (Modifiziert nach Himmelfarb et al. 2007; Chertow et al. 2005)

Anstieg des Serumkreatinins	Mortalität Odds Ratio(multivariable) (95% Konfidenzintervall)	Anstieg der Gesamtkosten pro Patient	Relativer Anstieg vs. Kontrolle
0,3–0,4 mg/dl	4,1 (3,1–5,5)	$ 4.886	1*
0,5–0,9 mg/dl	6,5 (5,0–8,5)	$ 7.499	1,5
1,0–1,9 mg/dl	9,7 (7,1–13,2)	$ 13.200	2,7
≥2,0 mg/dl	16,4 (10,3–26,0)	$ 22.023	4,5

*Referenz

Tab. 9.4 Übersicht über Ressourcenverbräuche

Kurzfristig (Klinikaufenthalt)	Langfristig
– Erhöhter Untersuchungs- und Überwachungsbedarf – Einsatz von postoperativer Nierenersatztherapie – Ungeplanter oder verlängerter postoperativer Intensivaufenthalt – Verlängerter Krankenhausaufenthalt	– Einsatz dauerhafter Nierenersatztherapie – Erhöhtes Mortalitätsrisiko – Erhöhte Morbidität aufgrund langfristiger chronischer Nierenschädigung

sivstation an und nehmen mit dem Ausmaß der akuten Nierenschädigung zu.

Bei Patienten in UK hatten Patienten mit fortgeschrittener akuter Nierenschädigung eine signifikant längere Verweildauer im Krankenhaus (Kolhe et al. 2014). Auch in einer amerikanischen Studie wurde die akute Nierenschädigung als **Verursacher eines verlängerten Klinikaufenthalts** identifiziert (Chertow et al. 2005). Der Anstieg der Krankenhauskosten mit steigender Serumkreatinin-Konzentration zeigte sich dabei als sehr robust.

Der Aufenthalt auf der Intensivstation eines Patienten nach isolierten koronarchirurgischen Bypasseingriffen beträgt i. d. R. zwischen 1 und 4 Tagen (◘ Abb. 9.4) und kostet im Durchschnitt 2833 € (Kostenmodell unter ◘ Abb. 9.5 und ◘ Tab. 9.5). Bestätigt wird das Ergebnis der Modellsimulation durch eine Analyse der Kostendaten der deutschen Kalkulationshäuser des Jahres 2012 (AQUA 2013). Die wesentlichen DRGs eines koronaren Bypasseingriffes (F05Z, F06A-F, F07A, B) zeigen einen durchschnittlichen Intensivaufwand von 2869 €, der 21% der Gesamtkosten ausmacht. Insgesamt ergaben sich demnach für die Patienten mit isolier-

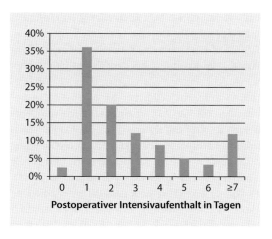

◘ **Abb. 9.4** Postoperativer Intensivaufenthalt in Tagen von Patienten, die 2012 eine koronarchirurgische Behandlung in Deutschland erhielten. (Datengrundlage aus HCH-KCH 2012)

ter Koronarchirurgie jährliche Intensivkosten von etwa 115 Mio. €. Der weite Ausschlag der Kosten nach rechts (◘ Abb. 9.5) kann auf ein hohes ökonomisches Risiko durch weniger vorhersehbare Verläufe hinweisen.

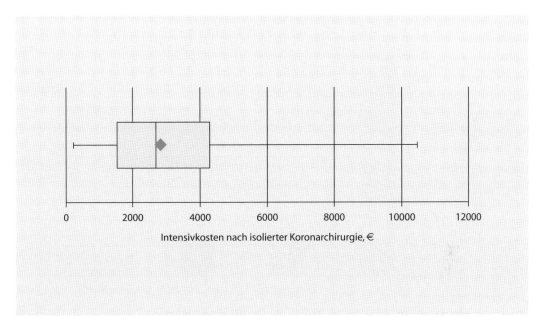

Abb. 9.5 Geschätzte Verteilung der Intensivkosten nach Koronarchirurgie 2012. (Kostenmodell nach Tab. 9.4) Whisker-Box Plot: Min/P10/Median/P90/Max und Mittelwert (Diamant)

Tab. 9.5 Kostenmodell: Intensivmedizinischer Aufenthalt nach Koronarchirurgie

Parameter	Wert	Quelle
Anzahl Patienten	40347	HCH-KCH 2012
Intensivaufenthalt nach isolierter Koronarchirurgie	Häufigkeit und Dauer; Abb. 9.4	HCH-KCH 2012
Intensivkosten pro Tag	904 ± 349 €	inkl. 1,5% Anpassung an Inflation von 2003 auf 2012
Kostenverteilung	Gamma (alpha; lambda: 6,7; 0,007)	
Postoperative Nierenersatztherapie	3,6%	HCH-KCH 2012
Postoperative Nierenersatztherapie	Art, Häufigkeit und Dauer; Abb. 9.6	InEK 2012

9.5.4 Einsatz postoperativer oder dauerhafter Nierenersatztherapie

Der Qualitätsbericht 2012 weist eine isolierte Koronarchirurgie bei 40347 Patienten aus. In 0,7% der Fälle wurde aufgrund einer akuten Nierenschädigung eine präoperative Nierenersatztherapie durchgeführt. Eine postoperative Nierenersatztherapie wurde bei 3,6% der Patienten dokumentiert; in 1,2% wurde sogar eine dauerhafte Therapie erwartet (InEK 2013).

Dabei erfolgt in den meisten Fällen eine intermittierende Therapie (70%). In 16% der Fälle dauerte die kontinuierliche Nierenersatztherapie länger als einen Tag (Abb. 9.6). Die Kosten für den verlängerten Intensivaufenthalt aus dem Einsatz der Nierenersatztherapie lassen sich aus dem Modell, das in Tab. 9.4 dargestellt ist, ableiten. Bei den 3,6% Patienten, die nach einem isolierten

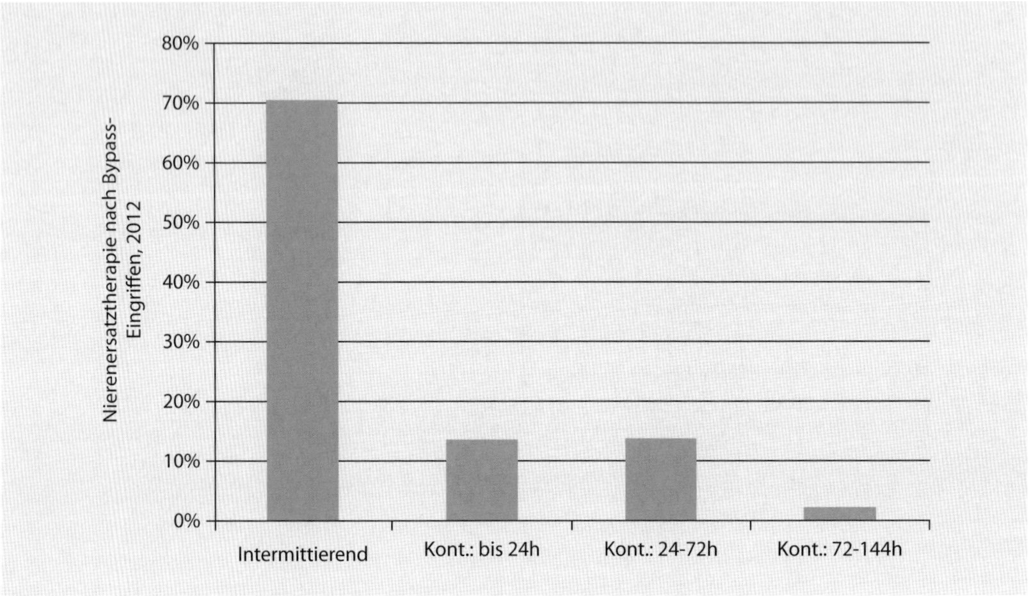

◘ Abb. 9.6 Nierenersatztherapie nach isolierten Bypasseingriffen im Jahr 2012. Auswertung der DRG F05-07. (Datengrundlage aus InEK 2012)

herzchirurgischen Eingriff eine Nierenersatztherapie erhielten, sind demnach Intensivkosten von 2,2–3,0 Mio. € pro Jahr oder 1.500–2.070 € pro Patient entstanden.

Nicht berücksichtigt sind in den Kosten dabei sowohl schwere Fälle, die wie oben erwähnt aufgrund besonders aufwendiger intensivmedizinischer Betreuung in eine DRG der Hauptgruppe A kodieren. Zum anderen werden hier nur die kurzfristigen Kosten aus Sicht eines Krankenhauses diskutiert. Für die gesellschaftliche Gesamtbelastung sind weitere Aspekte, z. B. langfristig erhöhte Mortalität, dauerhafte Notwendigkeit einer Dialyse usw. zu beachten.

> Bei ca. 4% der in Deutschland durchgeführten isolierten Koronareingriffe musste eine Nierenersatztherapie eingesetzt werden, die mit verlängertem Intensivaufenthalt einhergeht.

Es lässt sich festhalten, dass zahlreiche Untersuchungen und Studien den Zusammenhang einer akuten Nierenschädigung mit einer Erhöhung der Ressourcenverbräuche in der Klinik belegen. Die Auswertung der Daten einer amerikanischen Studie (Dasta et al. 2008) fasst dies anschaulich zusammen (◘ Abb. 9.7).

— Die intensivere Betreuung und Überwachung sowie der mögliche Einsatz von Nierenersatztherapien führen insgesamt zu einem etwa **2fachen Anstieg der postoperativen Kosten**. Damit nehmen Aufenthaltsdauer und Kosten mit steigendem Schweregrad der akuten Nierenschädigung zu.

— Aufgrund erheblich höherer Inzidenzen für »Stadium 1« ist zu erwarten, dass in einer Gesamtbetrachtung die **Kosten in der Klinik** vor allem durch **subklinische akute Nierenschädigung oder akute Nierenschädigung** mit moderatem Kreatinin-Anstieg getrieben werden.

— Auch eine akute Nierenschädigung, die nicht mit einer Nierenersatztherapie behandelt wurde, besitzt aus gesundheitsökonomischer Sicht eine hohe Relevanz (Chertow et al. 2005). Dies ist im Besonderen auf eine **betreuungsintensive Überwachung** zurückzuführen.

Die Autoren der Studie fordern einen verstärkten Fokus auf effektive Behandlungen und Prävention.

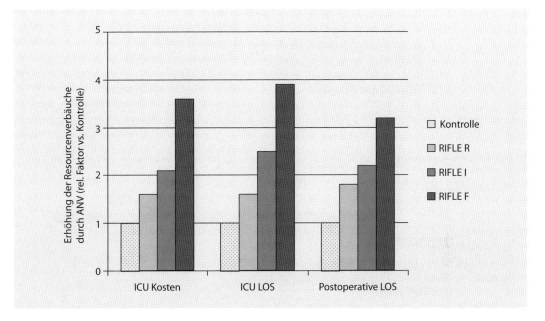

Abb. 9.7 Erhöhung der Ressourcenverbräuche durch eine akute Nierenschädigung. (Aus Dasta et al. 2008)

> Das Auftreten einer akuten Nierenschädigung führt in etwa zu einer Verdoppelung der postoperativen Verweildauer und Ressourcenverbräuche. Unabhängig von der Durchführung einer Nierenersatztherapie besitzt die hohe Betreuungsintensität eine erhebliche ökonomische Relevanz.

9.5.5 Kosteneffektivität der Prävention

Der Prävention der akuten Nierenschädigung wird eine wichtige Rolle in der Senkung der Behandlungskosten zugesprochen.

Eine intensive Überwachung von Risikopatienten soll
- frühzeitige Maßnahmen einleiten und so
- schwerwiegendere Verläufe vermeiden.

Da sich das bestehende System mit Serumkreatinin als diagnostischen Marker für eine frühzeitige Erfassung als nicht ausreichend erweist, erscheinen neue Biomarker wie NGAL in einem vielversprechenden Licht (InEK 2014; Cruz et al. 2011; Alcaraz et al. 2014; Bojan et al. 2014; Liebetrau et al. 2013; Liebetrau et al. 2014). Durch die Möglichkeit zur frühzeitigen Diagnose, dem Erkennen der Hauptursachen und der Form der akuten Nierenschädigung können therapeutische Maßnahmen zur Vermeidung weiterer Schädigung der Niere eingeleitet oder entwickelt werden, die ein optimales Patientenmanagement erlauben und so zu einer verbesserten Prognose des Patienten führen. Neben verbesserten klinischen Langzeitergebnissen (Mortalität, Morbidität, Lebensqualität) würde sich dies vor allem in den reduzierten Ressourcenverbräuchen und verbesserten Abläufen in der Klinik bemerkbar machen (Abb. 9.8).

Eine Kosten-Wirksamkeitsanalyse zum Einsatz von NGAL als Biomarker zur Früherkennung der akuten Nierenschädigung nach Herzchirurgie untersuchte die gesundheitsökonomischen Konsequenzen eines NGAL-unterstützten Entscheidungsprozesses im Vergleich zur bisherigen Kreatinin-Anstieg basierten Diagnose- und Vorgehensweise. Die Studie basiert auf der Annahme, dass NGAL zu einer früheren AKI-Erkennung führt und damit schwerwiegendere Verläufe vermieden werden. Dieser Effekt wurde über einen weiten Be-

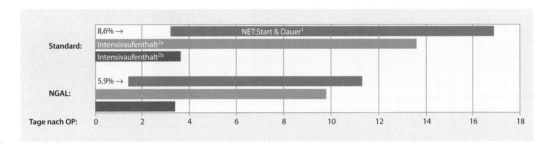

☐ **Abb. 9.8** Einfluss einer verbesserten Diagnostik der akuten Nierenschädigung auf Ressourcenverbräuche in der Klinik

☐ **Abb. 9.9** Illustration der Effekte eines Biomarker-unterstützten postoperativen Managements nach herzchirurgischem Eingriff. (Modifiziert nach Daten aus Shaw et al. 2011; Stanger et al. 2012). 1: Initiierung und Dauer einer Nierenersatztherapie (NET) 2: Durchschnittlicher Intensivaufenthalt der Patienten mit NET (2a) und aller Patienten (2b)

reich getestet und das Modell zeigte, dass Kosten kurz- und langfristig einzusparen sind, und dies zudem mit einem besseren Patienten-Outcome verbunden ist (Shaw et al. 2011).

Im Rahmen eines Pilotprojektes in einer österreichischen Klinik wurde 2010 der Biomarker NGAL im Urin bei 528 Patienten nach herzchirurgischem Eingriff mit in die Entscheidungsfindung für das postoperative Management herangezogen und mit Daten aus den Jahren 2005–2009 verglichen (Stanger et al. 2012) Im Vergleich zu den Vorjahren unterschied sich das herzchirurgische Patientenkollektiv nur geringfügig, aber die NGAL-basierte Unterscheidung zwischen prärenaler und intrinsischer Nierenschädigung erlaubte es, die Anzahl der Patienten mit Nierenersatztherapie zu reduzieren. Der frühzeitige Beginn der Nierenersatztherapie der Patienten mit subklinischer akuter Nierenschädigung (nur NGAL erhöht) konnte sowohl die Dauer der Therapie als auch die Aufenthaltsdauer in der intensivmedizinischen Versorgung und den Gesamtaufenthalt im Krankenhaus verkürzen, verbunden mit einer signifikanten Kostenreduktion. Im Ergebnis wurde berichtet von:

- weniger Patienten mit erforderlicher Nierenersatztherapie (32 Patienten statt erwarteter 45 Patienten),
- einem frühzeitigerem Beginn einer Nierenersatztherapie (ca. 1,5 Tage),
- einer verkürzten Dauer einer Nierenersatztherapie,
- einem verkürzten Aufenthalt auf der Intensivstation.

Die Illustration der Studienergebnisse (☐ Abb. 9.9) verdeutlicht noch einmal den erheblichen Einfluss einer Nierenersatztherapie auf die durchschnittliche Aufenthaltsdauer auf der Intensivstation. Die Studie kommt zu dem Schluss, dass sich durch das verbesserte postoperative Patientenmanagement etwa 230 € pro behandelten herzchirurgischen Patienten einsparen ließen.

Aufgrund einiger Unterschiede im Management einer akuten Nierenschädigung und Limitationen des Studiendesigns ist die Übertragbarkeit der Ergebnisse allerdings unklar. Weitere Kostenanalysen sollten angestrebt werden, das Potential neuer innovativer Biomarker eindeutig herauszuarbeiten.

> Neue Biomarker wie NGAL versprechen eine frühzeitigere Erfassung von Risikopatienten für eine akute Nierenschädigung. Es gibt Hinweise, dass sich damit die hohen Kosten der Komplikationen im postoperativen Management erheblich reduzieren lassen.

9.6 Wie kann es weitergehen?

Die akute Nierenschädigung ist ein Gesundheitsproblem mit epidemischem Ausmaß. Therapieoptionen reichen von konservativen, unterstützenden Maßnahmen bis zur Nierenersatztherapie. Ein wichtiges Element spielt dabei die besonders betreuungsintensive Überwachung bei Verdacht auf akute Nierenschädigung. Trotzdem sind zum Zeitpunkt der Diagnose basierend auf Kreatinin oder Diurese häufig irreversible renale Schäden bereits eingetreten, sodass ein besonderes Augenmerk auf einer verbesserten (d. h. frühzeitigeren oder zuverlässigeren) Diagnose und der damit verbundenen Einleitung präventiver Maßnahmen zu legen ist. Der klinische Einsatz von Biomarkern wie z. B. dem NGAL zur Frühdiagnose einer akuten Nierenschädigung scheint nach der jetzigen Datenlage gerechtfertigt zu sein und wird von den internationalen Fachgesellschaften diskutiert und empfohlen, ist aber bislang nicht in den nationalen Leitlinien mit aufgenommen (Palevsky et al. 2013; Bienholz et al. 2013).

Neben weiteren gesundheitsökonomischen Betrachtungen wird eine strukturierte Einbindung neuer Biomarker in klinische Entscheidungsprozesse zu einer breiteren Akzeptanz solcher Marker, u. a. in der Unterscheidung prärenaler und intrinsischer Auslöser der akuten Nierenschädigung, führen. Ein vielversprechender Ansatz eines »AKI-Alarmsystems« basierend auf einem minimalen Kreatinin-Anstieg wurde in UK beschrieben und könnte um den Einsatz von Markern des akuten Tubulusschadens ergänzt werden.

Zusammenfassung

Die akute Nierenschädigung umschreibt ein breites klinisches Spektrum und ist eine häufig auftretende Komplikation mit schlechter Prognose bei Patienten im Krankenhaus. Besonders in der intensivmedizinischen Betreuung haben Patienten mit AKI ein sowohl kurz- als auch langfristig erhöhtes Morbiditäts- und Mortalitätsrisiko. Die Diagnose »Akute Nierenschädigung« basiert im klinischen Alltag bisher nur auf funktionellen Markern wie einem Anstieg des Serumkreatinins und einem Rückgang der Urinausscheidung, die jedoch erst greifen, wenn die Nierenschädigung bereits ausgeprägt ist. Neue Biomarker, die frühzeitig auf eine beginnende Schädigung der Niere hinweisen, sind auf automatisierten Systemen verfügbar. Die Datenlage zum Einsatz dieser Marker ist – auch zur Kosteneffizienz – vielversprechend und könnte neue Möglichkeiten in der frühzeitigen Erkennung und Behandlung der akuten Nierenschädigung eröffnen.

Literatur

Alcaraz AJ, Gil-Ruiz MA, Castillo A, Lopez J, Romero C, Fernandez SN, Carrillo A. Postoperative neutrophil gelatinase-associated lipocalin predicts acute kidney injury after pediatric cardiac surgery. Pediatr Crit Care Med 2014;15:121–30

AQUA - Institut für angewandte Qualitätsförderung und Forschung im Gesundheitswesen GmbH, 2013. 2014. Ref Type: Online Source

Bellomo R, Ronco C, Kellum JA, Mehta RL, Palevsky P. Acute renal failure - definition, outcome measures, animal models, fluid therapy and information technology needs: the Second International Consensus Conference of the Acute Dialysis Quality Initiative (ADQI) Group. Crit Care 2004;8:R204–R212

Bienholz A, Feldkamp T, Kribben A. KDIGO (Kidney Disease: Improving Global Outcomes)

Bojan M, Vicca S, Lopez-Lopez V, Mogenet A, Pouard P, Falissard B, Journois D. Predictive performance of urine neutrophil gelatinase-associated lipocalin for dialysis requirement and death following cardiac surgery in neonates and infants. Clin J Am Soc Nephrol 2014;9:285–94

Chawla LS, Amdur RL, Shaw AD, Faselis C, Palant CE, Kimmel PL. Association between AKI and Long-Term Renal and Cardiovascular Outcomes in United States Veterans. Clin J Am Soc Nephrol 2014;9:448–56

Chertow GM, Burdick E, Honour M, Bonventre JV, Bates DW. Acute kidney injury, mortality, length of stay, and costs in hospitalized patients. J Am Soc Nephrol 2005;16:3365–70

Cruz DN, de Geus HR, Bagshaw SM. Biomarker strategies to predict need for renal replacement therapy in acute kidney injury. Semin Dial 2011;24:124–31

Cruz DN, Ferrer-Nadal A, Piccinni P, Goldstein SL, Chawla LS, Alessandri E et al. Utilization of small changes in serum creatinine with clinical risk factors to assess the risk of AKI in critically Ill adults. Clin J Am Soc Nephrol 2014;9:663–72

Dasta JF, Kane-Gill SL, Durtschi AJ, Pathak DS, Kellum JA. Costs and outcomes of acute kidney injury (AKI) following cardiac surgery. Nephrol Dial Transplant. 2008;23:1970–4

Desai AA, Baras J, Berk BB, Nakajima A, Garber AM, Owens D, Chertow GM. Management of acute kidney injury in the intensive care unit: a cost-effectiveness analysis of daily vs alternate-day hemodialysis. Arch Intern Med 2008;168:1761–7

De Smedt DM, Elseviers MM, Lins RL, Annemans L. Economic evaluation of different treatment modalities in acute kidney injury. Nephrol Dial Transplant 2012;27:4095–101

Devarajan P. NGAL for the detection of acute kidney injury in the emergency room. Biomark Med. 2014;8:217–9

DIMDI ICD 10 GM Version 2014. 13-5-2014. Ref Type: Online Source

Fischer MJ, Brimhall BB, Lezotte DC, Glazner JE, Parikh CR. Uncomplicated acute renal failure and hospital resource utilization: a retrospective multicenter analysis. Am J Kidney Dis 2005;46:1049–57

Fischer MJ, Brimhall BB, Parikh CR. Uncomplicated acute renal failure and post-hospital care: a not so uncomplicated illness. Am J Nephrol 2008;28:523–30

Fujii T, Uchino S, Takinami M, Bellomo R. Subacute kidney injury in hospitalized patients. Clin J Am Soc Nephrol 2014;9:457–61

Fujii T, Uchino S, Takinami M, Bellomo R. Validation of the Kidney Disease Improving Global Outcomes Criteria for AKI and Comparison of Three Criteria in Hospitalized Patients. Clin J Am Soc Nephrol 2014 [epub ahead]

Haase M, Devarajan P, Haase-Fielitz A, Bellomo R, Cruz DN, Wagener G et al. The outcome of neutrophil gelatinase-associated lipocalin-positive subclinical acute kidney injury: a multicenter pooled analysis of prospective studies. J Am Coll Cardiol 2011;57:1752–61

Haase-Fielitz A, Haase M, Devarajan P. Neutrophil gelatinase-associated lipocalin as a biomarker of acute kidney injury: a critical evaluation of current status. Ann Clin Biochem 2014;51:335–51

HCH-KCH Koronarchirurgie, isoliert. Bundesauswertung zum Erfassungsjahr 2012. AQUA - Institut für angewandte Qualitätsförderung und Forschung im Gesundheitswesen GmbH, 2013. 2014. Ref Type: Online Source

Himmelfarb J, Ikizler TA. Acute kidney injury: changing lexicography, definitions, and epidemiology. Kidney Int 2007;71:971–6

InEK G-DRG System V2013 Browser 2012 §21 KH Entg. 13-5-2014. Ref Type: Online Source

InEK G-DRG HA V2012/2014 Report-Browser. 2014. Ref Type: Online Source

Liebetrau C, Dorr O, Baumgarten H, Gaede L, Szardien S, Blumenstein J et al. Neutrophil gelatinase-associated lipocalin (NGAL) for the early detection of cardiac surgery associated acute kidney injury. Scand J Clin Lab Invest 2013;73:392–9

Liebetrau C, Gaede L, Doerr O, Blumenstein J, Rixe J, Teichert O et al. Neutrophil gelatinase-associated lipocalin (NGAL) for the early detection of contrast-induced nephropathy after percutaneous coronary intervention. Scand J Clin Lab Invest 2014;74:81–8

Kashani K, Al-Khafaji A, Ardiles T, Artigas A, Bagshaw SM, Bell M et al. Discovery and validation of cell cycle arrest biomarkers in human acute kidney injury. Crit Care. 2013;17:R25

Kjeldsen L, Johnsen AH, Sengelov H, Borregaard N. Isolation and primary structure of NGAL, a novel protein associated with human neutrophil gelatinase. J Biol Chem 1993;268:10425–32

Kolhe NV, Eldehni MT, Selby NM, McIntyre CW. The Reimbursement and Cost of Acute Kidney Injury: A UK Hospital Perspective. Nephron Clin Pract 2014;126:51–6

Krause B. [The revision process of medical classifications in Germany] Bundesgesundheitsblatt Gesundheitsforschung Gesundheitsschutz 2007;50:1055–60

Lameire NH, Bagga A, Cruz D, De MJ, Endre Z, Kellum JA et al. Acute kidney injury: an increasing global concern. Lancet 2013;382:170–9

Levin A, Warnock DG, Mehta RL, Kellum JA, Shah SV, Molitoris BA, Ronco C. Improving outcomes from acute kidney injury: report of an initiative. Am J Kidney Dis 2007;50:1–4

Mao H, Katz N, Ariyanon W, Blanca-Martos L, Adybelli Z, Giuliani A et al. Cardiac Surgery-Associated Acute Kidney Injury. Cardiorenal Med 2013;3:178–99

McCullough PA, Shaw AD, Haase M, Bouchard J, Waikar SS, Siew ED et al. Diagnosis of acute kidney injury using functional and injury biomarkers: workgroup statements from the tenth Acute Dialysis Quality Initiative Consensus Conference. Contrib Nephrol. 2013;182:13–29

McCullough PA, Bouchard J, Waikar SS, Siew ED, Endre ZH, Goldstein SL, Koyner JL, Macedo E, Doi K, Di Somma S, Lewington A, Thadhani R, Chakravarthi R, Ice C, Okusa MD, Duranteau J, Doran P, Yang L, Jaber BL, Meehan S, Kellum JA, Haase M, Murray PT, Cruz D, Maisel A, Bagshaw SM, Chawla LS, Mehta RL, Shaw AD, Ronco C. Implementation of novel biomarkers in the diagnosis, prognosis, and management of acute kidney injury: executive summary from the tenth consensus conference of the Acute Dialysis Quality Initiative (ADQI). Contrib Nephrol. 2013;182:5–12

Meersch M, Schmidt C, Van AH, Rossaint J, Gorlich D, Stege D et al. Validation of cell-cycle arrest biomarkers for acute kidney injury after pediatric cardiac surgery. PLoS One 2014;9:e110865

Meersch M, Schmidt C, Van AH, Martens S, Rossaint J, Singbartl K et al. Urinary TIMP-2 and IGFBP7 as early biomarkers of acute kidney injury and renal recovery following cardiac surgery. PLoS One 2014;9:e93460

Moerer O, Plock E, Mgbor U, et al. A German national prevalence study on the cost of intensive care: an evaluation from 51 intensive care uints. Crit Care 2007;11:R69

Murray PT, Mehta RL, Shaw A, Ronco C, Endre Z, Kellum JA et al. Potential use ofbiomarkers in acute kidney injury: report and summary of recommendations from the 10th Acute Dialysis Quality Initiative consensus conference. Kidney Int 2014;85:513–21

Nisula S, Kaukonen KM, Vaara ST, Korhonen AM, Poukkanen M, Karlsson S et al. Incidence, risk factors and 90-day mortality of patients with acute kidney injury in Finnish intensive care units: the FINNAKI study. Intensive Care Med 2013;39:420–8

Ostermann M, Chang RW. Acute kidney injury in the intensive care unit according to RIFLE. Crit Care Med 2007;35:1837–43

Palevsky PM, Liu KD, Brophy PD, Chawla LS, Parikh CR, Thakar CV et al. KDOQI US commentary on the 2012 KDIGO clinical practice guideline for acute kidney injury. Am J Kidney Dis 2013;61:649–72

Peacock WF, Maisel A, Kim J, Ronco C. Neutrophil gelatinase associated lipocalin in acute kidney injury. Postgrad Med 2013;125:82-93

Rewa O, Bagshaw SM. Acute kidney injury-epidemiology, outcomes and economics. Nat Rev Nephrol 2014 [epub ahead]

Schmidt-Ott KM, Mori K, Li JY, Kalandadze A, Cohen DJ, Devarajan P, Barasch J. Dual action of neutrophil gelatinase-associated lipocalin. J Am Soc Nephrol 2007;18:407–13

Shaw AD, Chalfin DB, Kleintjens J. The economic impact and cost-effectiveness of urinary neutrophil gelatinase-associated lipocalin after cardiac surgery. Clin Ther 2011;33:1713–25

Skinner DL, Hardcastle TC, Rodseth RN, Muckart DJ. The incidence and outcomes of acute kidney injury amongst patients admitted to a level I trauma unit. Injury 2014;45:259–64

Stanger O, Bacher B. Does the novel renal marker NGAL (Neutrophil Gelatinase- Associated Lipocalin) result in cost savings in patients with renal impairment following cardiac surgery. ISPOR 15th International Meeting. 6-11-2012. Ref Type: Conference Proceeding

Stanger O, Bacher B. Quantifying the added value of in vitro diagnostics (IVD) - added value in cardiac surgery. 2013. Ref Type: Personal Communication

Susantitaphong P, Cruz DN, Cerda J, Abulfaraj M, Alqahtani F, Koulouridis I, Jaber BL. World incidence of AKI: a meta-analysis. Clin J Am Soc Nephrol 2013;8:1482–93

Van Berendoncks AM, Elseviers MM, Lins RL. Outcome of acute kidney injury with different treatment options: long-term follow-up. Clin J Am Soc Nephrol 2010;5:1755–62

Zeng X, McMahon GM, Brunelli SM, Bates DW, Waikar SS. Incidence, outcomes, and comparisons across definitions of AKI in hospitalized individuals. Clin J Am Soc Nephrol 2014;9:12–20

Alternative Auslöser eines »AKI-Alarms«

Michael Haase, Anja Haase-Fielitz

10.1	**Kreatinin-basierter AKI-Alarm – 110**	
10.1.1	Kreatinin-Abfall-basierter AKI-Alarm – 110	
10.1.2	Hoher Kreatinin-Einzelwert – 111	
10.1.3	Kreatinin-Messung mittels POCT – 111	
10.2	**Diurese-basierter AKI-Alarm – 112**	
10.3	**Cystatin-C-basierter AKI-Alarm – 113**	
10.4	**Tubulusmarker-basierter AKI-Alarm – 113**	
10.5	**Nephrotoxin-basierter AKI-Alarm – 113**	
10.6	**Albuminurie-basierter AKI-Alarm – 114**	
10.7	**Ausblick – 114**	
	Literatur – 114	

Kernaussagen

- Die Gabe von Nephrotoxinen kann im Zusammenhang mit einem erhöhten Kreatinin-Wert oder einem subklinischen Kreatinin-Anstieg, d. h. unterhalb der konsentierten Schwellenwerte (50% bzw. 0,3 mg/dl vom Ausgangswert), einen AKI-Alarm auslösen.
- Alternativ zu Kreatinin kann Cystatin C als Nierenfunktionsmarker für die Auslösung eines AKI-Alarms genutzt werden, insbesondere bei Patienten, bei denen aufgrund einer eingeschränkten Muskelmasse kein relevanter Kreatinin-Anstieg erwartet werden kann.
- Weiterhin sind Diurese-, Flüssigkeitsbilanz- oder Tubulusmarker-basierte Alarmsysteme denkbar, um Patienten mit einem akuten renalen Risiko frühzeitig zu diagnostizieren.

Aufgrund der hohen Verfügbarkeit von Kreatinin-Werten bei hospitalisierten Patienten und der z. T. relativ einfachen Programmierbarkeit eines Algorithmus zur Identifizierung einer akuten Nierenschädigung (AKI) zeichnet sich ein Kreatinin-basierter Alarm als die bislang am häufigsten genutzte Methode ab, um Patienten mit einer Nierenschädigung frühzeitig zu diagnostizieren. Neben diesem »klassischen« Auslöser für einen AKI-Alarm, der nur den Kreatinin-Anstieg basierten Teil akuter Nierenprobleme abbilden kann (▶ Kap. 2), sind noch eine Reihe weiterer möglicher Trigger für die Auslösung eines AKI-Alarms geeignet (▶ Box).

Potentielle Trigger für einen »AKI-Alarm«
- **Kreatinin-basiert**: Kreatinin-Anstieg (beschrieben in ▶ Kapitel 2 und 3), Kreatinin-Abfall*, hoher Kreatinin-Einzelwert
- **Diurese-basiert**: Oligurie/Anurie/Positiv- oder Negativbilanz
- **Cystatin-C-basiert**: >1,1 mg/l bzw. Anstieg >25%/>50%
- **Tubulusmarker-basiert**: Positivität renaler Biomarker (akute Tubulusschädigung), z. B. NGAL oder TIMP-2/IGFBP-7
- **Nephrotoxin-basiert**: Mehrere potentiell nephrotoxische Medikamente ODER potentiell nephrotoxisches Medikament + vorbestehende Nierenfunktionseinschränkung ODER Potentiell nephrotoxisches Medikament + fehlender Kreatinin-Vorwert ODER potentiell nephrotoxisches Medikament + Kreatinin-Anstieg >25% vom Ausgangswert ODER potentiell nephrotoxisches Medikament + erhöhter Wert eines Tubulusmarkers
- **Albuminurie-basiert**: z. B. postoperativ neu aufgetretene Albuminurie

(AKI, *Acute Kidney Injury*, akute Nierenschädigung)
*Beispiel: Ein Kreatinin-Abfall von 151 auf 100 μmol/l innerhalb von 4 Tagen impliziert im Umkehrschluss, dass im Vorfeld ein (möglicherweise unerkannter) AKI-definierender Kreatinin-Anstieg um >50% vorgelegen haben wird.

Dennoch sollte man sich bewusst sein, dass auch anspruchsvolle AKI-Alarmsysteme weder einen Schutz vor dem Auftreten einer akuten Nierenschädigung darstellen, noch alle akuten Nierenprobleme erfassen oder lösen können.

10.1 Kreatinin-basierter AKI-Alarm

10.1.1 Kreatinin-Abfall-basierter AKI-Alarm

Nicht selten zeigt sich nach stationärer Aufnahme ein Kreatinin-Abfall im Zeitverlauf mit oder ohne Erreichen des Normalwertbereiches. Lag bei Verwendung des niedrigsten der nachfolgenden Kreatinin-Werte als Ausgangswert ein Kreatinin-Anstieg entsprechend der KDIGO-Diagnosekriterien (KDIGO 2012) vor, wurde eine akute Nierenschädigung festgestellt. Im Folgenden eine kurze beispielhafte Erläuterung:

▶ Ein Kreatinin-Abfall von 151 auf 100 μmol/l innerhalb von 4 Tagen impliziert im Umkehrschluss, dass ein im Vorfeld (zumeist ambulant) nicht erkennbarer Kreatinin-Anstieg um >50% vorgelegen haben wird.

Auch Patienten mit einem Kreatinin-Abfall im Sinne einer Nierenfunktionserholung nach einer stattgehabten akuten Nierenschädigung sollten nachbehandelt werden, um eine wiederholte AKI-Episode oder die Entwicklung oder Verschlimmerung einer chronischen Niereninsuffizienz zu vermeiden. Einschränkend sei erwähnt, dass bei diesem Vorgehen ein durch eine **Hypervolämie bedingter Kreatinin-Abfall** in einigen Fällen einen falsch positiven AKI-Alarm auslösen kann. Ein Kreatinin-Abfall-basierter AKI-Alarm deutet – eine nicht allzu drastische Positivbilanz im Volumenstatus bzw. keine Durchführung einer Dialysebehandlung vorausgesetzt – auf eine abnehmende Akuität des akuten Nierenproblems hin, sollte jedoch bei Erfüllung der Kriterien für eine stattgehabte akute Nierenschädigung weitere Schritte nach sich ziehen:

- Identifizierung des wahrscheinlichsten Auslösers, um ein Rezidiv zu vermeiden;
- Information des Patienten über die stattgehabte akute Nierenschädigung;
- Eintrag der Diagnose »Akute Nierenschädigung« in der Diagnoseliste im Arztbrief;
- kurze Besprechung der/des wahrscheinlichsten Auslöser/s im Arztbrief;
- Empfehlung zur Nachkontrolle der Nierenwerte, möglichst mit konkreter Terminvereinbarung;
- Ausstellen eines AKI-Patientenausweises (»Nieren-Pass«);
- Kodierung der Diagnose entsprechend ICD-10 (N 17.9).

10.1.2 Hoher Kreatinin-Einzelwert

Jeden Tag wird ca. 1–2% des Muskelkreatins zu Kreatinin abgebaut und zum überwiegenden Teil nach glomerulärer Filtration eliminiert. Ein geringer Anteil von ca. 5–10% wird über den proximalen Tubulus sezerniert bzw. über den distalen Tubulus absorbiert. Ist die Nierenfunktion normal oder nur leicht eingeschränkt, erfolgt fast ausschließlich die glomeruläre Filtration. Bei Vorliegen einer chronischen Niereninsuffizienz z. B. Stadium 4 oder 5 gewinnt die tubuläre Sekretion an Bedeutung. Eine Überschätzung der bereits deutlich erniedrigten Nierenfunktion kann die Folge sein.

Hohe Kreatinin-Einzelwerte, d. h. Werte die deutlich oberhalb des Referenzbereichs des jeweiligen Labors liegen, rufen i. d. R. eine medizinische Antwort im Sinne einer Diagnostik für die Ursachensuche und Therapie hervor. Medizinisch mit im Vordergrund steht die Frage, ob es sich um eine chronische Niereninsuffizienz, eine »akut-auf-chronische« Nierenschädigung oder um eine akute Nierenschädigung handelt.

> Die unterschiedlichen Konsequenzen je nach Vorliegen eines akuten, eines chronischen oder eines kombinierten Nierenproblems machen die Erhebung eines Ausgangswertes, derzeit immer noch zumeist durch die Kontaktaufnahme mit dem Hausarzt, so wichtig.

Sollte kein – oder zumindest kein im zeitlichen Zusammenhang mit dem aktuellen Krankenhausaufenthalt stehender – vormalig bestimmter Kreatinin-Wert erhebbar sein, kann die Bestimmung tubulärer Marker erfolgen. Es gibt Belege dafür, dass eine erhöhte Konzentration eines Tubulusmarkers (z. B. NGAL) bei erhöhtem Kreatinin-Einzelwert auf einen akuten Tubulusschaden und damit auf eine akute Nierenschädigung hinweist (Nickolas et al. 2008).

Um eine erhöhte Sicherheit zu erreichen, dass im klinischen Alltag ein erhöhter Kreatinin-Einzelwert nicht übersehen wird, kann ein Grenzwert festgelegt werden (z. B. Serum-Kreatinin >300 μmol/l), welcher einen Alarm auslöst, d. h. die Information über den erhöhten Kreatinin-Einzelwert an den behandelnden Arzt und/oder den Nephrologen weitergibt. In der Folge sollte eine zweite Kreatinin-Bestimmung i. d. R. am darauffolgenden Tag erfolgen. Klinische Konsequenzen ergeben sich aus dem Verlauf der Nierenfunktion.

10.1.3 Kreatinin-Messung mittels POCT

Point-of-care-Testungen (POCT) sind in der Behandlung von akut kranken Patienten mit Krankheitsbildern, die ein enges therapeutisches Zeitfenster haben, unverzichtbar.

Eine Studie aus Australien zeigt einen 8,7%igen (95% Konfidenzintervall: 7,8–25,1%) Unterschied in der Kreatinin-Konzentration zwischen der Messung mithilfe eines POCT-Gerätes, z. B. auf der Intensivstation, im Vergleich zum im Zentrallabor mithilfe der modifizierten Jaffé-Methode bestimmten Wert (Calzavacca et al. 2012; Udy et al. 2009). Hohe Hämoglobin und Laktatwerte (Kreatinin-Erhöhung am POCT) bzw. hohe Bilirubin-, Albumin- und Kalzium-Werte (Kreatinin-Erniedrigung am POCT) erklären z. T. das beobachtete Konfidenzintervall. Bei septischen Patienten mit unbekannter Nierenfunktion kann die sofortige Kreatinin-Bestimmung für den Fall des Nachweises einer eingeschränkten Nierenfunktion zur Bevorzugung nicht nephrotoxischer Antibiotika beitragen. Weitere Einsatzmöglichkeiten einer POCT-basierten ambulanten Kreatinin-Bestimmung gerade bei Patienten mit einem längeren Anfahrtsweg ist der Start einer potentiell weniger nephrotoxischen antiretroviralen Therapie (HIV-Ambulanz), das Verlaufsmonitoring der Nierenfunktion (Nephrologische Ambulanz) oder aber die nierenfunktionsangepasste Dosierung von Chemotherapeutika (Onkologische Ambulanz).

10.2 Diurese-basierter AKI-Alarm

Neben einem isolierten Kreatinin-Anstieg ist auch ein isolierter Diurese-Abfall bei ausreichender Volumenzufuhr als Kriterium für eine akute Nierenschädigung definiert. Eine Oligurie ist mit einer schlechteren Prognose assoziiert (Macedo et al. 2011), wobei sie mit einem Kreatinin-Anstieg einhergehen kann, aber nicht muss (Prowle et al. 2011). Die Diurese wird bei jedem Patienten auf einer Intensivstation gemessen und zumeist elektronisch dokumentiert. Der zu unterschreitende Diurese-Grenzwert für die Erfüllung der Kriterien für eine akute Nierenschädigung muss aufgrund seiner schlechten Merkbarkeit oft nachgeschlagen werden (<0,5 ml/kg/h über mindestens 6 aufeinanderfolgende Stunden) und ist mit einem nicht unerheblichen Rechenaufwand verbunden. Weiterhin muss ein Gewicht des Patienten bekannt und in der intensivmedizinischen Patientenakte dokumentiert sein, wobei gilt: **eine geschätzte Gewichtsangabe ist besser als keine Angabe.** Bei im Vorfeld bereits stattgehabter akuter Nierenschädigung kann die Information über das aktuelle Gewicht des Patienten idealerweise dem ambulant geführten AKI-Patientenausweis (»Nieren-Pass«) entnommen werden.

Unter Beachtung dieser Voraussetzungen scheint gerade bei Intensivpatienten mit elektronischer Diurese-Dokumentation die Etablierung eines Diurese-basierten AKI-Alarms mit Information an die behandelnden Intensivmediziner sinnvoll und ist in der Literatur unter Erreichung positiver klinischer Verläufe beschrieben (Colpaert et al. 2012). Aufgrund eines derartigen Alarms wird bei betroffenen Patienten eine frühzeitige klinische Reaktion sichergestellt aber auch die lückenlose Kodierung. Eine gesonderte Dokumentation über eine ausreichende Flüssigkeitszufuhr während des Zeitraumes mit einer verminderten Diurese, ist dafür die Voraussetzung.

In Bezug auf das Volumenmanagement ist für den Intensivmediziner die Erfassung der Volumenbilanz von besonderem Interesse. Auch hier kann als Ausdruck eines potentiellen akuten Nierenproblems bei Überschreiten eines Grenzwertes für eine Positivbilanz z. B. >5% bzw. >10% des Körpergewichts ein »Bilanz-Alarm« programmiert und hinterlegt werden, da auch dieser Parameter mit einer deutlichen Prognoseverschlechterung (Bouchard et al. 2009; Heung et al. 2012), einer längeren Beatmungsdauer (Wiedemann et al. 2006) und in vielen Fällen mit einer aufgrund der vorliegenden Verdünnung unerkannten akuten Nierenschädigung einhergeht. Auf der anderen Seite sollte auch eine deutliche Negativ-Bilanzierung, die mit einem (subklinischen) Kreatinin-Anstieg verbunden ist, eine Hinweisfunktion auslösen.

Eine Arbeitserleichterung und ein Präzisionsgewinn in der elektronischen Dokumentation der Diurese bzw. der Bilanz ist über die Verwendung von Systemen mit elektronischer Erfassung und Übertragung des Diurese-Volumens in das intensivmedizinische elektronische Krankenblatt erreichbar (Menachem et al. 2008. Zwischen manueller Dokumentation und elektronischem Monitoring der Diurese wurde eine bis zu 90%ige Abweichung berichtet (Menachem et al. 2008).

10.3 Cystatin-C-basierter AKI-Alarm

Die Bestimmung von Serum Cystatin C kann bei kritisch kranken Patienten oder Patienten mit deutlicher Harnstofferhöhung, jedoch normaler Diurese und geringem Kreatinin-Anstieg bei vermutet niedriger Muskelmasse eine genauere Abschätzung der in diesen Fällen zumeist deutlich niedrigeren glomerulären Filtrationsrate ermöglichen. Jedoch gilt es, die Einschränkungen der Aussagekraft vom Cystatin C zu beachten, d. h. eine Schilddrüsenfunktionsstörung und die relativ hochdosierte Gabe von Kortikosteroiden sollten ausgeschlossen sein. Die Empfehlung für die Messung von Cystatin C bei jedem Patienten mit Vorliegen von Kreatinin-Werten unterhalb des Referenzbereiches würde derzeit wahrscheinlich aber zu weit gehen.

Ein Cystatin-C-basierter Alarm kann auch in Anlehnung an den relativen Kreatinin-Anstieg von >25% bzw. >50% oder aber bei Überschreiten des oberen Normwertes von >1,1 mg/l ausgelöst werden.

10.4 Tubulusmarker-basierter AKI-Alarm

Kliniken, an denen die Möglichkeit der raschen Konzentrationsbestimmung eines Markers des akuten Tubulusschadens im Urin oder im Blut besteht, können diese Information ebenfalls zur Einspeisung in ein AKI-Alarmsystem verwenden. Eine Voraussetzung ist, in enger Abstimmung mit der Klinischen Chemie, die Festlegung von Grenzwerten, z. B. >150 ng/ml für NGAL (Haase et al. 2009) bzw. >2 für TIMP-2/IGFBP7 (Hoste et al. 2014), aber auch die Verknüpfung des Laborinformationssystems mit potentiell vorhandenen Point-of-care-Geräten für diese Biomarker (z. B. Triagemeter für NGAL oder Nephrocheck für TIMP-2/IGFBP7). Zur Auslösung eines solchen Tubulusmarker-basierten AKI-Alarms genügt ein erhöhtes Marker-Testergebnis – ein Kreatinin-Anstieg oder ein Diurese-Rückgang ist nicht notwendig.

Die Bestimmung von Markern des akuten Tubulusschadens kann aber auch zur diagnostischen und prognostischen Aufarbeitung eines Kreatinin-Anstieg basierten AKI-Alarms erfolgen (▶ Kap. 2).

10.5 Nephrotoxin-basierter AKI-Alarm

Nephrotoxine, wie Aminoglykoside, NSAID oder Kontrastmittel, sind eine der wichtigsten, häufigsten und vermeidbarsten Auslöser für eine akute Nierenschädigung (Uchino et al. 2005). Die besondere Herausforderung in der Erkennung einer Risikokonstellation vor Auslösen einer akuten Nierenschädigung besteht in der **Zusammenführung von Informationen** über die entsprechenden **Medikamente, ihrer Wechselwirkungen** und **nierenfunktionsangepassten Dosierung** sowie der **Nierenfunktion**. Nephrotoxin-basierte Alarmsysteme können eine wichtige Plattform für die Reduktion der Anzahl medikationsbezogener Fehler bei akut oder »akut-auf-chronisch« nierengeschädigten Patienten sein (Handler et al. 2014). So ließ sich die Anzahl medikationsbezogener Fehler (Fortsetzung der Gabe eines Nephrotoxins, falsche Dosierung) durch ein Alarmsystem, welches einen Kreatinin-Anstieg mit der in der elektronischen Patientenakte hinterlegten Medikamentengabe verknüpfte, bei Patienten mit akuter Nierenschädigung signifikant von 64,8% auf 47,4% senken (McCoy et al. 2010).

Eine Voraussetzung für Nephrotoxin-basierte Alarmsysteme ist die **Eingabe von Medikamenten zum Aufnahmezeitpunkt und im stationären Verlauf (inkl. Kontrastmittel) in die elektronische Patientenakte** mit automatischer Prüffunktion auf Nephrotoxizität bzw. nierenfunktionsangepasste Dosierung. Praktischerweise können die eingegebenen Medikamente automatisch in die Arztbriefschreibung übernommen werden. Das Laborinformationssystem sendet die Kreatinin-Werte an die Patientenakte.

Im ambulanten Bereich bietet sich die Generierung einer z. B. Smartphone-basierten App zur Nutzung durch geeignete Patienten an, um nach Eingabe seines letzten Kreatinin-Wertes beim Hausarzt neu verordnete oder in der öffentlichen Apotheke erworbene Medikamente auf ihre Nephrotoxizität und Dosierung zu überprüfen.

Für einen Nephrotoxin-basierten AKI-Alarm können mehrere Trigger hinterlegt werden. Dabei kann bereits die Anwendung mehrerer Nephrotoxine bei noch stabiler Nierenfunktion oder aber der Neueintrag eines nephrotoxischen Medikamentes bei vorbestehender Kreatinin-Erhöhung einen AKI-Alarm auslösen. Ebenso kann eine fehlende Kreatinin-Bestimmung in Gegenwart eines nephrotoxischen Medikamentes zu einem Alarm führen, wobei dieser in erster Linie auf die Bestimmung eines Serumkreatinins und in Abhängigkeit von der dann bestimmten Nierenfunktion auf weitere Maßnahmen abzielt. Eine US-amerikanische Studie zeigte, dass nur bei ca. der Hälfte der Patienten, die mit einem Aminoglykosid behandelt wurden, ein Kreatinin-Ausgangswert vorlag (Waitman et al. 2011).

Möglichkeiten für die Hinterlegung eines besonders sensitiven AKI-Alarms zur Früherkennung auch eines leichten oder evtl. bevorstehenden akuten Nierenfunktionsrückgangs bestehen in der Verknüpfung der Gabe eines Nephrotoxins, z. B. platin-basiertes Chemotherapeutikum, mit einem leichten Kreatinin- oder Cystatin-C-Anstieg (>25% vom Ausgangswert) oder mit einer erhöhten Konzentration eines Markers für einen akuten Tubulusschaden. Für letzteres ist eine Verknüpfung von potentiell vorhandenen Point-of-care-Geräten (z. B. Triagemeter für NGAL oder Nephrocheck für TIMP-2/IGFBP7) und die Festlegung von Grenzwerten notwendig s.o.

Eine weitere Möglichkeit für die Programmierung eines Nephrotoxin-basierten AKI-Alarms ist die Hinterlegung von Grenzwerten für Medikamentenspiegel im Plasma.

10.6 Albuminurie-basierter AKI-Alarm

Eine nach einem herzchirurgischem Eingriff neu aufgetretene oder zunehmende Albuminurie am Tag nach der Operation kann ein Hinweis auf einen akuten Tubulusschaden sein und lässt sich durch einen Anstieg (z. B. im Urin-Stix präoperativ: negativ [-], dann postoperativer Tag 1: positiv [++]) von einer chronischen Niereninsuffizienz abgrenzen (Coca et al. 2014; Molnar et al. 2012). Voraussetzung dafür ist die Bestimmung der Albuminurie mittels Urin-Stix oder im Zentrallabor vor und nach der Operation.

10.7 Ausblick

Die hier vorgestellten Trigger für einen AKI-Alarm sollten einer **klinischen Erprobung** unterzogen werden, um ihren Nutzen bzw. den mit ihnen verbundenen Aufwand beurteilen zu können. Dabei können einzelne oder kombinierte Trigger im Vergleich zur üblichen Versorgung untersucht werden.

Zum Zeitpunkt der Krankenhausentlassung kann eine letzte automatische Überprüfung der Laborwerte generiert werden (Laborwert-basierter Entlassungsalarm), um z. B. auch eine potentiell vorliegende Niereninsuffizienz nicht zu übersehen und entsprechend erforderliche Schritte in der Nachsorge einzuleiten. Erste Arbeiten zu diesem Thema sind in der Literatur bereits zu finden (Mathew et al. 2012).

Zusammenfassung

Zukünftige Alarmsysteme zur Früherkennung der akuten Nierenschädigung basieren nicht nur auf einem Kreatinin-Anstieg, sondern berücksichtigen auch einen Kreatinin-Abfall, um auch Patienten mit einer stattgehabten akuten Nierenschädigung zu identifizieren und einer ambulanten Nachsorge zuzuführen. Auch Kreatinin-unabhängige Auslöser wie ein Diurese-Rückgang können geeignet sein, einen AKI-Alarm auszulösen und somit die Frühdiagnose zu ermöglichen. Zu weiteren Kreatinin-unabhängigen AKI-Alarm-Auslösern können zählen: Cystatin-C-Anstieg, Tubulusmarker-Positivität, nephrotoxische Medikamente und die Zunahme einer Albuminurie. Auch wenn die Anforderungen der Programmierung von Algorithmen solcher Alarmauslöser an die IT und die beteiligten Ärzte deutlich höher sind als sie bei Programmierung und Aufrechterhaltung eines Kreatinin-Anstiegs-basierten Alarmsystems auftreten, komplettieren Kreatinin-Anstieg unabhängige Auslöser die integrierte Versorgung von Patienten mit akuter Nierenschädigung.

Literatur

Bouchard J, Soroko SB, Chertow GM, Himmelfarb J, Ikizler TA, Paganini EP, Mehta RL; Program to Improve Care in Acute Renal Disease (PICARD) Study Group. Fluid accumulation, survival and recovery of kidney function in critically ill patients with acute kidney injury. Kidney Int. 2009;76:422–7

Calzavacca P, Tee A, Licari E, Schneider AG, Bellomo R. Point-of-care measurement of serum creatinine in the intensive care unit. Ren Fail. 2012;34:13–8

Clinical Trials Network, Wiedemann HP, Wheeler AP, Bernard GR, Thompson BT, Hayden D, deBoisblanc B, Connors AF Jr, Hite RD, Harabin AL, National Heart, Lung, and Blood Institute Acute Respiratory Distress Syndrome (ARDS). Comparison of two fluid-management strategies in acute lung injury. N Engl J Med. 2006;354:2564–75

Coca SG, Garg AX, Thiessen-Philbrook H, Koyner JL, Patel UD, Krumholz HM, Shlipak mg, Parikh CR; TRIBE-AKI Consortium. Urinary biomarkers of AKI and mortality 3 years after cardiac surgery. J Am Soc Nephrol. 2014;25:1063–71

Colpaert K, Hoste EA, Steurbaut K, Benoit D, Van Hoecke S, De Turck F, Decruyenaere J. Impact of real-time electronic alerting of acute kidney injury on therapeutic intervention and progression of RIFLE class. Crit Care Med. 2012;40:1164–70

KDIGO Clinical Practice Guideline for Acute Kidney Injury. Kidney Int Suppl. 2012 doi:10.1038/kisup.2012

Haase M, Bellomo R, Devarajan P, Schlattmann P, Haase-Fielitz A; NGAL Meta-analysis Investigator Group. Accuracy of neutrophil gelatinase-associated lipocalin (NGAL) in diagnosis and prognosis in acute kidney injury: a systematic review and meta-analysis. Am J Kidney Dis. 2009;54:1012–24

Handler SM, Cheung PW, Culley CM, Perera S, Kane-Gill SL, Kellum JA, Marcum ZA. Determining the incidence of drug-associated acute kidney injury in nursing home residents. J Am Med Dir Assoc. 2014;15:719–24

Heung M, Wolfgram DF, Kommareddi M, Hu Y, Song PX, Ojo AO. Fluid overload at initiation of renal replacement therapy is associated with lack of renal recovery in patients with acute kidney injury. Nephrol Dial Transplant. 2012;27:956–61

Hoste EA, McCullough PA, Kashani K, Chawla LS, Joannidis M, Shaw AD, Feldkamp T, Uettwiller-Geiger DL, McCarthy P, Shi J, Walker MG, Kellum JA; Sapphire Investigators. Derivation and validation of cutoffs for clinical use of cell cycle arrest biomarkers. Nephrol Dial Transplant. 2014;29:2054–61

Macedo E, Malhotra R, Bouchard J, Wynn SK, Mehta RL. Oliguria is an early predictor of higher mortality in critically ill patients. Kidney Int. 2011;80:760–7

Mathew G, Kho A, Dexter P, Bloodworth N, Fantz C, Spell N, LaBorde DV. Concept and development of a discharge alert filter for abnormal laboratory values coupled with computerized provider order entry: a tool for quality improvement and hospital risk management. J Patient Saf. 2012;8:69–75

McCoy AB, Waitman LR, Gadd CS, Danciu I, Smith JP, Lewis JB, Schildcrout JS, Peterson JF. A computerized provider order entry intervention for medication safety during acute kidney injury: a quality improvement report. Am J Kidney Dis. 2010 Nov;56(5):832–41

Menachem I, Ami M, Barlavie Y. Electronic urine output monitoring – a novel approach for patient care improvement. Connect: The World of Critical Care Nursing 2008, connectpublishing.org/assets/journals/6_4_4.pdf

Molnar AO, Parikh CR, Sint K, Coca SG, Koyner J, Patel UD, Butrymowicz I, Shlipak M, Garg AX. Association of postoperative proteinuria with AKI after cardiac surgery among patients at high risk. Clin J Am Soc Nephrol. 2012;7:1749–60

Nickolas TL, O'Rourke MJ, Yang J, Sise ME, Canetta PA, Barasch N, Buchen C, Khan F, Mori K, Giglio J, Devarajan P, Barasch J. Sensitivity and specificity of a single emergency department measurement of urinary neutrophil gelatinase-associated lipocalin for diagnosing acute kidney injury. Ann Intern Med. 2008;148:810–9

Prowle JR, Liu YL, Licari E, Bagshaw SM, Egi M, Haase M, Haase-Fielitz A, Kellum JA, Cruz D, Ronco C, Tsutsui K, Uchino S, Bellomo R. Oliguria as predictive biomarker of acute kidney injury in critically ill patients. Crit Care. 2011;15:R172

Uchino S, Kellum JA, Bellomo R, Doig GS, Morimatsu H, Morgera S, Schetz M, Tan I, Bouman C, Macedo E, Gibney N, Tolwani A, Ronco C; Beginning and Ending Supportive Therapy for the Kidney (BEST Kidney) Investigators. Acute renal failure in critically ill patients: a multinational, multicenter study. JAMA. 2005;294:813–8

Udy A, O'Donoghue S, D'Intini V, Healy H, Lipman J. Point of care measurement of plasma creatinine in critically ill patients with acute kidney injury. Anaesthesia. 2009;64:403–7

Waitman LR, Phillips IE, McCoy AB, Danciu I, Halpenny RM, Nelsen CL, Johnson DC, Starmer JM, Peterson JF. Adopting real-time surveillance dashboards as a component of an enterprisewide medication safety strategy. Jt Comm J Qual Patient Saf. 2011;37:326–32

Arzneimittelinduzierte Nephrotoxizität

David Czock, Frieder Keller

11.1 Einleitung – 118

11.2 Systematik – 119

11.3 Risikofaktoren – 123
11.3.1 Beeinflussbare Faktoren – 123
11.3.2 Nicht-beeinflussbare Faktoren – 124

11.4 Indikationsstellung – 124

11.5 Prophylaktische Maßnahmen – 125
11.5.1 Hydrierung – 125
11.5.2 Protektive Arzneimittel – 126
11.5.3 Urin-pH – 126
11.5.4 Therapeutisches Drug Monitoring – 126
11.5.5 Monitoring von Nierenfunktion und Nierenschaden – 126

11.6 Kausalitätsbeurteilung – 127

11.7 Maßnahmen bei arzneimittelinduzierter Nephrotoxizität – 127

11.8 Verlauf – 128

11.9 Fallbeispiele – 128

11.10 Ausblick – 128
11.10.1 Biomarker – 128
11.10.2 Clinical Decision Support Systems – 129

Literatur – 129

Kernaussagen
- Bei Indikationsstellung für ein potentiell nephrotoxisches Arzneimittel sollte das individuelle Risiko berücksichtigt werden, insbesondere eine vorbestehende Niereninsuffizienz, Begleiterkrankungen und Komedikation. Bei der Komedikation sind günstige von ungünstigen Wechselwirkungen zu unterscheiden.
- Bei Anwendung von Arzneimitteln mit tubulo-toxischen und/oder tubulo-obstruktiven Wirkungen sollte eine Hydrierung des Patienten und eine prophylaktische Komedikation erwogen werden. Solche Arzneimittel sollten, soweit möglich, nur zeitlich befristet gegeben werden.
- Im Verlauf der Therapie sollten Kontrollen der Nierenfunktion erfolgen, um mögliche Schäden frühzeitig erkennen und Konsequenzen erwägen zu können.

11.1 Einleitung

Arzneimittelinduzierte Nephrotoxizität ist ein häufiges und klinisch relevantes Problem, wobei sich Häufigkeit und Schweregrad je nach Patientenkollektiv unterscheiden. Im Bereich der Intensivmedizin wird geschätzt, dass bei Patienten mit akuter Nierenschädigung in 20–25% d. F. Arzneimittel eine Rolle spielen (Mehta et al. 2004; Uchino et al. 2005).

Eine Systematik der potentiell nephrotoxischen Arzneimittel kann nach **Schädigungsort** (◘ Abb. 11.1) **und Mechanismus** oder nach **klinischem Syndrom** erstellt werden. Beide Einteilungen der unerwünschten Arzneimittelwirkungen (UAW) sind nicht optimal, da einige Arzneimittel sowohl mehrere Schädigungsmechanismen haben als auch unterschiedliche klinische Syndrome hervorrufen können. Eine Einteilung nach Schädigungsort und Mechanismus (◘ Tab. 11.1) hat den Vorteil, dass sich gruppenspezifische Regeln für die Therapie ableiten lassen. Eine Einteilung nach klinischem Syndrom hat den Vorteil, dass auch Arzneimittel mit bisher unbekanntem Mechanismus eingruppiert werden können.

Die klinischen Syndrome sind:
- funktionelle Nierenfunktionseinschränkung,
- akuter Nierenschaden,
- chronische Nierenerkrankung,
- Proteinurie bis hin zum Nephrotischen Syndrom,
- Tubulopathie.

Eine **funktionelle Nierenfunktionseinschränkung** ist keine nephrotoxische UAW im engeren Sinne. Es handelt sich dabei um eine Einschränkung ohne strukturelle Schäden, die sich rasch zurückbildet, wenn das Arzneimittel abgesetzt wird (oftmals entsprechend der Halbwertszeit des Arzneimittels). Im klinischen Alltag kann die Abgrenzung zum akuten Nierenschaden schwierig sein.

Ein **akuter Nierenschaden** (*Acute Kidney Injury*, AKI) zeigt sich durch eine rasche Abnahme der glomerulären Filtrationsrate (GFR). Nach einer aktuellen Definition kann eine akute Nierenschädigung angenommen werden, wenn das Serumkreatinin um $\geq 0{,}3$ mg/dl ($\geq 26{,}5$ µmol/l) innerhalb von 48 Stunden oder $\geq 50\%$ innerhalb von 7 Tagen angestiegen ist oder die Urinausscheidung über mindestens 6 Stunden $<0{,}5$ ml/kg pro Stunde war (KDIGO 2012). Die Ursachen können in prärenale, intrarenale und postrenale Ursachen eingeteilt werden.

Eine **chronische Nierenerkrankung** durch Arzneimittel kann sich primär chronisch entwickeln oder aus einem akuten Nierenschaden hervorgehen, der sich nicht oder nur unvollständig zurückgebildet hat.

Proteinurie kann ein Hinweis auf einen glomerulären Schaden mit Störung der glomerulären Filtrationsbarriere sein. Eine moderate Proteinurie kann jedoch auch aus einem tubulären Schaden mit gestörter Reabsorption filtrierter Proteine resultieren.

Tubulopathien äußern sich je nach vorrangigem Ort der Schädigung. Diese umfassen die proximale renal tubuläre Azidose und das erworbene Fanconi-Syndrom (bei Schädigung der proximalen Tubuli), den Salzverlust und den Kaliumverlust (bei Schädigung der proximalen Tubuli und/oder der Henleschen Schleife), den Magnesiumverlust (bei Schädigung der distalen Tubuli) und den Diabetes insipidus renalis (bei Schädigung der Sammelrohre).

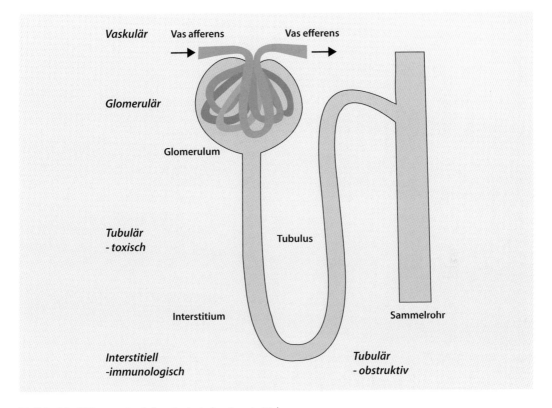

Abb. 11.1 Wirkorte potentiell nephrotoxischer Arzneimittel

11.2 Systematik

Funktionelle Auswirkungen von Arzneimitteln auf die Niere gibt es hauptsächlich auf Ebene der Gefäße und Nierentubuli (Tab. 11.1). Funktionelle UAW auf die Gefäße können in strukturelle Schäden übergehen (insbesondere bei Vorliegen von weiteren Faktoren), wohingegen funktionelle Auswirkungen auf die Nierentubuli reversibel sind.

Funktionelle Wirkungen auf die Gefäße können in primär systemische und primär lokale Mechanismen unterteilt werden. Als **primär systemisch** können alle Arzneimittelwirkungen angesehen werden, die zu einem Volumenmangel führen können (z. B. Diuretika). Im weitesten Sinne könnten hier auch alle Arzneimittel genannt werden, die zu einem Volumenmangel durch Erbrechen oder Diarrhoe führen können. Eine schwerwiegende UAW ist das Capillary-Leak-Syndrom durch Aldesleukin und Denileukin diftitox.

Lokale Wirkungen auf die Nierengefäße umfassen Vasokonstriktion der afferenten Arteriolen (Vasopressoren, Amphotericin B, NSAIDs inklusive COX-2-Hemmer, Calcineurin-Hemmer) und Vasodilatation der efferenten Arteriolen (ACE-Hemmer, AT_1-Antagonisten, Renin-Hemmer), welche zu einer Drucksenkung im Glomerulum und zu einer reduzierten GFR führen. Der Mechanismus von Fenofibrat ist unklar, beinhaltet aber vermutlich auch eine funktionelle Wirkung auf die Gefäße (Kostapanaos et al. 2013).

Eine funktionelle Wirkung auf Ebene der Tubuli ist die Kreatinin-Sekretionshemmung, die jedoch nur zu einer *scheinbaren* Nierenfunktionseinschränkung führt, da die Kreatinin-Konzentration im Blut ansteigt, obwohl die glomeruläre Filtrationsrate (GFR) unverändert bleibt. Dieser Anstieg liegt typischerweise im Bereich von 10–20% (z. B. Cotrimoxazol, Cimetidin). Liegt tatsächlich nur eine Kreatinin-Sekretionshemmung vor, ist dies

Kapitel 11 · Arzneimittelinduzierte Nephrotoxizität

Tab. 11.1 Arzneimittel mit unerwünschten Wirkungen auf die Nieren. (Modifiziert nach Yombi et al. 2014; Airy et al. 2013; Perazella 2012; Czock et al. 2011; Perazella 2009)

	Vaskulär		Tubulär				Glomerulär	Interstitiell		Postrenal
	Funktionell	Strukturell	Strukturell	Funktionell	Toxisch	Obstruktiv		Strukturell	Immunolog	
	Systemisch	TMA								
Antiinfektiva		Amphotericin B		Dolutegravir[2] Pyrimethamin[2] Rilpivirin[2] Trimethoprim[2]	Azykl. Nukleotidphosphonate – Adefovir – Cidofovir – Tenofovir Aminoglykoside Amphotericin B Colistin Foscarnet Pentamidin Vancomycin	Aciclovir Atazanavir Ciprofloxacin Indinavir Sulfonamide	Rifampicin Sulfonamide		Aciclovir Ampicillin Ciprofloxacin Methicillin Penicillin G Rifampicin Sulfonamide Vancomycin	
Tumortherapeutika	Aldesleukin Denileukin diftitox	Cisplatin Gemcitabin Mitomycin C VEGF-Hemmer – Bevacizumab – Sorafenib – Sunitinib		EGFR-Antagonist – Cetuximab[3] – Panitumumab[3]	Azacitidin Carboplatin Cisplatin Ifosfamid Pemetrexed (h) Pentostatin Streptozocin	Methotrexat (h)	mTOR-Inhibitoren – Everolimus – Temsirolimus		Gemcitabin Ipilimumab Lenalidomid Pemetrexed Sorafenib Sunitinib	Cyclophosphamid[5]
Immunsuppressiva		CNI – Ciclosporin A – Tacrolimus		CNI – Ciclosporin A – Tacrolimus	CNI – Ciclosporin A – Tacrolimus		mTOR-Inhibitoren – Everolimus – Sirolimus			

Tab. 11.1 Fortsetzung

	Vaskulär			Tubulär			Glomerulär	Interstitiell	Postrenal
	Funktionell	Systemisch	Strukturell	Funktionell	Strukturell	Obstruktiv		Strukturell	
		Nierengefäße	TMA		Toxisch			Immunolog	
Sonstige	Diuretika	ACE-Hemmer	Chinin	Cimetidin[2]	Bisphosphonate	Acetazolamid	Captopril	Allopurinol	Anticholinergika
	SGLT2-Hemmer[1]	AT$_1$-Antagonist	Interferon	Cobicistat[2]	Jodhaltige Röntgenkontrastmittel	Na-Phosphat[4]	Gold	Interferon	Opioide
		Fenofibrat		Dronedaron[2]	Lithium	Triamteren	Interferon	NSAIDs	Pergolid
		NSAIDs		Ranolazin[2]	NSAIDs	Orlistat	Lithium	PPI	
		Renin-Hemmer					NSAIDs	Thiazide	
	AM die zu Erbrechen oder Diarrhoe führen	Vasopressoren			Osm. Arzneimittel – Dextran – HES – Mannit – Sucrose	AM die zu Rhabdomyolyse oder Tumorlyse-Syndrom führen	Pamidronat		
							Penicillamin		
							Phenytoin		

Noch unklassifiziert sind Imatinib, Telaprevir und Boceprevir.
[1]Bei älteren Patienten in Kombination mit Diuretika. [2]Kreatinin-Sekretionshemmung. [3]Magnesiumverlust. [4]Bei oraler Gabe als Darmreinigungsmittel (z. B. Natriumdihydrogenphosphat). [5]Im Falle von Koageln in der Blase bei schwerer hämorrhagischer Zystitis. (h) = hochdosiert
ACE, Angiotensin-Converting Enzyme; AM, Arzneimittel; AT-1, Angiotensin-II-Rezeptor Subtyp 1; CNI, Calcineurin-Inhibitor; EGFR, Epidermal Growth Factor Receptor; HES, Hydroxyethylstärke; mTOR, Mechanistic Target of Rapamycin; NSAIDs, nichtsteroidale Antiphlogistika (einschließlich COX-2 Hemmer); PPI, Protonenpumpen Inhibitor; SGLT, Sodium-Glucose Linked Transporter; TMA, Thrombotische Mikroangiopathie; VEGF, Vascular Endothelial Growth Factor.

völlig harmlos. Steigt die Kreatinin-Konzentration um mehr als 30% im Vergleich zum Ausgangswert an, muss ein anderer Mechanismus vermutet werden.

Exkurs
Der größte Teil des Kreatinins wird glomerulär filtriert, was die Grundlage für die gängigen Methoden der GFR-Schätzung ist. Ein kleiner Teil des Kreatinins wird jedoch tubulär sezerniert. Dazu wird Kreatinin über OCT2-Transporter von der Blutseite aus in die Tubuluszelle hineintransportiert und über MATE-Transporter aus der Tubuluszelle in den Primärharn heraustransportiert. Arzneimittel wie Cotrimoxazol und Cimetidin sind Inhibitoren dieser Transporter.

Ein Spezialfall sind die EGF-Rezeptor-Antagonisten (Cetuximab, Panitumumab), welche zu einem Magnesiumverlust führen. EGF-Rezeptor-Antagonisten führen vermutlich zur Downregulation des TRPM6-Kanals, welcher im distalen Tubulus bei der Rückresorption von Magnesium eine Rolle spielt. Die Auswirkungen ähneln einer monogenetischen Form der Hypomagnesiämie, welche auf einer Mutation im pro-EGF beruht (Groenestege et al. 2007). Eine Hypomagnesiämie durch EGF-Rezeptor-Antagonisten bildet sich nach Therapieende zurück.

Als weitere Gruppe mit (zunächst) funktioneller Wirkung auf die Nieren können Arzneimittel genannt werden, die zu einem postrenalen Abflusshindernis führen können. Dazu gehört die Harnretention durch Opioide oder Arzneimittel mit anticholinerger Wirkung und die akute Obstruktion durch Koagel in der Blase bei schwerer hämorrhagischer Zystitis und Therapie mit hochdosiertem Cyclophosphamid. Ein weiterer Spezialfall ist die seltene retroperitoneale Fibrose nach längerer Behandlung mit Ergotamin-Derivaten mit agonistischer Wirkung am Serotonin 5-HT$_{2B}$-Rezeptor (Pergolid).

Strukturelle Auswirkungen von Arzneimitteln können alle Teile eines Nephrons betreffen. Arzneimittel mit tubulo-toxischen Wirkungen sind die klassischen nephrotoxischen Arzneimittel im engeren Sinne, welche primär schädlich auf die Tubuli wirken. Tubulo-toxische Wirkungen sind dosis- bzw. konzentrationsabhängig. Klinisch steht oftmals der akute Nierenschaden mit GFR-Reduktion ganz im Vordergrund (z. B. Aminoglykoside, jodhaltige Röntgenkontrastmittel). Einige dieser Arzneimittel können aber auch nur zu einer moderaten Proteinurie oder den verschiedenen Formen der Tubulopathie führen (◘ Tab. 11.1).

Tubulo-obstruktive Wirkungen beruhen auf der Bildung von arzneimittelhaltigen Kristallen im Tubulussystem (z. B. Aciclovir). Arzneimittel mit tubulo-obstruktiven Wirkungen können ebenfalls zu den nephrotoxischen Arzneimitteln im engeren Sinne gezählt werden. Tubulo-obstruktive Wirkungen sind dosis- bzw. konzentrationsabhängig. Der Nachweis von Kristallen im Urin scheint eine begrenzte Aussagekraft zu haben, da solche Kristalle auch ohne Nierenfunktionseinschränkung auftreten können. Sie können aber Anlass für eine besonders engmaschige Kontrolle eines Patienten geben. Ein weiteres Beispiel ist Natriumdihydrogenphosphat welches als Darmreinigungsmittel verwendet wird und zu einer akuten Phosphat-Nephropathie führen kann (Markowitz et al. 2005). Ein Spezialfall ist Orlistat, welches eine Hyperoxalurie induzieren kann, die dann ggf. zu einer Oxalat-Nephropathie führt.

Neben den in ◘ Tab. 11.1 genannten Arzneimitteln, sind solche zu nennen die zu einer Rhabdomyolyse (z. B. HMG-CoA-Reduktase-Inhibitoren) oder zu einem Tumorlyse-Syndrom führen können (z. B. Cyclophosphamid, Rituximab, Bortezomib). Das bei Rhabdomyolyse freigesetzte Myoglobin wirkt tubulo-toxisch und tubulo-obstruktiv. Die bei Tumorlyse freigesetzte Harnsäure kann zu einer akuten Harnsäure-Nephropathie führen.

Als Ursache für strukturelle Schäden an den Gefäßen ist die Thrombotische Mikroangiopathie (TMA) zu nennen, welche dann auch Auswirkungen auf die Glomerula hat. Für eine TMA gibt es zahlreiche Ursachen, zu denen auch Arzneimittel gehören, z. B. Gemcitabin (◘ Tab. 11.1). Das Vollbild beinhaltet eine hämolytische Anämie (LDH-Erhöhung) mit Nachweis von Schistozyten, Thrombozytopenie, Proteinurie und Kreatinin-Anstieg. Eine mögliche Ursache sind VEGF-Hemmer. Dies scheint ein Klasseneffekt zu sein und betrifft

Antikörper wie Bevacizumab und Tyrosinkinase-Inhibitoren (z. B. Sorafenib und Sunitinib) (Perazella 2012; Eremina et al. 2008).

Glomeruläre Schäden können Folge immunologischer Reaktionen (z. B. Immunkomplexbildung bei Gabe von Penicillamin) oder einer Podozytopathie sein (z. B. mTOR-Hemmer, Interferone, Pamidronat). Ein spezieller Fall sind mTOR-Hemmer wie Sirolimus, welches insbesondere bei hohen Konzentrationen zu Proteinurie führen kann. Dies zeigt sich histologisch als fokal-segmentale Glomerulosklerose (FSGS) (Izzedine et al. 2005). Pamidronat kann zu einer kollabierenden FSGS führen (Perazella et al. 2008; Barri et al. 2004; Markowitz et al. 2001).

Exkurs
Sirolimus wird auch zur Behandlung der diabetischen Nierenerkrankung diskutiert, sodass scheinbar das »Zuviel« und das »Zuwenig« eine relevante Rolle spielen.

Eine primär interstitielle Schädigung sieht man bei der immunologisch verursachten akuten interstitiellen Nephritis (*Acute Interstitial Nephritis*, AIN). Die AIN ist selten und es ist vorstellbar, dass sie prinzipiell durch fast jedes Arzneimittel ausgelöst werden kann. Der Nachweis ist schwierig und gelingt meist nur mittels Nierenbiopsie. Bei fortbestehender Exposition kann eine chronisch interstitielle Nephritis resultieren. Ein Spezialfall ist die granulomatöse interstitielle Nephritis, die nur selten durch Arzneimittel bedingt ist und z. B. unter Allopurinol beschrieben wurde.

11.3 Risikofaktoren

Eine arzneimittelinduzierte Nephrotoxizität tritt idiosynkratisch bei einigen Patienten auf und bei anderen nicht. Diese Variabilität kann teilweise durch das Vorliegen von Risikofaktoren erklärt werden. Insbesondere Arzneimittel mit potentiell tubulo-toxischer und/oder tubulo-obstruktiver Nephrotoxizität wirken sich dann aus, wenn gleichzeitig ein oder mehrere Risikofaktoren vorliegen.

11.3.1 Beeinflussbare Faktoren

Arzneimittelexposition
Die Dosis bzw. die Arzneimittelkonzentration und die Dauer der Exposition spielen vor allem bei potentiell tubulo-toxischen und/oder tubulo-obstruktiven Arzneimitteln eine Rolle. Typischerweise sind hohe Spitzenkonzentrationen mit klinisch relevanter Nephrotoxizität assoziiert (z. B. Aciclovir). Eine Ausnahme sind jedoch die Aminoglykoside, bei denen die einmal tägliche Gabe der gesamten Tagesdosis mit einer niedrigeren Nephrotoxizität assoziiert ist.

Auch die funktionellen Auswirkungen von Vasopressoren und den Calcineurin-Hemmern (Ciclosporin A, Tacrolimus) auf die Gefäße können als dosisabhängig angesehen werden, da sie bei hohen Konzentrationen regelhaft auftreten.

Volumenmangel
Absoluter (z. B. durch Diuretika, Erbrechen, Durchfall) und effektiver (z. B. Herzinsuffizienz, Sepsis) Volumenmangel spielen vor allem bei potentiell tubulo-toxischen und/oder tubulo-obstruktiven Arzneimitteln eine Rolle. Mögliche Erklärungen sind die höheren Arzneimittelkonzentrationen bei reduziertem Ultrafiltrat und die verstärkte Reabsorption von Natrium und Wasser, die zu einem langsamen distalen Urinfluss führt, der besonders bei tubulo-obstruktiven Arzneimitteln relevant sein kann.

Volumenmangel ist auch bei Behandlung mit ACE-Hemmern, AT_1-Antagonisten, Renin-Hemmern und NSAIDs (inkl. COX-2-Hemmern) schädlich. Volumenmangel führt im Rahmen der Autoregulation zur Vasodilatation der afferenten und Vasokonstriktion der efferenten Arteriolen, mit dem Ziel, den intraglomerulären Druck aufrechtzuerhalten. Diese Prozesse werden durch Arzneimittel aus den zuvor genannten Arzneimittelgruppen gestört.

Arzneimittelwechselwirkungen
Insbesondere bei potentiell tubulo-toxischen und/oder tubulo-obstruktiven Arzneimitteln kann angenommen werden, dass bei einer gleichzeitigen

Gabe von mehr als einem solcher Arzneimittel das Risiko für Nephrotoxizität erhöht ist (pharmakodynamische Wechselwirkung). Bekannt ist, dass z. B. die gleichzeitige systemische Gabe von einem Aminoglykosid und Vancomycin oder Cisplatin zu dieser Wechselwirkung führt. Ein Beispiel für eine pharmakodynamische Wechselwirkung auf Ebene der Gefäße ist das erhöhte Risiko bei gleichzeitiger Behandlung mit einem Diuretikum, einem NSAID und einem ACE-Hemmer, AT_1-Antagonisten oder Renin-Hemmer.

Pharmakokinetische Wechselwirkungen sind bisher im Wesentlichen für die Calcineurin-Hemmer (Ciclosporin A, Tacrolimus) bekannt, bei denen die Gabe eines starken CYP3A4-Hemmers wie Clarithromycin (ohne gleichzeitige Dosisanpassung des Calcineurin-Hemmers) zu einem akuten Nierenschaden durch den Calcineurin-Hemmer führen kann.

Pharmakokinetische Wechselwirkungen können möglicherweise auch dann eine besondere Relevanz für tubulo-toxische Arzneimittel haben, wenn nicht die systemische, sondern die lokale Konzentration in der Tubuluszelle beeinflusst wird. Ein klassisches Beispiel ist Cidofovir, dessen nephrotoxische Wirkung durch Probenecid abgeschwächt wird, welches die Aufnahme von Cidofovir in die Tubuluszelle hemmt. Möglicherweise schützt eine Hemmung des Aufnahmetransporters OCT2 vor Cisplatin- und Ifosfamid-Toxizität. OCT2 kann z. B. durch Cimetidin gehemmt werden. Die Wirksamkeit und Sicherheit einer solchen Strategie muss jedoch erst noch in klinischen Studien belegt werden.

Urin-pH

In einigen Fällen kann der Urin-pH für die Löslichkeit des Arzneimittels bzw. für eine Kristallbildung eine entscheidende Rolle spielen. So fördert ein niedriger (= saurer) pH die Kristallbildung von Methotrexat, Sulfadiazin und Triamteren und ein hoher (= alkalischer) pH die Kristallbildung von Indinavir und Ciprofloxacin sowie von Natrium-Phosphaten, die zur Darmreinigung verwendet werden.

11.3.2 Nicht-beeinflussbare Faktoren

Vorbestehende Niereninsuffizienz

Vorbestehende Niereninsuffizienz ist ein besonders wichtiger Risikofaktor für Nephrotoxizität. Dies kann dadurch erklärt werden, dass durch eine reduzierte Anzahl an funktionierenden Nephronen über längere Zeit höhere Arzneimittelkonzentrationen im Primärharn und in den Tubuluszellen der verbliebenen Nephrone erzielt werden. Da ein leichterer Nierenschaden ggf. noch nicht an den Nierenfunktionsparametern sichtbar ist, sollten Patienten mit Erkrankungen, die häufig zu Niereninsuffizienz führen, wie Diabetes mellitus und Multiples Myelom, grundsätzlich als Risikopatienten angesehen werden.

Genetische Faktoren

Genetische Faktoren beziehungsweise Idiosykrasien können eine Rolle dabei spielen ob ein Arzneimittel im Einzelfall nephrotoxisch wirkt. Zum Beispiel wurde gezeigt, dass ein genetischer Polymorphismus im *MRP2*-Gen mit einem erhöhten Risiko für Tenofovir-Toxizität korreliert (Izzedine et al. 2006). Eine mögliche mechanistische Erklärung könnte sein, dass dieser Polymorphistismus zu einem reduzierten Transport von Tenofovir aus der Tubuluszelle in den Primärharn und damit zu einer intrazellulären Anreicherung von Tenofovir führt.

11.4 Indikationsstellung

Bei Indikationsstellung zur Behandlung mit einem potentiell nephrotoxischen Arzneimittel sollte das individuelle Risiko abgeschätzt werden. Dies trifft insbesondere auf Arzneimittel mit potentiell tubulo-toxischen und/oder tubulo-obstruktiven Wirkungen zu, bei denen die o. g. Risikofaktoren besonders relevant sind. Arzneimittel, bei denen ausschließlich immunologisch vermittelte, also dosis-unabhängige Nierenschäden bekannt sind, können dabei vernachlässigt werden. Naturgemäß sollten sie aber vermieden werden, wenn einmal eine Reaktion aufgetreten ist.

11.5 · Prophylaktische Maßnahmen

Insbesondere sollten folgende Daten eines Patienten bekannt sein:
- geschätzte Nierenfunktion,
- Begleiterkrankungen,
- Komedikation.

Dabei sollten auch verfügbare alternative Arzneimittel bedacht werden. Klinisch gleichwertige, weniger nephrotoxische Alternativen sollten insbesondere bei Vorliegen von Risikofaktoren gewählt werden. So hat liposomales Amphotericin B ein niedrigeres Risiko für Nephrotoxizität als konventionelles Amphotericin B.

Eine potentiell nephrotoxische Komedikation sollte nach Möglichkeit vermieden werden. Dabei muss das Risiko durch die Komedikation gegen die erhoffte Wirkung abgewogen werden. Bei kritisch kranken Patienten auf der Intensivstation ist eine gleichzeitige Gabe von potentiell nephrotoxischen Arzneimitteln oftmals nicht vermeidbar. Im ambulanten Bereich sollte insbesondere auf NSAIDs (inkl. Cox-2-Hemmer) geachtet werden, die teilweise auch ohne Rezept in der Apotheke erhältlich sind. Falls eine Indikation für eine gleichzeitige Behandlung mit mehreren potentiell nephrotoxischen Arzneimitteln gestellt wird, sollte eine besonders engmaschige Kontrolle der Kreatinin- und Elektrolyt-Werte des Patienten erfolgen, zum Beispiel bei gleichzeitiger Gabe von:
- einem Diuretikum, einem NSAID und einem ACE-Hemmer, AT_1-Antagonisten, oder Renin-Hemmer,
- einem Schleifendiuretikum und einem SGLT2-Hemmer an ältere Patienten.

11.5 Prophylaktische Maßnahmen

11.5.1 Hydrierung

Es sollte immer auf eine ausreichende Hydrierung des Patienten geachtet und eine Exsikkose vermieden werden.

Insbesondere bei Arzneimitteln mit potentiell tubulo-toxischen und/oder tubulo-obstruktiven Wirkungen kann eine erhöhte Flüssigkeitszufuhr sinnvoll sein, um erhöhten Konzentrationen im Tubulus vorzubeugen. Dies ist in etablierten Dosierungsschemata oftmals bereits integriert, z. B.

- Foscarnet: NaCl 0,9% intravenös, 0,5 bis 1 l **vor** der ersten Gabe von Foscarnet und 0,5 bis 1 l **mit** jeder weiteren Gabe
- Cisplatin: NaCl 0,9% intravenös, mindestens 1 l **vor** Gabe von Cisplatin (über einen Zeitraum von [2-] 6 bis 12 Stunden) und mindestens 2 l **nach** Gabe von Cisplatin (über einen Zeitraum von 6 bis 12 Stunden) um über 24 Stunden eine Diurese von 100–200 ml pro Stunde zu erzielen.

Eine Hydrierung mit 0,9%iger Natriumchloridlösung ist auch vor und während der Gabe von jodhaltigen Röntgenkontrastmitteln etabliert. Insbesondere bei Vorliegen von Risikofaktoren sollte eine intravenöse Hydrierung erwogen werden, z. B.:
- Prophylaxe der **Kontrastmittel-Nephrotoxizität**: NaCl 0,9% intravenös, 1 l **vor** und während sowie 1 l **nach** Kontrastmittelgabe jeweils über 4 bis 12 Stunden.

Bei Patienten mit Herzinsuffizienz ist besondere Vorsicht und klinische Überwachung notwendig. Eine großzügige Hydrierung ist auch bei Risiko für ein Tumorlysesyndrom und bei neu aufgetretener Rhabdomyolyse wichtig.
- Risiko für Tumorlyse-Syndrom: 2000 bis 3000 ml/m^2 pro Tag (NaCl 0,9% und G5% im Wechsel). Ausfuhr bei 80 bis 100 ml pro Stunde halten.
- Rhabdomyolyse: initial 1000 bis 2000 ml pro Stunde (!) (initial NaCl 0,9%, im Verlauf ggf. im Wechsel mit G5%). Im Verlauf reduzieren und Ausfuhr bei 200 bis 300 ml pro Stunde halten. Eine besonders engmaschige klinische Überwachung ist obligat.

Bei Dialysepatienten sollte die Sinnhaftigkeit einer solchen Hydrierung hinterfragt werden, da leicht ein Lungenödem resultieren kann. Dies gilt auch für Fälle, in denen das Arzneimittel in einer definierten Menge Flüssigkeit gelöst wird. Dient diese Menge gleichzeitig der Hydrierung der Patienten, kann diese möglicherweise reduziert werden. Allerdings sollte in solchen Fällen Rücksprache mit einem Apotheker erfolgen, da dies Auswirkungen auf die Löslichkeit eines Arzneimittels und die Verträglichkeit bei peripher-venöser Gabe haben kann.

Dosierung

Im Fall von jodhaltigen Kontrastmitteln ist es, insbesondere bei vorgeschädigten Nieren, ratsam, die geringste mögliche Menge zu verwenden. Bei vielen anderen Arzneimitteln ist eine Dosisreduktion nicht sinnvoll, da dann die therapeutische Wirkung evtl. nicht mehr erreicht wird. Eine zeitliche Begrenzung sollte jedoch erwogen werden (z. B. bei NSAIDs).

Bei einigen Arzneimitteln ist eine langsame Infusionsgeschwindigkeit sinnvoll, um hohe Spitzenkonzentrationen zu vermeiden. Zum Beispiel:

- Aciclovir   Infusion über 1 Stunde,
- Foscarnet   Infusion über 1 bis 2 Stunden (je nach Dosis),
- Cisplatin   Infusion über 1 Stunde (0,5 bis 6 Stunden, je nach Schema).

11.5.2 Protektive Arzneimittel

Bisher gibt es nur wenige protektive Arzneimittel. Etabliert ist die gleichzeitige Gabe von Probenecid zu Cidofovir. Bei Risiko für ein Tumorlysesyndrom wird je nach Risiko Allopurinol oder Rasburicase gegeben.

Der Nutzen von N-Acetylcystein (NAC) vor Gabe von jodhaltigen Kontrastmitteln ist unklar (Fishbane et al. 2008). Eine monozentrische kontrollierte Studie empfiehlt die Prophylaxe mit Mesna (Ludwig et al. 2011).

Amifostin scheint einen schützenden Effekt vor Cisplatin-Nephrotoxizität zu bieten, der über eine reduzierte Bildung von freien Radikalen und reaktiven Sauerstoffspezies erklärt wird. Allerdings führt Amifostin sehr häufig zu Übelkeit und Erbrechen.

11.5.3 Urin-pH

Eine Alkalisierung des Urins ist bei Hochdosis-Methotrexat-Therapie notwendig, bei der der Urin-pH konstant bei ≥7 liegen muss. Eine Möglichkeit ist, Bicarbonat intravenös zu geben. Die Therapie mit Methotrexat wird erst begonnen, wenn dieser pH erreicht ist. Im Verlauf erfolgen regelmäßig Kontrollen des Urin-pH.

11.5.4 Therapeutisches Drug Monitoring

Ein Therapeutisches Drug Monitoring (TDM) ist nur für wenige potentiell nephrotoxische Arzneimittel etabliert, insbesondere bei den Calcineurin-Hemmern (Ciclosporin A, Tacrolimus) und bei intravenöser Gabe von Aminoglykosiden oder Vancomycin. Vancomycin in traditioneller Dosierung (2 mal 1000 mg pro Tag, bei normaler Nierenfunktion) mit Ziel(tal)spiegeln von 5 bis 10 mg/l ist (bei Fehlen von Risikofaktoren) kaum nephrotoxisch. Bei höheren Dosierungen bzw. Zielspiegeln von 15 bis 20 mg/l ist jedoch mit einer Nephrotoxizität zu rechnen.

11.5.5 Monitoring von Nierenfunktion und Nierenschaden

> Je früher eine nephrotoxische UAW als solche erkannt wird, desto früher können entsprechende Maßnahmen eingeleitet werden.

Aktuell übliche Biomarker zielen vorwiegend auf die Nierenfunktion im Sinne der GFR bzw. des Serum-Kreatinins. Als Urin-Biomarker für strukturelle Schäden kommen Albumin, α1-Mikroglobulin und Gesamtprotein infrage.

- Bei ACE-Hemmern, AT_1-Antagonisten und Renin-Hemmern sollte eine Kontrolle des Kreatinin- (und Kalium-)Wertes nach 3 bis 7 Tagen erfolgen. Ein Kreatinin-Anstieg <30% kann funktioneller Natur sein und spricht sogar für eine gute Wirkung. In solchen Fällen sollte aber eine kurzfristige Kontrolle erfolgen, um sicherzustellen, dass der Wert auf dem neuen Niveau stabil bleibt.
- Bei Dauertherapie mit Arzneimitteln, die regelhaft zu einer Kreatinin-Sekretionshemmung führen, (z. B. Dolutegravir im Rahmen einer HIV Therapie) sollte mindestens eine Kontrolle nach 4 Wochen erfolgen, um eine neue »Baseline« festzulegen.

Bei Verdacht auf eine Tubulopathie sind spezifische Tests sinnvoll. Zum Beispiel weisen eine normoglykämische Glucosurie oder eine Phosphaturie auf einen proximalen Tubulusschaden hin. Eine sterile

Leukozyturie kann ein Hinweis auf Nephrotoxizität sein, ist jedoch unspezifisch.

Systemische Zeichen einer allergischen Reaktion (z. B. Exanthem) können Hinweis auf eine akute interstitielle Nephritis sein. Der historische Test auf Eosinophile im Urin hat wegen geringer Sensitivität und Spezifität keine klinische Relevanz (Mriithi et al. 2013). Bei unklarem akutem Nierenschaden sollte eine Nierenbiopsie erwogen werden.

11.6 Kausalitätsbeurteilung

Bei jedem Verdacht auf eine nephrotoxische UAW ist eine gründliche Arzneimittelanamnese unerlässlich. Die Einschätzung eines kausalen Zusammenhangs zwischen einem beobachteten klinischen Syndrom und einem Arzneimittel beruht maßgeblich auf dessen zeitlichem Verlauf im Verhältnis zu Therapiebeginn (»*Challenge*«), Dosisänderung, Therapieende (»*Dechallenge*«) und ggf. erneuter Gabe (»*Rechallenge*«). Des Weiteren müssen alternative Ursachen (z. B. Erkrankungen, andere Arzneimittel), die das beobachtete klinische Syndrom hervorrufen können, klinisch ausgeschlossen werden. Dabei sollten insbesondere auch rezeptfreie Präparate (einschließlich pflanzlicher Produkte) nachgefragt werden.

Eine Einschätzung der Kausalität als (nur) »möglich« sollte bei plausiblem zeitlichem Zusammenhang mit Therapiebeginn des Arzneimittels erfolgen, wenn alternative Ursachen vorliegen. Eine Einschätzung der Kausalität als »wahrscheinlich« sollte bei plausiblem zeitlichem Zusammenhang mit Therapiebeginn des Arzneimittels erfolgen, wenn alternative Ursachen unwahrscheinlich erscheinen und die Reaktion auf das Absetzen des Arzneimittels (»*Dechallenge*«) klinisch plausibel ist (d. h. Rückbildung in typischer Zeit).

Eine Einschätzung der Kausalität als »sicher« sollte bei plausiblem zeitlichem Zusammenhang mit Therapiebeginn des Arzneimittels erfolgen, wenn alternative Ursachen klinisch ausgeschlossen werden können und entweder ein gut bekannter Mechanismus oder eine positive »*Rechallenge*« vorliegt.

11.7 Maßnahmen bei arzneimittelinduzierter Nephrotoxizität

Bei der Entscheidung über das Vorgehen bei Verdacht auf eine nephrotoxische UAW sollten folgende Punkte berücksichtigt werden:
— Wahrscheinlichkeit, dass das beobachtete klinische Syndrom tatsächlich eine UAW des Arzneimittels ist (siehe Kausalitätsbeurteilung);
— Schwere des klinischen Syndroms;
— Dringlichkeit der Indikation für das als ursächlich vermutete Arzneimittel;
— Verfügbarkeit alternativer Arzneimittel.

Bei einem akuten Nierenschaden und mehreren potentiell ursächlichen Arzneimitteln sollte erwogen werden, alle weniger wichtigen Arzneimittel abzusetzen. Zudem sollte ein (zeitlich begrenzter) Versuch mit Volumengabe (z. B. NaCl 0,9% intravenös) erwogen werden, um das Vorliegen eines subklinischen Volumenmangels auszuschließen.

Die Indikation zur Hämodialyse beruht i. d. R. auf den üblichen klinischen Kriterien und dient in erster Linie dem Nierenersatz (AEIOU-Regel: *acid-base disorders, electrolytes, intoxication, overload of volume, uremia*). Eine Hämodialyse zur Elimination eines als nephrotoxisch vermuteten Arzneimittels ist selten indiziert, sollte aber beispielsweise bei Lithium durchaus erwogen werden. Ein weiterer Fall ist die Hämodialyse bei akutem Nierenversagen unmittelbar nach Hochdosis-Methotrexat-Gabe.

Bei Nachweis einer akuten interstitiellen Nephritis in der Nierenbiopsie sollten verdächtige Arzneimittel abgesetzt werden. Der Nutzen einer Glucocorticoid-Therapie ist unklar, kann jedoch im Einzelfall erwogen werden.

Im Fall von Tubulopathien ist ein Ausgleich von Verlusten notwendig (z. B. Kalium, Magnesium). In schweren Fällen kann dies eine intravenöse Gabe erfordern. Bei therapierefraktärer Hypokaliämie sollte geprüft werden ob zusätzlich eine Hypomagnesiämie vorliegt, da letztere einen erhöhten Kaliumverlust nach sich ziehen kann.

11.8 Verlauf

Eine arzneimittelinduzierte Nephrotoxizität ist oft nach Absetzen des ursächlichen Arzneimittels reversibel, irreversible Verläufe sind jedoch möglich, z. B. bei Ifosfamid. Vermutlich sind in vielen Fällen das Ausmaß und die Dauer der Exposition relevant, z. B. bei Analgetika-Nephropathie. Nach einer akuten Nierenschädigung scheint ein erhöhtes Risiko für eine progrediente chronische Nierenerkrankung zu bestehen (Chawla et al. 2014; Menon et al. 2014).

11.9 Fallbeispiele

Fallbeispiel 1

Ein Patient mit schwerer Sepsis und Verdacht auf Infektion mit *Pseudomonas aeruginosa* erhält unter anderem ein intravenöses Aminoglykosid. Einen Tag später zeigt sich ein akuter Kreatinin-Anstieg, sodass die Diagnose einer akuten Nierenschädigung gestellt wird. Hier erscheint das Aminoglykosid als Ursache für den Nierenschaden aber als »unwahrscheinlich«, da sich die Nephrotoxizität durch Aminoglykoside erst nach etwa 5 bis 7 Tagen Behandlung zeigt. Schlussfolgerung: die akute Nierenschädigung ist am ehesten Folge einer anderen Ursache, z. B. der Sepsis.

In dieser Situation sollte nach anderen, möglicherweise reversiblen Faktoren gefahndet werden (z. B. Volumenmangel, niedriger Blutdruck, andere potentiell nephrotoxische Arzneimittel). Das Aminoglykosid sollte in diesem Fall (schwer kranker Patient) zunächst weitergegeben werden, ggf. mit Dosisanpassung. Eine fortgesetzte Gabe kann auch bei eingeschränkter Nierenfunktion vertretbar sein, wenn eine vitale Indikation besteht, wobei das Risiko einer weiteren Nierenfunktionsverschlechterung abzuwägen ist, insbesondere wenn bis dahin noch keine Nierenersatzbehandlung notwendig war. Aminoglykosid-induzierte Nierenschäden sind üblicherweise nach Ende der Behandlung reversibel (Buijik et al. 2002; Bygbjerk et al. 1976).

Fallbeispiel 2

Ein Patient mit Verdacht auf Lungenembolie bekommt ein CT mit Kontrastmittel. Einen Tag später zeigt sich ein akuter Kreatinin-Anstieg. In diesem Fall erscheint das Kontrastmittel als Ursache für den Nierenschaden als »möglich«, da sich eine Nephrotoxizität durch jodhaltige Kontrastmittel nach 1 bis 2 Tagen zeigt. Eine Wertung als »wahrscheinlich« oder »sicher« kann bei Ausschluss von alternativen Ursachen und Rückbildung des Nierenschadens im Verlauf erfolgen.

Eine unmittelbare Konsequenz im Hinblick auf das Arzneimittel ergibt sich nicht, da die Gabe ja bereits abgeschlossen ist. Es sollte jedoch nach anderen, möglicherweise reversiblen Faktoren gefahndet werden (z. B. Volumenmangel, niedriger Blutdruck, potentiell nephrotoxische Arzneimittel – dabei unbedingt auch eine mögliche Bedarfsmedikation hinterfragen). Im Zweifelsfall sollte eine Volumengabe und ein Pausieren von potentiell nephrotoxischen Arzneimitteln erwogen werden (insb. NSAIDs, Diuretika, ACE-Hemmer, AT_1-Antagonisten, Renin-Hemmer). Im Verlauf sollten Kreatinin und Elektrolyte mindestens einmal täglich kontrolliert werden. Eine Indikation zu Dialyse wird nach üblichen klinischen Kriterien gestellt. Eine prophylaktische Dialyse zur Elimination von möglicherweise noch im Körper vorhandenem Kontrastmittel ist nicht sinnvoll.

11.10 Ausblick

11.10.1 Biomarker

Die in der klinischen Praxis etablierten Biomarker (z. B. Serumkreatinin, Cystatin C) zielen primär auf die Nierenfunktion. Wünschenswert wären jedoch Biomarker, die eine Nierenschädigung schon anzeigen, bevor eine relevante Einschränkung der Nierenfunktion vorliegt. Ein üblicher, aber unspezifischer Biomarker ist das Gesamtprotein im Urin.

Neuere Biomarker (z. B. NGAL, KIM-1 im Urin) erscheinen vielversprechend für die präklinische und klinische Arzneimittelentwicklung (Burt et al. 2014; Brott et al. 2014; Vaidya et al. 2009) sowie für die Früherkennung einer Nierenschädigung (Murray et al. 2014; Okusa et al. 2012; Gaspari et al. 2010). Zum Beispiel kann anhand von KIM-1 im Urin am Tag nach Cisplatingabe eine akute Nierenschädigung vorhergesagt werden (Tekce et al. 2014). Zur Erkennung einer subklinischen akuten Nierenschädigung, z. B. im Rahmen einer Sepsis, erscheinen eine Reihe von Biomarkern geeignet. Bereits eine subklinische akute Nierenschädigung sollte Anlass zu besonderer Aufmerksamkeit geben (z. B. kritische Überprüfung der Medikation, Überprüfung des Volumenstatus) (McCullough et al. 2013). Eine weitere Anwendung solcher Marker könnte die Differenzierung von funktionellen und strukturellen Ursachen einer akuten Nierenfunktionsverschlechterung bei Patienten mit Leberzirrhose sein, wobei erhöhte Biomarker für einen strukturellen Schaden sprechen (Belcher et al. 2014). NGAL im Urin zeigt nicht nur einen akuten, sondern auch einen chronischen Tubulusschaden an (Nickolas et al. 2012). Hilfreich für den klinischen Alltag sind Biomarker, die man direkt aus dem Blut bestimmen kann. Urin muss man erst sammeln und bei Anurie fehlt er ganz. Alle Biomarker sollten jedoch erst noch weiter evaluiert werden, bevor sie routinemäßig im klinischen Alltag eingesetzt werden.

11.10.2 Clinical Decision Support Systems

Ein praktisches Problem im klinischen Alltag ist die Vielzahl an Arzneimitteln mit potentiell nephrotoxischen UAW. Grundsätzlich wünschenswert wären deshalb automatisierte Warnungen im Rahmen eines elektronischen *Clinical Decision Support Systems (CDSS)*. Dabei können Patienten identifiziert werden, die ein hohes Risiko und/oder bereits Zeichen einer Nephrotoxizität haben (Kashani et al. 2013; Goldstein et al. 2013; Colpaert et al. 2012; Matheny et al. 2010) und Empfehlungen zur Dosierung und/oder zum Absetzen einzelner Arzneimittel gegeben werden (Tawadrous et al. 2011). Ein generelles Problem bei aktuellen elektronischen Systemen ist die Vielzahl an Warnmeldungen, die zu einer fehlenden Aufmerksamkeit durch den Anwender führen können (»*Alert Fatigue*«) (Seidling et al. 2014). Elektronische CDSS sollten deshalb nur die im Einzelfall klinisch relevanten Warnmeldungen anzeigen, Hochrisikopatienten identifizieren, mögliche Behandlungsfehler erkennen und spezifische Maßnahmen empfehlen (Kashani et al. 2013).

Zusammenfassung

Unerwünschte Arzneimittelwirkungen (UAW) auf die Nieren sind vielfältig und können zu akuter Nierenschädigung, chronischer Nierenerkrankung, Proteinurie und verschiedenen tubulären Syndromen führen. Risikofaktoren für eine akute Nierenschädigung durch Arzneimittel umfassen Höhe und Dauer der Exposition, eine vorbestehende Niereninsuffizienz, Arzneimittelwechselwirkungen, Volumenmangel, Urin-pH und genetische Faktoren. Bei der Indikationsstellung zur Behandlung mit kritischen Arzneimitteln sollte deshalb immer die geschätzte Nierenfunktion des Patienten, seine Begleiterkrankungen und die Komedikation berücksichtigt werden. Prophylaktische Maßnahmen umfassen neben einer sorgfältigen Dosierung (Infusionsgeschwindigkeit, ggf. Dosierungsanpassung) und einer Überwachung der Nierenfunktion manchmal auch die Hydrierung des Patienten, die Gabe von protektiven Arzneimitteln, eine Beeinflussung des Urin-pH sowie ein Therapeutisches Drug Monitoring (TDM) mit Messung von Arzneimittelkonzentrationen im Blut. Wenn eine UAW auf die Nieren vermutet wird, sind folgende Aspekte abzuwägen: Wahrscheinlichkeit, dass das beobachtete klinische Syndrom tatsächlich durch das Arzneimittel verursacht ist, Schwere des klinischen Syndroms, Dringlichkeit der Indikation für das als ursächlich vermutete Arzneimittel sowie die Verfügbarkeit alternativer Arzneimittel.

Literatur

Airy M, Raghavan R, Truong LD, Eknoyan G. Tubulointerstitial nephritis and cancer chemotherapy: update on a neglected clinical entity. Nephrol Dial Transplant 2013;28:2502–9

Barri YM, Munshi NC, Sukumalchantra S, Abulezz SR, Bonsib SM, Wallach J, Walker PD. Podocyte injury associated glomerulopathies induced by pamidronate. Kidney Int 2004;65:634–41

Belcher JM, Sanyal AJ, Peixoto AJ, Perazella MA, Lim J, Thiessen-Philbrook H, Ansari N, Coca SG, Garcia-Tsao G, Parikh CR, for the TRIBE-AKI Consortium. Kidney biomarkers and differential diagnosis of patients with cirrhosis and acute kidney injury. Hepatology 2014;60:622–32

Buijk SE, Mouton JW, Gyssens IC, Verbrugh HA, Bruining HA. Experience with a once-daily dosing program of aminoglycosides in critically ill patients. Intensive Care Med 2002;28:936–42

Burt D, Crowell SJ, Ackley DC, Magee TV, Aubrecht J. Application of emerging biomarkers of acute kidney injury in development of kidney-sparing polypeptide-based antibiotics. Drug Chem Toxicol 2014;37:204–12

Bygbjerg IC, Moller R. Gentamicin-induced nephropathy. Scand J Infect Dis 1976;8:203–8

Chawla LS, Eggers PW, Star RA, Kimmel PL. Acute kidney injury and chronic kidney disease as interconnected syndromes. N Engl J Med 2014;371:58–66

Colpaert K, Hoste EA, Steurbaut K, Benoit D, Van Hoecke S, De Turck F, Decruyenaere J. Impact of real-time electronic alerting of Brott DA, Adler SH, Arani R, Lovick SC, Pinches M, Furlong ST. Characterization of renal biomarkers for use in clinical trials: biomarker evaluation in healthy volunteers. Drug Des Devel Ther 2014;8:227–37

Czock D, Keller F. Arzneimittelinteraktionen und Nephrotoxizität. Ther Umsch 2011;68:11–8

Eremina V, Jefferson JA, Kowalewska J, Hochster H, Haas M, Weisstuch J, Richardson C, Kopp JB, Kabir MG, Backx PH, Gerber HP, Ferrara N, Barisoni L, Alpers CE, Quaggin SE. VEGF inhibition and renal thrombotic microangiopathy. N Engl J Med 2008;358:1129–36

Fishbane S. N-acetylcysteine in the prevention of contrast-induced nephropathy. Clin J Am Soc Nephrol 2008;3:281–7

Gaspari F, Cravedi P, Mandalà M, Perico N, de Leon FR, Stucchi N, Ferrari S, Labianca R, Remuzzi G, Ruggenenti P. Predicting cisplatin-induced acute kidney injury by urinary neutrophil gelatinase-associated lipocalin excretion: a pilot prospective case-control study. Nephron Clin Pract 2010;115:c154–60

Goldstein SL, Kirkendall E, Nguyen H, Schaffzin JK, Bucuvalas J, Bracke T, Seid M, Ashby M, Foertmeyer N, Brunner L, Lesko A, Barclay C, Lannon C, Muething S. Electronic health record identification of nephrotoxin exposure and associated acute kidney injury. Pediatrics 2013;132:e756–67

Groenestege WM, Thébault S, van der Wijst J, van den Berg D, Janssen R, Tejpar S, van den Heuvel LP, van Cutsem E, Hoenderop JG, Knoers NV, Bindels RJ. Impaired basolateral sorting of pro-EGF causes isolated recessive renal hypomagnesemia. J Clin Invest 2007;117:2260–7

Izzedine H, Brocheriou I, Frances C. Post-transplantation proteinuria and sirolimus. N Engl J Med 2005;353:2088–9

Izzedine H, Hulot JS, Villard E, Goyenvalle C, Dominguez S, Ghosn J, Valantin MA, Lechat P, Deray AG. Association between ABCC2 gene haplotypes and tenofovir-induced proximal tubulopathy. J Infect Dis 2006;194:1481–91

Kashani K, Herasevich V. Sniffing out acute kidney injury in the ICU: do we have the tools? Curr Opin Crit Care 2013;19:531–6 KDIGO Clinical Practice Guideline for Acute Kidney Injury. Section 2: AKI Definition. Kidney Int Suppl 2012;2:19–36

Kostapanos MS, Florentin M, Elisaf MS. Fenofibrate and the kidney: an overview. Eur J Clin Invest 2013;43:522–31

Ludwig U, Riedel MK, Backes M, Imhof A, Muche R, Keller F. MESNA (sodium 2-mercaptoethanesulfonate) for prevention of contrast medium-induced nephrotoxicity - controlled trial. Clin Nephrol 2011;75:302–8

Markowitz GS, Appel GB, Fine PL, Fenves AZ, Loon NR, Jagannath S, Kuhn JA, Dratch AD, D'Agati VD. Collapsing focal segmental glomerulosclerosis following treatment with high-dose pamidronate. J Am Soc Nephrol 2001;12:1164–72

Markowitz GS, Stokes MB, Radhakrishnan J, D'Agati VD. Acute phosphate nephropathy following oral sodium phosphate bowel purgative: an underrecognized cause of chronic renal failure. J Am Soc Nephrol 2005;16:3389–96

Matheny ME, Miller RA, Ikizler TA, Waitman LR, Denny JC, Schildcrout JS, Dittus RS, Peterson JF. Development of inpatient risk stratification models of acute kidney injury for use in electronic health records. Med Decis Making 2010;30:639–50

McCoy AB, Waitman LR, Gadd CS, Danciu I, Smith JP, Lewis JB, Schildcrout JS, Peterson JF. A computerized provider order entry intervention for medication safety during acute kidney injury: a quality improvement report. Am J Kidney Dis 2010;56:832–41

McCullough PA, Bouchard J, Waikar SS, Siew ED, Endre ZH, Goldstein SL, Koyner JL, Macedo E, Doi K, Di Somma S, Lewington A, Thadhani R, Chakravarthy R, Ice C, Okusa MD, Duranteau J, Doran P, Yang L, Jaber BL, Meehan S, Kellum JA, Haase M, Murray PT, Cruz D, Maisel A, Bagshaw SM, Chawla LS, Mehta RL, Shaw AD, Ronco C. Implementation of novel biomarkers in the diagnosis, prognosis, and management of acute kidney injury: executive summary from the tenth consensus conference of the Acute Dialysis Quality Initiative (ADQI). Contrib Nephrol 2013;182:5–12

Mehta RL, Pascual MT, Soroko S, Savage BR, Himmelfarb J, Ikizler TA, Paganini EP, Chertow GM, Program to Improve Care in Acute Renal Disease. Spectrum of acute renal failure in the intensive care unit: the PICARD experience. Kidney Int 2004;66:1613–21

Menon S, Kirkendall ES, Nguyen H, Goldstein SL. Acute kidney injury associated with high nephrotoxic medication exposure leads to chronic kidney disease after 6 months. J Pediatr 2014;165:522–527.e2

Muriithi AK, Nasr SH, Leung N. Utility of urine eosinophils in the diagnosis of acute interstitial nephritis. Clin J Am Soc Nephrol 2013;8:1857–62

Murray PT, Mehta RL, Shaw A, Ronco C, Endre Z, Kellum JA, Chawla LS, Cruz D, Ince C, Okusa MD. Potential use of biomarkers in acute kidney injury: report and summary of recommendations from the 10th Acute Dialysis Quality Initiative consensus conference. Kidney Int 2014;85:513–21

Nickolas TL, Forster CS, Sise ME, Barasch N, Valle DS, Viltard M, Buchen C, Kupferman S, Carnevali ML, Bennett M, Mattei S, Bovino A, Argentiero L, Magnano A, Devarajan P, Mori K, Erdjument-Bromage H, Tempst P, Allegri L, Barasch J. NGAL (Lcn2) monomer is associated with tubulointerstitial damage in chronic kidney disease. Kidney Int 2012;82:718–22

Okusa MD, Molitoris BA, Palevsky PM, Chinchilli VM, Liu KD, Cheung AK, Weisbord SD, Faubel S, Kellum JA, Wald R, Chertow GM, Levin A, Waikar SS, Murray PT, Parikh CR, Shaw AD, Go AS, Chawla LS, Kaufman JS, Devarajan P, Toto RM, Hsu CY, Greene TH, Mehta RL, Stokes JB, Thompson AM, Thompson BT, Westenfelder CS, Tumlin JA, Warnock DG, Shah SV, Xie Y, Duggan EG, Kimmel PL, Star RA. Design of clinical trials in acute kidney injury: a report from an NIDDK workshop–prevention trials. Clin J Am Soc Nephrol 2012;7:851–5

Perazella MA, Markowitz GS. Bisphosphonate nephrotoxicity. Kidney Int 2008;74:1385–93

Perazella MA. Renal vulnerability to drug toxicity. Clin J Am Soc Nephrol 2009;4:1275–83

Perazella MA. Onco-nephrology: renal toxicities of chemotherapeutic agents. Clin J Am Soc Nephrol 2012;7:1713–21

Seidling HM, Klein U, Schaier M, Czock D, Theile D, Pruszydlo MG, Kaltschmidt J, Mikus G, Haefeli WE. What, if all alerts were specific - estimating the potential impact on drug interaction alert burden. Int J Med Inform 2014;83:285–91

Tawadrous D, Shariff SZ, Haynes RB, Iansavichus AV, Jain AK, Garg AX. Use of clinical decision support systems for kidney-related drug prescribing: a systematic review. Am J Kidney Dis 2011;58:903–14

Tekce BK, Uyeturk U, Tekce H, Uyeturk U, Aktas G, Akkaya A. Does the kidney injury molecule-1 predict cisplatin-induced kidney injury in early stage? Ann Clin Biochem 2015;52:88–94

Uchino S, Kellum JA, Bellomo R, Doig GS, Morimatsu H, Morgera S, Schetz M, Tan I, Bouman C, Macedo E, Gibney N, Tolwani A, Ronco C, Beginning and Ending Supportive Therapy for the Kidney (BEST Kidney) Investigators. Acute renal failure in critically ill patients: a multinational, multicenter study. JAMA 2005;294:813–8

Vaidya VS, Ford GM, Waikar SS, Wang Y, Clement MB, Ramirez V, Glaab WE, Troth SP, Sistare FD, Prozialeck WC, Edwards JR, Bobadilla NA, Mefferd SC, Bonventre JV. A rapid urine test for early detection of kidney injury. Kidney Int 2009;76:108–14

Yombi JC, Pozniak A, Boffito M, Jones R, Khoo S, Levy J, Post FA. Antiretrovirals and the kidney in current clinical practice: renal pharmacokinetics, alterations of renal function and renal toxicity. AIDS 2014;28:621–32

Nachsorge von Patienten mit stattgehabter akuter Nierenschädigung

Manuela Schütz, Ulrike Wolf, Elke Wecke

12.1 Einleitung – 134

12.2 Aktuelle Datenlage – 135

12.3 Fallbeispiele – 136

12.4 Aspekte der Nachsorge nach akuter Nierenschädigung – 137

12.5 Ausblick – 141

Literatur – 142

Kernaussagen
- Alle Patienten nach stattgehabter akuter Nierenschädigung benötigen eine ambulante Nachsorge mit Bestimmung der Nierenretentionsparameter und Ausschluss einer Proteinurie sowie einer Hämaturie. Diese Nachkontrolle scheint mit einem verbesserten Outcome einherzugehen.
- In den Nachsorgeprozess sollten Hausärzte und niedergelassene Nephrologen eingebunden sein.
- Die Verwendung eines Patientenausweises (»Nieren-Pass«) scheint für den Informationsaustausch zwischen stationär behandelnden und niedergelassenen Ärzten ein geeignetes Hilfsmittel zu sein.

12.1 Einleitung

Die akute Nierenschädigung ist eine häufig zu beobachtende Komplikation bei hospitalisierten Patienten. Im Idealfall erholt sich die Nierenfunktion noch während des stationären Aufenthaltes auf den Ausgangswert. Nicht selten persistieren allerdings erhöhte Retentionswerte auch nach der Entlassung aus dem Krankenhaus. In Ermangelung einer einheitlichen Definition für die Erholung der Nierenfunktion existieren unterschiedliche Angaben in der Literatur zur Häufigkeit und zum Ausmaß der Nierenfunktionserholung. Zudem rekrutierte die Mehrheit der klinischen Studien häufig nur Patienten mit einer akuten dialysepflichtigen Nierenschädigung und definierte die Unabhängigkeit von der Nierenersatztherapie als Wiederherstellung der Nierenfunktion. Die in diesen Studien beschriebene Häufigkeit einer wiederhergestellten Nierenfunktion ohne die Notwendigkeit für die dauerhafte Durchführung einer Nierenersatztherapie schwanken zwischen 36% und 99% (Ishani et al. 2009; Wald et al. 2009; Coca et al. 2009).

Es ist bekannt, dass Patienten nach erfolgreicher Behandlung einer akuten Nierenschädigung ein erhöhtes Mortalitätsrisiko in den ersten 2 Jahren nach dem Ereignis aufweisen, auch wenn die Patienten sich, gemessen am Serumkreatinin, vollständig vom renalen Akutereignis erholen. Dabei korreliert das Mortalitätsrisiko mit dem Schweregrad der akuten Nierenschädigung. Das bedeutet: Patienten mit einer akuten dialysepflichtigen Nierenschädigung besitzen nach ihrer Entlassung aus dem Krankenhaus das höchste Risiko zu versterben.

> **Selbst Patienten mit scheinbar vollständiger Nierenfunktionserholung weisen 10 Jahre nach einer akuten Nierenschädigung ein deutlich erhöhtes Mortalitätsrisiko auf (Hobson et al. 2009).**

Zu berücksichtigen ist weiterhin, dass Patienten mit stattgehabter akuter Nierenschädigung – auch nach vollständiger Nierenfunktionserholung – bezüglich der Entwicklung einer chronischen Niereninsuffizienz bis hin zur terminalen Niereninsuffizienz gefährdet sind (Coca et al. 2009; Lafrance et al. 2009; Hsu et al. 2009; de Zeeuww et al. 2006; Coca et al. 2012; Jones et al. 2012).

Eine aus experimentellen und klinischen Studien stetig wachsende Datenlage deutet auf einen kausalen Zusammenhang für die Entwicklung einer chronischen Niereninsuffizienz nach einer akuten Nierenschädigung hin. Zum einen wurden in Tierexperimenten eine Reihe von Pathomechanismen einer fehlerhaften Tubuluszellregeneration wie Rarefizierung der peritubulären Gefäße, vorzeitiger Zellzyklusarrest und anhaltende Inflammationsprozesse identifiziert, welche nach einer stattgehabten akuten Nierenschädigung mit ursächlich für eine anhaltende Einschränkung der glomerulären Filtrationsfunktion sind. Zum anderen liegt eine starke epidemiologische Beziehung zwischen dem Auftreten einer akuten Nierenschädigung und der Entwicklung einer chronischen Niereninsuffizienz vor. Je schwerer der akute renale Schaden war und je häufiger Episoden einer akuten Nierenschädigung auftraten, desto häufiger und schwerer war der chronische Nierenfunktionsverlust (Chawla et al. 2014; Belayev et al. 2014). Bei einem großen Anteil von Kindern lagen 6 Monate nach Nephrotoxin-bedingter akuter Nierenschädigung Zeichen für eine chronische Niereninsuffizienz vor (Menon et al. 2014). In vielen Fällen manifestiert sich eine vormals nicht bekannte chronische Niereninsuffizienz mit einer akuten Nierenschädigung.

Die chronische Nierenschädigung wiederum gilt als einer der gefährlichsten Katalysatoren für die Entwicklung kardiovaskulärer Komplikationen wie Schlaganfall und Myokardinfarkt. Eine akute Nierenschädigung wird als Indikator für ein erhöhtes kardiovaskuläres Risiko angesehen und sollte entsprechend nachgesorgt werden.

Aufgrund dieser besorgniserregenden Daten und dem Wissen, dass z. B. Patienten mit einem akuten Myokardinfarkt von einer frühen poststationären kardiologischen Anbindung profitieren (Senkung der 2-Jahres-Sterblichkeit!), stellt sich die Frage, ob auch Patienten mit stattgehabter akuter Nierenschädigung von einer frühen ambulanten Nachsorge profitieren (Ayanian et al. 2002).

12.2 Aktuelle Datenlage

Die Datenlage zur Versorgungssituation von Patienten mit akuter Nierenschädigung ist insgesamt limitiert. Obwohl eine konsequente frühe poststationäre ambulante Nachsorge nutzbringend erscheint, wird nur ein sehr kleiner Teil (<10%) der Patienten mit einer erfolgreich behandelten akuten dialysepflichtigen Nierenschädigung innerhalb der ersten 12 Monate fachspezifisch nachbetreut (Siew et al. 2011).

Anfang 2013 wurde eine prospektive Studie veröffentlicht, in der Kollegen aus Ontario über einen Zeitraum von 12 Jahren (1996–2008) insgesamt 3877 Patienten untersuchten, die eine akute dialysepflichtige Nierenschädigung entwickelten und mindestens 90 Tage nach Entlassung aus der stationären Behandlung ohne weitere Notwendigkeit einer Dialysetherapie oder einem erneuten Krankenhausaufenthalt überlebten. Eine nephrologische Vorstellung innerhalb der ersten 3 Monate nach dem stationären Aufenthalt erfolgte bei 1583 Patienten. Von diesen wurden 1184 Patienten 1:1 mit Patienten ohne frühe nephrologische Kontrolle gematched. In der Analyse zeigte sich eine geringere Sterberate bei den Patienten mit einer frühen poststationären Anbindung (8,4%/100 Patientenjahre) verglichen mit den Patienten ohne fachspezifische Nachsorge (10,6%/100 Patientenjahre). Dabei profitierten vor allem Männer, Patienten jünger als 65 Jahre sowie Patienten mit Diabetes mellitus und Patienten ohne vorherige nephrologische Anbindung von der frühen nephrologischen Nachsorge (Harel et al. 2013). Die Studie konnte damit Ergebnisse aus Schottland an 311 Patienten mit akuter Nierenschädigung unterschiedlichen Schweregrades bestätigen (Khan et al. 1997). Jüngeres Alter war in dieser Studie einer der wichtigsten Trigger für die Überweisung.

In einer Studie mit 177 Patienten, die nach einer akuten Nierenschädigung über einen mittleren Beobachtungszeitraum von 7 Jahren nachbeobachtet wurden, zeigte sich, dass ein Absinken des Serumkreatinins innerhalb von 6 Monaten nach dem stationären Aufenthalt mit einer stabilen Nierenfunktion im weiteren Verlauf einhergingen (Liano et al. 2007). Eine weitere Untersuchung identifizierte das Patientenalter und das Serumkreatinin zum Zeitpunkt der Krankenhausentlassung als unabhängige Risikofaktoren für eine partielle Erholung der Nierenfunktion (Macedo et al. 2012).

Eine Studie zeigte, dass 69% der Patienten nach akuter Nierenschädigung eine Kontrolle des Serumkreatinins 90 Tage nach Beendigung des stationären Aufenthaltes und 85% der Patienten nach einem Jahr erhielten. Dagegen erfolgte eine Quantifizierung der Proteinurie in vergleichbaren Zeiträumen bei nur 6% bzw. 12% dieser Patienten (Matheny et al. 2014). Ebenso erfolgte selten eine Kontrolle des Mineralstoffwechsels, des Phosphats oder des Parathormons. Diese Vorgehensweise birgt die Gefahr einer Unterschätzung des Schweregrades und der Unterversorgung einer chronischen Niereninsuffizienz mit dem Risiko für eine Progression. Zusätzlich erhöht sich auch das kardiovaskuläre Risiko dieser Patienten. Insbesondere für Patienten, bei denen durch die konsequente Nachsorge frühzeitig eine neu entwickelte chronische Niereninsuffizienz erkannt wurde, scheint ein erheblicher Vorteil durch die fachspezifische Nachsorge zu erwachsen (Smart et al. 2014).

Zusammenfassend lässt sich sagen, dass während der ersten 3 Monate nach Krankenhausentlassung alle Patienten nach akuter Nierenschädigung unabhängig vom Entlass-Kreatinin-Wert eine Kontrolle ihrer Nierenfunktion im Verlauf erhalten sollten (KDIGO 2012).

> **Es gilt: je schlechter die geschätzte glomeruläre Filtrationsrate zum Zeitpunkt der Entlassung aus dem Krankenhaus ist, desto frühzeitiger innerhalb des empfohlenen 3 Monatsintervalls sollte die ambulanten Kontrolle erfolgen.**

Patienten mit einer chronischen Niereninsuffizienz nach einer akuten Nierenschädigung bedürfen ohnehin einer fachspezifischen Nachsorge. Falls sich nach einer akuten Nierenschädigung zunächst scheinbar keine chronische Niereninsuffizienz entwickelt hat, sollten diese Patienten als Risikopatienten für eine chronische Niereninsuffizienz und die Entwicklung kardiovaskulärer Komplikationen angesehen werden und die Nachsorge unter diesem Aspekt erfolgen (KDIGO 2012). Im Rahmen der ambulanten Nachsorge sollte in jedem Fall neben der Bestimmung der Retentionswerte und Elektrolyte auch die Urinuntersuchung mit Anfertigung eines Urinsediments und der Quantifizierung der Proteinurie durchgeführt werden. Diese Verlaufsuntersuchungen sind bislang jedoch noch kein fester Bestandteil der Nachsorge von Patienten mit stattgehabter akuter Nierenschädigung.

12.3 Fallbeispiele

Wie komplex sich die Nachsorge teilweise gestalten kann, soll im Folgenden an 2 Fallbeispielen aus unserer Praxis erläutert werden.

Fallbeispiel 1

Der 47-jährige Patient stellte sich in unserer Praxis mit einer Niereninsuffizienz unklarer Genese erstmals im August 2013 vor. Überwiesen wurde er vom Hausarzt wegen steigender Retentionswerte. Anamnestisch ließ sich ein Krankenhausaufenthalt wegen einer dekompensierten Herzinsuffizienz im Januar 2013 – also etwa 6 Monate vorher – eruieren. Nicht erwähnt in der Diagnoseliste des Arztberichts vom damaligen stationären Aufenthalt, aber anhand der vorliegenden Serumkreatinin-Werte offensichtlich, bestand zusätzlich eine akute Nierenschädigung zum Zeitpunkt der stationären Aufnahme. Das Serumkreatinin lag bei 247 µmol/l, die GFR bei 24,5 ml/min. Weiterhin ließen sich eine Proteinurie von 1000 mg/l nachweisen sowie eine Mikrohämaturie. Sonographisch stellten sich die Nieren unauffällig dar. Die ärztlichen Kollegen behandelten die dekompensierte Herzinsuffizienz erfolgreich mittels intensiver diuretischer Therapie. Die Nierenfunktion besserte sich unter diesen Maßnahmen ebenfalls. Zum Zeitpunkt der Entlassung lag das Serumkreatinin bei 171 µmol/l. Der Urinbefund wurde nicht kontrolliert. In der weiteren ambulanten hausärztlichen Kontrollen zeigte sich eine zunehmende Verschlechterung der Nierenfunktion. Das Serumkreatinin erhöhte sich von 163 µmol/l (02/2014) auf 220 µmol/l (04/2014). Die GFR sank dementsprechend von 42 ml/min auf 30 ml/min.

Mit diesen Werten stellte sich der Patient in der nephrologischen Sprechstunde vor. In der klinischen Untersuchung fand sich die bekannte arterielle Hypertonie mit einem Blutdruckwert von 200/100 mmHg. Die Medikationsliste umfasste neben Torasemid und Spironolacton unter anderem auch Ramipril in maximaler Dosierung. Nennenswerte Begleiterkrankungen sind die arterielle Hypertonie und die Herzinsuffizienz (leicht reduzierte linksventrikuläre Pumpfunktion von 52% in der Echokardiographie 01/2014). Auch in unserer Laborkontrolle zeigte sich eine eingeschränkte Nierenfunktion mit einer GFR nach MDRD von 36 ml/min und einem Serumkreatinin-Wert von 187 µmol/l. Die Proteinurie war mit 240 mg/l bei Vorstellung in unserer Praxis nur leicht ausgeprägt. Eine Mikrohämaturie bestand nicht. Die weitere differentialdiagnostische Abklärung der Proteinurie erbrachte keine pathologischen Befunde. In Zusammenschau der Befunde gingen wir deshalb am ehesten von einer renalen Manifestation der arteriellen Hypertonie aus. Des Weiteren wurde eine reversible prärenale Komponente vermutet, sodass wir als erstes die diuretische Therapie reduzierten. Darüber hinaus erfolgte eine Umstellung der antihypertensiven Medikation. Das Ramipril wurde reduziert, Amlodipin begonnen. Die arterielle Hypertonie erwies sich in der Langzeitmessung als sehr gut eingestellt. Im weiteren Verlauf konnte durch die Optimierung der medikamentösen Behandlung eine langsame Erholung der Nierenfunktion erzielt werden. Das Serumkreatinin lag in der aktuellen Kontrolle (9 Monate nach Erstvorstellung) bei 144 µmol/l, die GFR nach MDRD bei 48 ml/min. Die Proteinurie persistiert auf dem leicht erhöhten Niveau. Der Blutdruck ist im häuslichen Blutdruckprotokoll aktuell unter einer Monotherapie mit Ramipril überwiegend normoton. Es finden sich klinisch keine Zeichen einer Herzinsuffizienz. Wir sehen weiterhin am ehesten eine hypertensive Nephropathie als Ursache der Niereninsuffizienz an. Im Einvernehmen mit dem

Patienten haben wir uns aufgrund der sich stetig verbessernden Nierenwerte und den fehlenden klinischen Hinweisen auf Vorliegen eines nephritischen oder nephrotischen Syndroms bisher gegen eine Nierenbiopsie entschieden.

Fallbeispiel 2
Es handelt sich um eine 44-jährige Patientin, die sich im Juli 2013 erstmals in unserer Praxis zur weiteren differentialdiagnostischen Abklärung einer fortgeschrittenen Niereninsuffizienz vorstellte. Anamnestisch lagen die Nierenwerte im Jahr 2012 noch im Normbereich. Im März 2013 entwickelte die Patientin im Rahmen einer biliären Pankreatitis eine akute Nierenschädigung. Eine ambulante nephrologische Anbindung nach Entlassung aus der stationären Behandlung erfolgte nicht. Im Juni des gleichen Jahres kam es erneut zu einem Krankenhausaufenthalt. Ursache war eine akute Cholezystitis bei Cholezystolithiasis. Die Patientin erhielt eine Cholezystektomie. Bereits zum Zeitpunkt der stationären Aufnahme lag das Serumkreatinin bei 156 µmol/l. Im Rahmen eines komplizierten postoperativen Verlaufs entwickelte die Patientin wiederum eine akute Nierenschädigung (maximales Serumkreatinin: 416 µmol/l, Urinstatus: Proteinurie und Mikrohämaturie). Unter Einbindung von Nephrologen konnte eine leichte Verbesserung der Nierenfunktion erzielt werden. Allerdings bestand zum Zeitpunkt der Entlassung weiterhin eine fortgeschrittene Niereninsuffizienz (Serumkreatinin 348 µmol/l, GFR 13 ml/min). Mit diesen Werten stellte sich die Patientin eine Woche später bei uns vor. An Begleiterkrankungen erwähnenswert ist neben der Cholezystolithiasis eine seit 2002 bekannte arterielle Hypertonie. Die Medikationsliste beinhaltete zum Zeitpunkt der Entlassung im Juni eine antihypertensive Therapie (Metoprolol, Amlodipin, Torasemid) und Pantoprazol. Neben einer umfangreichen nephrologischen Labordiagnostik zur Abklärung der rasch progredienten Niereninsuffizienz wurde die medikamentöse Therapie optimiert. Insbesondere die Behandlung der mittlerweile ausgebildeten renalen Begleiterkrankungen wie Anämie, metabolische Azidose und der sekundäre Hyperparathyreoidismus standen im Mittelpunkt. Nachdem zunächst eine weitere Erholung der Nierenfunktion erreicht werden konnte (Serumkreatinin 08/2014: 268 µmol/l), kam es im weiteren Verlauf wieder zu einem Progress. Das Serumkreatinin stieg auf 376 µmol/l. In der Urinanalyse fand sich durchgehend eine Mikrohämaturie. Die Proteinurie war ebenfalls zunehmend und lag über 3000 mg/l. Passend dazu fanden sich klinisch progrediente Ödeme. Da sich in der nephrologischen Labordiagnostik kein wegweisender Befund ergab, wurde die Indikation zur Nierenbiopsie gestellt. In der histologischen Begutachtung des Biopsats fanden sich Zeichen einer sehr fortgeschrittenen hypertensiven Nephropathie. Die hier beschriebenen irreversiblen Veränderungen machten eine Wiederherstellung der Nierenfunktion unwahrscheinlich. Im Gegenteil entwickelte die Patientin innerhalb von 14 Tagen eine terminale Niereninsuffizienz. Eine Nierenersatztherapie wurde eingeleitet. Die Patientin befindet sich seither im chronischen Dialyseprogramm.

12.4 Aspekte der Nachsorge nach akuter Nierenschädigung

Die Behandlung der arteriellen Hypertonie, der Proteinurie und von Elektrolytstörungen sowie die Vermeidung von Nephrotoxinen kann die Mortalität nach stattgehabter akuter Nierenschädigung reduzieren (Spurgeon-Pechman et al. 2007; Avorn et al. 2002; Levin et al. 2012; de Brito-Ashurst et al. 2009). An den beiden aufgeführten Fallbeispielen kann man erkennen, wie vielfältig der weitere Verlauf einer akuten Nierenschädigung sein kann.

Ein Vorschlag für einen Behandlungspfad von Patienten mit akuter Nierenschädigung an der Schnittstelle zwischen stationärer und ambulanter Behandlung wird in ◘ Abb. 12.1 unterbreitet.

Ziele der Nachsorge sind in der Box »Ziele der nephrologischen Nachsorge« aufgeführt. Es übersteigt sicherlich den Rahmen dieses Beitrags auf sämtliche Faktoren, die die Nierenfunktion beeinflussen können, einzugehen. Wir konzentrieren uns deshalb im Folgenden auf einen Vorschlag zur Vorgehensweise bei der Vorstellung eines Patienten nach stattgehabter akuter Nierenschädigung. Wichtige Punkte, die bei der ambulanten Vorstellung berücksichtigt werden, sind z. B.:

- (nierenbezogene) Anamnese,
- aktuelle Nierenfunktion inkl. Retentionswerte, Proteinurie, Hämaturie, Elektrolyte,
- Begleiterkrankungen,

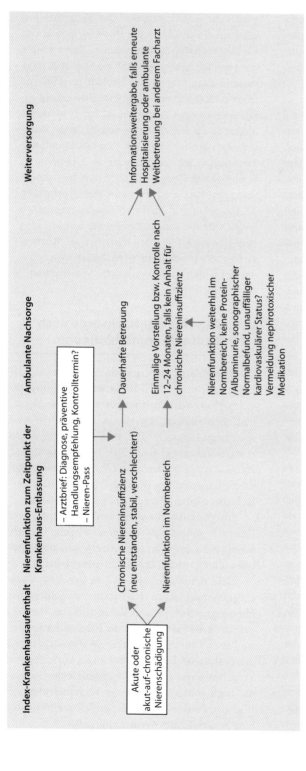

Abb. 12.1 Nachsorge von Patienten mit stattgehabter akuter Nierenschädigung: Vorschlag für einen Behandlungspfad zwischen stationärer und ambulanter Behandlung

- Nephrotoxine,
- Erkennung reversibler Faktoren, z. B. Harnstau,
- Indikation einer weiterführenden Diagnostik,
- Festlegung von Kontrollintervallen.

> **Ziele der nephrologischen Nachsorge**
> - Möglichst vollständige Erholung der Nierenfunktion nach akuter Nierenschädigung
> - Frühzeitiges Erkennen und Behandeln von Risikofaktoren für die Entwicklung bzw. Progression einer Niereninsuffizienz
> - Frühzeitiges Erkennen und Behandeln renaler Begleiterkrankungen Frühzeitige Behandeln kardiovaskulärer Risikofaktoren

Die nephrologische Anamnese beinhaltet Fragen nach der Ursache der akuten Nierenschädigung. So hat der prärenal bedingte akute Nierenfunktionsverlust häufig eine gute Prognose. Eine Ausnahme bilden das kardiorenale und das hepatorenale Syndrom. Auch die postrenale Nierenschädigung ist i. d. R. mit einer besseren Prognose assoziiert. Des Weiteren spielt die Nierenfunktion vor dem akuten Ereignis eine Rolle. Bei einer anamnestisch bekannten Niereninsuffizienz ist es unwahrscheinlich, dass eine vollständige Erholung der Nierenfunktion auftritt. Ziel ist es daher, das Ausgangsniveau der renalen Filtrationsleistung wieder zu erreichen und im weiteren Verlauf zu halten. Voraussetzung dafür ist, dass Serumkreatinin-Werte aus ärztlichen Konsultationen vor der akuten Nierenschädigung bekannt sind. Ebenfalls wichtig ist auch hier die Ätiologie der Niereninsuffizienz. Erfragt werden sollte weiterhin eine familiär gehäuft auftretende Nierenerkrankung.

Der zweite Punkt ist die aktuelle Nierenfunktion. Der wichtigste Parameter zur Einschätzung der Nierenfunktion ist die glomeruläre Filtrationsleistung. Im klinischen Alltag wird sie mithilfe diverser Formeln abgeschätzt. Hierzu gehören u. a. die Cockcroft-Gault-Formel, die Errechnung der GFR nach *Modification of diet renal diseases* (MDRD) sowie die Berechnung der GFR nach der CKD-EPI-Formel. Jede dieser Formeln hat ihre Vor- und Nachteile. Die häufig in der klinischen Routineuntersuchung angewandte MDRD-Formel ist eine einfache Berechnung der renalen Filtrationsleistung und korreliert gut mit der wahren Nierenfunktion bei eingeschränkter gomerulärer Funktion. Sie ist allerdings bei normalem Serumkreatinin-Wert und einer GFR >60 ml/min ungenau und unterschätzt die wahre Nierenfunktion. In diesem Bereich einer GFR >60 ml/min ist die CKD-EPI-Formel genauer. Ihr Einsatz ist vor allem bei Patienten mit normalen Serumkreatinin-Werten sinnvoll. Die genaueste Bestimmung der gomerulären Filtrationsleistung gelingt mit der überarbeiteten Version der CKD-EPI-Formel, bei der das Cystatin C zusätzlich in die Berechnung mit einfließt. Cystatin C ist ebenfalls Bestandteil der BIS2-Formel, die speziell für die Abschätzung der Nierenfunktion älterer Patienten (ab dem 70. Lebensjahr) entwickelt wurde (Schaeffner et al. 2012). Hintergrund ist die Beeinflussung des Kreatinin-Wertes durch die Muskelmasse und chronische Krankheiten.

Der dritte Punkt umfasst die Begleiterkrankungen. Dazu zählen die arterielle Hypertonie, die Herzinsuffizienz sowie der Diabetes mellitus. Letzterer ist mit seiner renalen Manifestation (= diabetische Nephropathie) die häufigste Ursache einer chronischen Niereninsuffizienz und ein wesentlicher Risikofaktor für die Entwicklung einer akuten Nierenschädigung. Nicht nur der Diabetes mellitus, sondern auch die arterielle Hypertonie kann eine renale Manifestation hervorrufen. Auch sie stellt einen Risikofaktor für das Auftreten einer Nierenschädigung dar. Bei der Herzinsuffizienz verhält es sich ähnlich. Eine Verschlechterung der Herzfunktion kann zu einer akuten Nierenschädigung führen. Umgedreht kann eine akute Nierenschädigung eine Dekompensation der Herzfunktion verursachen. Man spricht heutzutage von einem kardiorenalen Syndrom, das durch die Wechselwirkung beider Organsysteme gekennzeichnet ist (eine Verschlechterung des einen Organs kann zu einer Verschlechterung des anderen Organsystems führen). Ziel des Nephrologen ist es deshalb in Zusammenarbeit mit seinen ärztlichen Kollegen, eine möglichst normoglykämische Stoffwechsellage anzustreben, auf eine gute Therapie der Herzinsuffizienz zu achten sowie einen arteriellen Blutdruck mit dem Zielwert < 140/90 mmHg zu erreichen.

Ein bedeutender Aspekt in der Genese einer akuten Nierenschädigung stellen Nephrotoxine dar

(▶ Kap. 11). Im klinischen Alltag spielt vor allem der Einsatz von jodhaltigem Kontrastmittel im Rahmen der bildgebenden Diagnostik eine Rolle sowie die medikamentös-toxische Schädigung der Niere. Typische Vertreter der nephrotoxisch wirksamen Medikamente sind die nichtsteroidalen Antiphlogistika (z. B. Dolormin/Ibuprofen, Celebrex, Arcoxia, Voltaren/Diclofenac), Amphotericin B und Aminoglykoside (z. B. Gentamicin, Vancomycin). Aber auch platinhaltige Chemotherapeutika können eine akute Nierenschädigung verursachen. Im ambulanten Setting stellen Antibiotika wie z. B. Penicilline, Chinolone aber auch Protonenpumpenhemmer Auslöser einer interstitiellen Nephritis mit akuter Nierenfunktionsverschlechterung dar. Die aufgeführten Substanzen sind Beispiele für exogene Nephrotoxine. Von den endogenen Nephrotoxinen soll hier nur noch die Rhabdomyolyse aufgeführt werden, welche u. a. durch eine Statingabe hervorgerufen werden kann. Bei jeder Vorstellung des Patienten in der nephrologischen Praxis wird deshalb die Medikationsliste kritisch geprüft. Der Einsatz (potenziell) nephrotoxischer Substanzen ist nicht generell verboten. Man sollte sich bei Verwendung nur dieser Nebenwirkung bewusst sein und auf entsprechende Vorsichts- und Überwachungsmaßnahmen achten. Dazu gehört die regelmäßige Kontrolle der Nierenfunktion und Aufklärung der Patienten sowie ggf. Aushändigung eines Nierenpasses mit entsprechendem Eintrag der für die Nachsorge relevanten Informationen.

Ein nicht zu unterschätzender Punkt sind reversible Faktoren für die Erholung einer Nierenschädigung. Hier begegnen wir wieder den nephrotoxischen Medikamenten. Diese sollten, wenn möglich abgesetzt werden. Weiterhin ist eine prärenale Komponente zu prüfen. Hier ist vor allem die Hypotonie zu nennen. Ist diese verursacht durch einen Volumenmangel, wird die Wiederherstellung eines ausgeglichenen Volumenhaushaltes empfohlen, z. B. durch eine Reduktion der diuretischen Therapie oder ggf. sogar durch eine vorübergehende Volumensubstitution. Liegt eine Hypotonie unter blutdrucksenkenden Medikamenten bei ausgeglichenem Volumenhaushalt vor, ist immer die Reduktion einer antihypertensiven Therapie empfehlenswert. Dabei sollten bei fortgeschrittener Niereninsuffizienz (GFR < 30 ml/min) als erstes die

Tab. 12.1 Empfohlene Kontrollintervalle

Zeitraum	Nierenfunktion
12 Monate	eGFR 60–90 ml/min, keine Proteinurie
6 Monate	eGFR 45–59 ml/min und/oder Proteinurie <1,0–3,0 g/d
3 Monate	eGFR 16-44 ml/min und/oder Proteinurie >3,0 g/d
4–8 Wochen	eGFR <15 ml/min

Medikamente, die das Renin-Angiotensin-System beeinflussen (ACE-Hemmer, AT_1-Antagonisten, Renininhibitoren) reduziert bzw. abgesetzt werden. Eine Sonderstellung nimmt eine Volumenüberladung bei kardiorenalem Syndrom ein. Hier kann eine intensivierte diuretische Therapie zur Wiederherstellung eines ausgeglichenen Wasserhaushaltes eine Verbesserung der Nierenfunktion bewirken. Als letztes sei noch eine Harnwegsinfektion erwähnt, die ebenfalls zu einer akuten Funktionsverschlechterung der Nierenfunktion führen kann.

Als ein für die renale Prognose und Nachsorge entscheidender Faktor ist das Vorliegen einer primären Nierenerkrankung als Auslöser für die akute Nierenschädigung zu prüfen. Hier kommt neben der Abschätzung der renalen Filtrationsleistung der Urinanalyse eine entscheidende Bedeutung zu. Eine Proteinurie ist i. d.R. ein Ausdruck einer glomerulären Erkrankung. Findet sich gleichzeitig eine Mikrohämaturie ist häufig eine Systemerkrankung mit nephrologischen Beteiligung (z. B. Vaskulitis) ursächlich. Die meisten glomerulären Erkrankungen bedürfen einer speziellen immunsuppressiven Therapie, die sich wiederum von Erkrankung zu Erkrankung unterscheidet. Da sich allein anhand der GFR und der Urinbefunde keine eindeutige Diagnose stellen lässt, ist in diesen Fällen die Durchführung einer Nierenbiopsie indiziert. Sie ist der Goldstandard der nephrologischen Diagnostik und gibt außerdem Auskunft über die Schwere der renalen Schädigung.

Der letzte Punkt umfasst das Prüfen der Notwendigkeit einer weiteren nephrologischen Kontrolle und der Festlegung der Kontrollintervalle (◘ Tab. 12.1). Unstritig ist das jede mittelgradig eingeschränkte Nierenfunktion (GFR <60 ml/min)

nephrologisch weiterbetreut werden sollte. Des Weiteren ist auch eine Proteinurie, insbesondere bei gleichzeitig nachweisbarer Hämaturie, eine nephrologische Behandlungsdomäne. Ob nun generell jede von der Norm abweichende renale Filtrationsleistung zwingend nephrologisch vorgestellt werden sollte, kann diskutiert werden. Zu beachten sind sicherlich in diesem Zusammenhang weitere Faktoren wie z. B. Alter, Komorbidität, Familienanamnese. So sollte eine leicht eingeschränkte Nierenfunktion (GFR 60–90 ml/min) bei einem jungen Erwachsenen unbedingt zu einer nephrologischen Konsultation führen, während bei einem älteren Patienten zunächst regelmäßig durchgeführte hausärztliche Kontrolluntersuchungen ausreichen können, sofern keine weiteren Hinweise auf eine Nierenschädigung (Proteinurie, Hämaturie) vorliegen. Einheitliche Empfehlungen zur weiteren nephrologischen Betreuung der Patienten mit erfolgreich behandelter akuter Nierenschädigung existieren leider zum jetzigen Zeitpunkt nicht. Ähnlich verhält es sich mit den Kontrollintervallen. Auch hier liegt die Wiedereinbestellung des Patienten derzeit im Ermessen des behandelnden Nephrologen. Zu berücksichtigen ist bei der Festlegung des Kontrolltermins neben der aktuellen Nierenfunktion vor allem die Ursache der Nierenschädigung. Unseres Erachtens ist eine glomeruläre Erkrankung häufiger zu kontrollieren als eine stabil eingestellte hypertensive und diabetische Nephropathie. Die Kontrollintervalle können hier zwischen 4 und 12 Wochen variieren. Hinsichtlich der Nierenfunktion ist eine nur leichte Niereninsuffizienz weniger häufig kontrollbedürftig als eine fortgeschrittene Nierenschädigung. Patienten mit einer leichten Niereninsuffizienz (Stadium 2) ohne wesentliche Proteinurie werden unter Berücksichtigung der Komorbiditäten zwischen 6 und 12 Monaten nephrologisch gesehen. Dagegen sind Patienten mit einer fortgeschrittenen Nierenfunktionseinschränkung (GFR <30 ml/min) deutlich häufiger nephrologisch vorstellig. Auch hier schwanken die Intervalle der Wiedervorstellung zwischen 1–3 Monaten und richten sich unter anderem auch nach dem Allgemeinzustand des Patienten. Sind renale Begleiterkrankungen diagnostiziert und therapiert, werden die Patienten in unserer Praxis mindestens einmal im Quartal einbestellt. Jede akute Verschlechterung der Nierenfunktion bedingt engmaschige Kontrollintervalle. Diese können durchaus wöchentliche Kontrollen der Nierenfunktion umfassen.

12.5 Ausblick

Die Erstellung eines Nieren-Passes für Patienten mit akuter Nierenschädigung oder chronischer Niereninsuffizienz kann sinnvoll sein. Dieser Nieren-Pass könnte Informationen enthalten, die für die Überleitung des Patienten in die ambulante oder stationäre Betreuung wichtig sind und diese ggf. auch erleichtern. Dazu zählen z. B. die vermutete Ätiologie der Nierenschädigung, mögliche Risikofaktoren für die Entwicklung einer Nierenschädigung und die Nierenfunktion vor bzw. nach dem akuten Ereignis. Wichtig erscheint an dieser Stelle der Hinweis, dass die empfohlenen Maßnahmen zur ambulanten nephrologischen Nachsorge nach akuter Nierenschädigung sowohl in Bezug auf den Nutzen als auch im Hinblick auf die Kosten versorgungswissenschaftlich evaluiert werden sollten.

Zur Prüfung der Machbarkeit der Nachsorge kann z. B. eine Schätzung des zusätzlichen Patientenaufkommens pro hausärztlicher bzw. nephrologischer Praxis durchgeführt werden. Eine solche Schätzung berücksichtigt die Anzahl der stationär behandelten Patienten, die Inzidenz der akuten Nierenschädigung (ca. 5% der stationär behandelten Patienten) und die Anzahl der Praxen im Einzugsgebiet der Krankenhäuser. Beispielhaft seien an dieser Stelle Zahlen vom Universitätsklinikum Magdeburg aufgeführt. Hier werden jährlich etwa 45.000 Patienten stationär behandelt. Die Inzidenz der akuten Nierenschädigung dieser stationär behandelten Patienten liegt bei ca. 5% und entspricht somit in etwa der internationalen Datenlage. Nach einer Hochrechnung auf Basis dieser Zahlen ergibt sich nach einem Abzug von Patienten, die bereits vor dem stationären Aufenthalt in nephrologischer Betreuung waren oder eine ambulante Nachsorge ablehnen, eine Verteilung von max. einem zusätzlichen Patienten täglich pro Dialysezentrum in Abhängigkeit davon, wie viel Patienten hausärztlich nachgesorgt werden können. Das sieht aufgrund der begrenzten nephrologischen Ressourcen auf den ersten Blick nach einer schwer lösbaren Aufgabe aus. Zu berücksichtigen ist in diesem Zusammenhang aber, dass die Mehrheit dieser Patienten sicherlich keine dauerhafte nephrologische Anbindung benötigt. Zukünftige Studien sollten darauf ausgerichtet sein, die Kriterien und Bedingungen für die Nachsorge einer akuten Nierenschädigung näher zu definieren und z. B. die Rolle von Markern des akuten Tubulusschadens in diesem Zusammenhang zu untersuchen. Ist die Machbarkeit der ambulanten nephrologischen Nachsorge nach akuter Nierenschädigung gegeben, sollte diese den Patienten angeboten werden. Für die gegenseitige Kontaktaufnahme von stationär und ambulant tätigen Ärzten sollte das vorliegende Kapitel sensibilisieren.

Zusammenfassung

Die frühe ambulante Nachsorge mit ggf. dauerhafter nephrologischer Betreuung von Patienten mit stattgehabter akuter Nierenschädigung ist aus unserer Sicht empfehlenswert. Sie kann zu einer besseren Versorgung dieser Patienten beitragen, denn selbst im Fall einer scheinbar vollständigen Erholung der Nierenfunktion zum Zeitpunkt der Entlassung aus der stationären Behandlung, können nachfolgend unerwünschte renale und extrarenale Veränderungen auftreten, z. B. die Entwicklung einer Proteinurie, einer arteriellen Hypertonie oder kardiovaskulärer Erkrankungen. Ein »Nieren-Pass« für Patienten mit akuter Nierenschädigung oder chronischer Niereninsuffizienz kann der stationär-ambulanten Informationsweitergabe dienen.

Eine hausärztliche Nachsorge wäre für Patienten mit zur Krankenhausentlassung scheinbar normaler Nierenfunktion nach stattgehabter akuter Nierenschädigung empfehlenswert. Bei sich bestätigender normaler Nierenfunktion könnten die Nachsorgeintervalle verlängert werden (z. B. alle 12-24 Monate). Eine fachspezifisch nephrologische Nachsorge kann durch die Einleitung diagnostischer und therapeutischer Maßnahmen bereits in früheren Stadien einer chronischen Niereninsuffizienz zu einer Vermeidung von Komplikationen nach einer akuten Nierenschädigung beitragen.

Die Empfehlung für eine ambulante Nachkontrolle der Nierenfunktion nach akuter Nierenschädigung spiegelt sich auch in den Leitlinien wieder. Diese empfehlen eine ambulante Vorstellung der Patienten mit stattgehabter akuter Nierenschädigung innerhalb von 90 Tagen nach dem Ereignis.

Literatur

Ayanian JZ, Landrum MB, Guadagnoli E et al. Specialty of ambulatory care physicians and mortality among elderly Patents after myocardial infarction. N Engl J Med 2002; 347: 1678-1686

Avorn J, Bohne RL, Levy E et al. Nephrologist Care and mortality in patients with chronic renal insufficiency. Arch Intern Med 2002; 162: 2002-2006

Belayev LY, Palevsky PM. The link between acute kidney injury and chronic kidney disease. Curr Opin Nephrol Hypertens 2014; 23: 149-154

Chawla LS, Eggers PW, Star RA et al. Acute kidney injury and chronic kidney disease as interconnected syndroms. N Engl J Med 2014; 371: 58-66

Coca SG, Yusuf B, Shlipak mg, et al. Long-term risk of mortality and other adverse outcomes after acute kidney injury: a systematic review and meta-analysis. Am J Kid Dis 2009; 53: 961-973

Coca SG, Singanamala S, Parikh CR. Chronic kidney disease after acute kidney injury: a systematic review and meta-analysis. Kidney Int 2012; 81: 442-448

de Zeuww D, Lewis EJ, Remuzzi G et al. Renoprotective effects of renin-angiotensin-system inhibitors. Lancet 2006; 367: 899-900

de Brito-Ashurst I, Varagunam M, , Raftery MJ et al. Bicarbonate supplementation slows progression of CKD and improves nutritional status. J Am Soc Nephrol 2009; 20: 2075 - 2084Harel Z, Wald R, Bargman JM et al. Nephrologist follow-up improves all-cause mortality of severe acute kidney injury survivors. Kidney Int 2013; 83: 901-908

Hobson CE, Yavas S, Segal MS et al. Acute kidney injury is associated with increased long-term mortality after cardiothoracic surgery. Circulation 2009; 119: 2444-2453

Hsu CY, Chertow GM, McCulloch CE et al. Nonrecovery of kidney function and death after acute on chronic renal failure. Clin J Am Soc Nephrol 2009; 4: 891-898

Ishani A, Himmelfarb J, Eggers PW, et al. Acute kidney injury increases Risk of ERSD among elderly. J Am Soc Nephrol 2009; 20: 223-228

Jones J, Holmen J, De Graauw J et al. Association of complete recovery from acute kidney injury with incident CKD Stage 3 and all-cause mortality. Am J Kidney Dis 2012; 60: 402-408

KDIGO. Clinical practice guideline for acute kidney injury KDIGO. Kidney International Supplements 2012; 2: 4

Khan IH, Catto GR, Edward N et al. Acute renal failure: factors influencing nephrology referral and outcome. QJM 1997; 90: 781-785

Literatur

Lafrance JP, Miller DR: Acute kidney injury associates with increased long-term mortality. J Am Soc Nephrol 2010; 21: 345–352

Levin A. Ongoing gaps in CKD and CVC care: evaluating strategies for knowledge dissemination. Nephrol Dial Transplant 2012; 27: 1282–1284

Liano F, Felipe C, Tenorio MT et al. Long-term outcome of acute tubular necrosis: a contribution to its natural history. Kidney Int 2007; 71: 679–686

Macedo E, Zanetta DM, Abdulkader RC. Long-term follow-up of patients after acute kidney injury: patterns of renal functional recovery. PLoS One 2012; 7: e36388

Matheny ME, Peterson JF, Eden SK et al. Laboratory test surveillance following acute kidney injury. PLoS One 2014; 9: e103746

Menon S, Kirkendall ES, Nguyen H et al. Acute kidney injury associated with high nephrotoxic medication exposure leads to chronic kidney disease after 6 months. J Pediatr 2014; 165: 522–527

Schaeffner ES, Ebert N, Delanaye P, et al. Two novel equations to estimate kidney function in persons aged 70 years or older. Ann Intern Med. 2012;157:471–81

Siew ED, Peterson JF, Eden SK et al. Outpatient nephrology referral rates after acute kidney injury. J Am Soc Nephrol 2011; 23: 305–312

Smart NA, Dieberg G, Ladhani M et al. Early referral to specialist nephrology services for preventing the progression to end-stage kidney disease. Cochrane Database Syst Rev 2014; 6: CD007333

Spurgeon-Pechman KR, Donohoe DL, Mattson DL et al. Recovery from acute renal failure predisposes hypertension and secondery renal disease in response to elevated sodium. Am J Physiol Renal Physiol 2007; 293: F269 - F278

Wald R, Quinn RR, Luo J, et al. Chronic dialysis and death among survivors of acute kidney injury requiring dialysis. JAMA 2009; 302: 1179–1185

AKI-Frühwarnsystem – Ausblick

Anja Haase-Fielitz, Bernt-Peter Robra, Michael Haase

Kernaussagen

— Die Datenlage für den Nutzen einer Frühbehandlung der akuten Nierenschädigung eingeleitet durch Kreatinin-Anstieg basierte Frühwarnsysteme ist bereits so überzeugend, dass Konsequenzen für die Weiterentwicklung der derzeit üblichen Versorgung zu diskutieren sind.

— Ein Instrument, die Versorgungssituation von Patienten mit akuter Nierenschädigung zu verbessern, kann die Implementierung eines AKI-Alarmsystems sein.

— Komplementär zur Etablierung einer intensivierten Versorgung von Patienten mit akuter Nierenschädigung kann sich ein Versorgungsforschungsprogramm mit interdisziplinärem und intersektoralen Merkmalen und geeigneten Endpunkten als nützlich erweisen.

— Ein überregionales Aktionsbündnis mit abgestimmter Agenda, Prioritätensetzung und konsentierter Vorgehensweise in Bezug auf AKI-Alarmsysteme und deren Standardisierung kann notwendige Impulse setzen.

Eine optimale Versorgung von Patienten mit akuter Nierenschädigung (*Acute Kidney Injury*, AKI) kann dazu beitragen, einen erheblichen Anteil auftretender Komplikationen zu vermeiden. Derzeit bestehen jedoch Versorgungslücken: zum Einen, weil die Diagnosekriterien Berechnungen (Kreatinin- und Diurese-Kriterium) oder die Kenntnis des Körpergewichts (Diurese-Kriterium) erfordern, zum Anderen, weil die akute Nierenschädigung lange asymptomatisch verlaufen kann, bevor sich schwerwiegende Komplikationen entwickeln. Mit den Fortschritten in der Informationsverarbeitung und einer sich erhöhenden ärztlichen Arbeitsdichte werden zunehmend Alarmsysteme im Rahmen von Qualitätsmanagement-Programmen genutzt, um eine frühzeitige Diagnosestellung und Therapieeinleitung verschiedener Akuterkrankungen zu ermöglichen. Beispiele sind:

— Medizinische Notfallteams in Krankenhäusern, welche flächendeckend in UK, Australien und zunehmend in den USA (beginnend auch in Deutschland) stationäre Patienten mit bedrohlichen Abweichungen von Vitalparametern versorgen, und

— AKI-Alarmsysteme, welche zu einer Frühdiagnose der akuten Nierenschädigung beitragen.

Auf dem Gebiet der akuten Nierenschädigung ist die Entwicklung von Alarmsystemen am weitesten im Vereinigten Königreich (UK) fortgeschritten. Aufgrund der dortigen positiven Erfahrungen ist mittlerweile verpflichtend geregelt, dass alle Krankenhäuser ein Kreatinin-Anstiegs-basiertes Alarmsystem bis März 2015 einführen müssen.

In Deutschland findet derzeit eine Bestandsaufnahme der Versorgungssituation von Patienten mit akuter Nierenschädigung statt. Erste Daten weisen darauf hin, dass ganz ähnliche Probleme in der Versorgung, wie sie im UK oder in den USA beschrieben wurden, auch in Deutschland eher die Regel als die Ausnahme sind. Dies betrifft vor allem eine verzögert oder unvollständig durchgeführte Diagnostik bzw. Therapieeinleitung.

Die Möglichkeiten für Trigger eines AKI-Alarms sind vielgestaltig und reichen von Kreatinin-Anstieg/-Abfall über einen Diurese-Rückgang bis hin zu Tubulusmarker-basiertem Alarm.

Aufgrund des mit einem Alarmsystem verbundenen »Kulturwandels«, d. h. Einführung neuer Behandlungs- und Kommunikationspfade, ist Zentren, welche einen AKI-Alarm implementieren, aus unserer Erfahrung ein möglichst simpler Einstieg anzuraten. Dafür kommt eine Kreatinin-Anstieg-basierte Alarmauslösung am ehesten infrage. Die Informationsweiterleitung und die Einleitung der Behandlung bei Verdachtsdiagnose »Akute Nierenschädigung« kann je nach den institutionellen Gegebenheiten die Einbeziehung des Nephrologen oder die Hinterlegung eines Web-basierten Links zu einer komprimierten Version der Leitlinien-basierten Behandlungsempfehlungen der Fachgesellschaften beinhalten. In jedem Fall sollte die Nachsorge im Sinne einer Kontrolle der Nierenfunktion noch vor der stationären Entlassung organisiert werden.

Die Etablierung von Netzwerken oder Qualitätsinitiativen, welche AKI-Alarmsysteme und insbesondere den Identifikations-Algorithmus auf der Basis der geltenden Diagnosekriterien (KDIGO) standardisieren und auf Krankenhäuser jeden Versorgungstyps übertragbare Bedingungen herausarbeiten, wäre wünschenswert. Erkennung und Versorgung akuter Nierenschädigung können einen Qualitäts- und Patientensicherheitsindikator für die Krankenhäuser darstellen.

Auch Fachgesellschaften werden sich der Thematik annehmen. Die Deutsche Gesellschaft für Nephrologie hat während des letzten Jahreskongresses auch aufgrund vorliegender jüngerer Arbeiten zur Versorgungssituation und Alarmfunktionen bei Patienten mit akuter Nierenschädigung die Kommission »Digitale Nephrologie« gegründet. Im Aktionsbündnis mit abgestimmter Agenda, Prioritätensetzung und konsentierter Vorgehensweise in Bezug auf AKI-Alarmsysteme werden neue Impulse gesetzt werden. Versorgungsforschungsprogramme im Verbund von Krankenhäusern unterschiedlichen Versorgungstyps mit ambulant behandelnden Ärzten sollten mit interdisziplinären und intersektoralen Merkmalen als Pilotprojekte aufgelegt werden. Ein erstes wichtiges Ziel eines solchen Programms ist die **Vernetzung von Nephrologie, Medizinischem Rechenzentrum, Labormedizin und Versorgungsforschung**.

Ein bislang in Deutschland ungelöstes Problem ist die Nutzung von Laborwerten, welche an anderen Laboren als der dem jeweiligen Krankenhaus zugeordneten Klinischen Chemie erhoben wurden. Die **Zusammenarbeit mit regionalen ambulanten Laborzusammenschlüssen** wäre hier ein geeigneter Ausweg, solange die elektronische Gesundheitskarte nicht zur Verfügung steht, um Daten wie den Kreatinin-Verlauf zusammenzuführen, wie bereits in UK und in Skandinavien praktiziert.

Die Verknüpfung von Laborwert- und Vitalparameter-basierten Frühwarnsystemen muss derzeit noch als Utopie gewertet werden. Dieses komplexe Alarmsystem könnte Voraussetzungen für neue Behandlungs- und Kommunikationspfade in der Versorgung stationärer Patienten schaffen. Longitudinale Daten können mithilfe eines AKI-Registers systematisch erhoben werden. Patienten, die in einem solchen Register erfasst sind, können mit relativ geringem Aufwand für die Teilnahme an Interventionsstudien kontaktiert werden. Auch die Organisation der fachspezifischen Konsile in anderen Fachabteilungen wird sich vermutlich schon in den nächsten Jahren durch IT-Lösungen grundlegend wandeln. Ein Ziel in diesem Zusammenhang kann neben der **Lesbarkeit der Anforderung** und **der konsiliarischen Empfehlungen** die **bessere Nachverfolgung** dieser Patienten im Verlauf unter Einsichtnahme in die neuen Befunde, ggf. mit Erinnerungsfunktion zur Gedächtnisstütze bilden.

Immerhin hat sich mit dem UK ein ganzes Gesundheitssystem auf Basis vorhandener analytischer Studien und Verlaufsdaten für die Einführung eines Alarmsystems entschieden. In der Tat ist derzeit der mögliche Nutzen eines Alarmsystems für kein anderes Organ wohl so gut dokumentiert wie für die Niere. Wartet man Ergebnisse einer multizentrischen (Cluster-)randomisierten Studie mit nachweislichem Mortalitäts- und Lebensqualitätsvorteil durch Alarm-getriggerte intensivierte Versorgung ab, würde, falls eine solche Studie überhaupt durchführbar ist, wertvolle Zeit verstreichen, in der Unterversorgung und Erlösausfälle durch Unterkodierung zu befürchten wären. Auf der anderen Seite würde die Einführung **multipler** Laborwert-basierter Alarme das Risiko für eine Alarmmüdigkeit und damit für ein Leerlaufen des Potenzials bei erhöhten Kosten oder sogar für eine Verschlechterung der Versorgung bergen. Eine Strategie mittlerer Reichweite könnte sein, AKI-Alarme unter sorgfältiger Beobachtung säkularer Trends und regionaler Unterschiede (Difference-in-Difference-Vergleiche) schrittweise reflektiert einzuführen und damit gleichzeitig die Infrastruktur für ein Versorgungssystem zu schaffen, das stärker als bisher aus dem Erfolg der Versorgung lernen kann.

Zusammenfassung

Die Zeit ist reif, in eine breite Diskussion zum Thema Kreatinin-Anstieg basierte Alarmsysteme für Patienten mit akuter Nierenschädigung einzutreten. Während einige Zentren die Datenlage als überzeugend ansehen und solche Frühwarnsysteme mit entsprechendem Standortvorteil bereits etablieren, werden andere noch die Empfehlungen der Fachgesellschaften abwarten.

Serviceteil

Stichwortverzeichnis – 150

M. Haase, A. Haase-Fielitz (Hrsg.), *Akute Nierenschädigung*,
DOI 10.1007/978-3-642-45080-8, © Springer-Verlag Berlin Heidelberg 2015

Stichwortverzeichnis

A

Acute Kidney Injury 84
ADQI-Gruppe 97
AEIOU-Regel 127
AKI-Alarm 17, 20, 55, 64, 79, 105, 146
– Albuminurie-basierter 114
– Algorithmus 72
– Bilanz-Alarm 112
– Cystatin-C-basierter 113
– Diurese-basierter 112
– Intensivmedizinisches Subsystem 72
– IT-Aufwand 70
– Krankenhausinformationssystem 72
– Kreatinin-Abfall-basierter 110
– Kreatinin-basierter 110
– Kreatinin-Erhöhung-basierter 111
– Laborinformationssystem 71
– Nephrotoxin-basierter 113
– Trigger, potentielle 110
– Tubulusmarker-basierter 113
– Umsetzung 72
AKIN-Kriterien 86
AKI-Register 147
Akutbehandlung, bidisziplinäre 20
Akute Nierenschädigung
– AKI-Alarmsystem 20
– ambulant erworbene 38
– Basisdiagnostik 65
– Behandlungspfad 137
– bei Kindern 134
– Biomarker 40, 54, 95
– Datenlage 18
– Definition 2
– Diagnose 79
– Diagnosekriterien 16
– Diagnostik 95
– DRG-Hauptgruppen 98
– EDV-gestütztes Warnsystem 19
– Empfehlungen für die Akutbehandlung 15, 20
– Fallbeispiel 128, 136, 137
– Fortbildung 80
– Frühdiagnose 18
– Frühwarnsysteme 28
– Genese, multifaktorielle 18
– Häufigkeit 94, 98
– ICD-10 84

– Integrierte Versorgung 24
– Intensivaufenthalt, verlängerter 99
– intrinsische 94
– Klassifizierung 98
– Kodegruppe 91
– Kodierung 16, 23, 84, 88
– Konsequenzen, ökonomische 98
– Kontrastmittel-induzierte 86
– Kontrollintervalle 140
– Krankenhausaufenthalt, verlängerter 99
– Labordiagnostik 65
– Laborparameter 54
– Management 105
– Management, postoperatives 104
– Medikamente, nephrotoxische 118
– Medizinisches Notfallteam 48
– Mortalitätsrisiko 134
– Nachsorge, ambulante 21, 138
– Nachsorge, frühe ambulante 135
– Nebendiagnose 98
– Pathomechanismen 7
– Phänotypen 4
– postrenale 94
– Prädispositionen 64
– prärenale 94
– Praxisleitlinien, internationale 6
– Qualitätssicherung 35
– Ressourcenverbrauch 100
– Ressourcenverbrauch, erhöhter 99
– Risiko 6
– Risikofaktoren 64
– Schweregrade 86
– Sektor, ambulanter 80
– Sekundärereignisse 5
– Therapie, multimodale 7
– Verlauf 16
– Versorgung in Großbritannien 17
– Versorgungslage 135
– Versorgungssituation 9
Alert Fatigue 129
Alpha-1-Mikroglobulin 60
Analgetika-Nephropathie 128
Arztbrief 21, 23, 80

B

Begleiterkrankung 139
Biomarker 54, 95, 104, 128
Biomarker-Positivität 2
BIS2-Formel 139

C

Capillary-Leak-Syndrom 119
Challenge 127
CKD-EPI-Formel 58, 139
Clinical Decision Support Systems (CDSS) 129
Cockcroft-Gault-Formel 139
Code Teams 44
Crash Teams ▶ Code Team 44
Critical Care Outreach Teams 44
Cystatin C 55, 57, 113, 128, 139
– Einflussfaktoren 57
– Glomeruläre Filtrationsrate (GFR) 58
– Messmethoden 58

D

Dechallenge 127
Delta Check 32
Diabetes mellitus 139
Dialysepflichtigkeit 17
Difference-in-Difference-Vergleiche 147
Diurese 3, 48
– Abfall 112
– Rückgang 146
DRG-Erlösermittlung 87
DRG-Hauptgruppen 98, 99

E

EDV-gestütztes Warnsystem 19
EGF-Rezeptor-Antagonist 122
Entlassungsalarm 114
EuSOS-Studie 45

F

Fallnummer 70
Fanconi-Syndrom 118
Fibrose, retroperitoneale 122

Stichwortverzeichnis

Fokal-segmentale Glomerulosklerose (FSGS) 123
Fortbildung 80
Frühwarn-Scores 47, 48
Frühwarnsysteme
- Algorithmus 35, 37
- Bestandteile 28
- Biomarker 40
- Datenlage 30
- Entwicklungen 40
- Formate 34
- Grenzwerte 32
- interruptive 40
- IT-gestützte 71
- Koordinierung, internationale 35
- krankenhausweite elektronische 31
- Kreatinin-Ausgangswert 37
- Laborwert-Informationssystem 32
- Tubulusschaden, akuter 40
- United Kingdom 28
- Verhaltensmodifikation, ärztliche 31
- Vitalparameter 45
Furosemid-Funktionstest 8

G

Gesamtprotein 128
Glomeruläre Filtrationsrate (GFR)
- Cystatin C 58

H

Hyperoxalurie 122
Hypotonie 140

I

ICD-10-Klassifikation 84
Index-Krankenhausaufenthalt 79
Insulin like Growth Factor Binding Protein 7 (IGFBP 7) 8
Insulin like Growth Factor Binding Protein 7 (IGFBP7) 95
Intensivstation
- Austattung 45
- Bewertung eines Notfalls 46
- Organisation 46
Interleukin-18 (IL-18) 63
Inulin 55
IT-Struktur 71

J

Jaffé-Methode 56, 112

K

KDIGO-Leitlinien 86, 91, 110
KDIGO-Praxisleitfaden 37, 38
Kidney Disease\
- Improving Global Outcome (KDIGO) 5
Kidney Injury Molecule 1 (KIM-1) 8, 63, 95
Komedikation 125
Kontrastmittel-Nephrotoxizität 125
Krankenhausinformationssysteme 70
Kreatinin 49, 54
- Abfall 110, 135, 146
- Anstieg 19, 122, 126, 146
- Augangswert 37
- Backleak 55
- Bestimmungsmethode 56
- Einzelwert, hoher 111
- Ergebnisbewertung 56
- Kreatinin-blinder Bereich 55
Kreatinin-Clearance, endogene 55

L

Laborwert-Informationssystem-Software 32
Level-3-Alarm 37
Liver Fatty Acid-Binding Protein (L-FABP) 63

M

Management, postoperatives 104
MDRD-Formel 139
Medikamente, nephrotoxische 118
- Arzneimittelkonzentration 123
- Dosierung 126
- Faktoren, genetische 124
- Fallbeispiel 128
- Hydrierung 125
- Indikation 124
- Komedikation 125
- Niereninsuffizienz, vorbestehende 124
- Prophylaxe 125
- Urin-pH 124
- Volumenmangel 123
- Wechselwirkungen 124

Medizinisches Notfallteam 18, 44, 146
- Akute Nierenschädigung 48
- Alamierungskriterien 47
- Effektivität 48
- Einsatzbereich 44
- Implementierung 50
- Konzept 49
MERIT-Studie 47
Mortalitätsrisiko 134

N

NCEPOD-Bericht 17, 29, 79
- Ergebnisse 29
- Schlussfolgerungen 30
Nephrotoxine 139
Nephrotoxizität
- arzneimittelinduzierte 118
Neutrophilen Gelatinase-assoziiertes Lipocalin (NGAL) 95
Neutrophilen Gelatinase-assoziierte Lipocalin (NGAL) 96
Neutrophilen Gelatinase-assoziiertes Lipocalin (NGAL) 8, 60
- Messmethoden 63
- Referenzbereiche 62
NHS-England-Algorithmus 36
Nierenbiopsie 140
Nierenersatztherapie 76, 101, 102, 104
- Inzidenz 77
Niereninsuffizienz 78, 124
- akute 90
- chronische 90, 134
Nieren-Pass 20–22, 80, 111, 112, 141
Nierenschädigung
- chronische 5
Nierenversagen
- Kodegruppen 88
Normalstation
- Austattung 45
- Bewertung eines Notfalls 45
- Organisation 46

O

Oxalat-Nephropathie 122

P

PAP-Farbtest 56
Patienten-ID 70
Phosphat-Nephropathie 122
Podozytopathie 123
Point-of-care-Geräte 48

Point-of-care-Testungen
   (POCT) 111
Prä-MDCs 98
Präventionskette 47
Proteinurie 118, 141

R

Rapid Response Team 44
Rechallenge 127
Ressourcenverbrauch 100, 103
Rhabdomyolyse 125
RIFLE-Kriterien 2, 85, 95

S

Serumkreatinin 3, 8

T

Therapeutisches Drug Monitoring
   (TDM) 126
Thrombotische Mikroangiopathie
   (TMA) 122
Tissue Inhibitor of Metalloprotei-
   nase 2 (TIMP-2) 8, 95
Track-and-trigger-system 40
Tubulopathie 118
Tubulusmarker 111
Tubulusschaden, akuter 40, 111, 113
Tubuluszellschaden 8
Tumorlysesyndrom 125

U

Urin-pH 124
Urogenitalsystem
– Krankheiten nach ICD-10 88

V

Vitalparameter
– Algorithmen 46
– Auffälligkeiten 45
Volumenmangel 123

W

Whiteboard 40

Printing: Ten Brink, Meppel, The Netherlands
Binding: Ten Brink, Meppel, The Netherlands